全国医药院校特色规划教材

护理礼仪与人际沟通

（供护理及相关医学专业用）

主 编 雷容丹

中国医药科技出版社

内 容 提 要

本书由大专院校教师及临床一线的护理专家编写。本书包括护理礼仪与人际沟通两部分内容，共十三章。前六章主要介绍护理礼仪相关知识，后七章主要介绍护理人际沟通相关理论。每章由三大部分组成，第一部分是每章节的学习目标，提出本章需要掌握、熟悉和了解的内容，便于教师教学和学生有目的地学习相关内容；第二部分是具体的教学内容，力求体现科学性、适用性、易读性和可操作性的特点；第三部分是每章的课后思考及案例思考，便于学生复习及师生实现教学评价。本书的特点在于注重理论性、实践性、操作性，对提高护理人员职业礼仪素质和沟通能力具有指导作用。

本书可作为护理专业教材，也可作为临床护理人员继续教育的参考书。

图书在版编目（CIP）数据

护理礼仪与人际沟通/雷容丹主编 . —北京：中国医药科技出版社，2011.9
ISBN 978 – 7 – 5067 – 5145 – 2
（全国医药院校特色规划教材）

Ⅰ.①护…　Ⅱ.①雷…　Ⅲ.①护理 – 礼仪②护理学：人际关系学
Ⅳ.①R47

中国版本图书馆 CIP 数据核字（2011）第 163742 号

美术编辑　陈君杞
版式设计　郭小平

出版　中国医药科技出版社
地址　北京市海淀区文慧园北路甲 22 号
邮编　100082
电话　发行：010 – 62227427　邮购：010 – 62236938
网址　www. cmstp. com
规格　787×1092mm ¹⁄₁₆
印张　13¼
字数　251 千字
版次　2011 年 9 月第 1 版
印次　2020 年 8 月第 9 次印刷
印刷　三河市腾飞印务有限公司
经销　全国各地新华书店
书号　ISBN 978 – 7 – 5067 – 5145 – 2
定价　29. 00 元

编 委 会

主　编　雷容丹

主　审　熊云新

副主编　郭记敏　史清秀

编　委（以姓氏笔画为序）

史清秀（柳州市工人医院）

冯小梅（柳州市工人医院）

刘莉莉（柳州医学高等专科学校）

李艳霞（柳州医学高等专科学校）

李真真（柳州医学高等专科学校）

杨　华（柳州医学高等专科学校第一附属医院）

郭记敏（北京大学护理学院）

容　莉（柳州医学高等专科学校）

彭莉莉（柳州市工人医院）

雷容丹（柳州医学高等专科学校）

潘　毅（广西百色民族卫生学校）

序

礼仪，是人类文明的缩影；沟通，是推动人类进步的重要力量。

医学护理是开展医疗卫生服务、维护人类生命健康的重要内容，对提高人类的生命质量起着重要作用。随着社会的发展进步，人们在享受丰富物质条件的同时，还需要更高质量的精神追求和更高层次的心灵沟通；医学模式的转变和"以人为本"护理模式的推进，对护理工作的要求越来越高。这要求护理人员不仅要有丰富的专业理论知识和熟练的操作技能，还应具备良好的仪容、仪表及专业形象，在护理服务中提供人文关爱、心理支持、社会服务等新的内容。护理礼仪与人际沟通对提高医疗护理质量起着越来越重要的作用，对护理教育工作提出了更高、更新的要求，也使我国的护理教育面临新的课题。如何在护理教育中，科学与人文并重，理论与实践结合，提高学生的人文素养和人际交往与沟通能力，已成为护理教育改革的重要探索方向。

由雷容丹主编的《护理礼仪与人际沟通》在培养学生护理礼仪与人际沟通能力方面作出了积极的尝试。该教材不仅涵盖了护理礼仪与人际沟通的基本理论、基本知识和基本技能，还吸收了该领域的新理念、新理论，体现了目前护理教育改革发展的新趋势。我欣喜地看到，编写团队有不同院校的资深教师，也有在临床工作上具有丰富实践经验的护理专家及一线护理人员。这样的编写团队能有利于发挥各级、各类院校和医院的优势与长处，更好地实现学校理论教学与医院临床实践的有机融合。我相信，该教材对学生掌握人际沟通的丰富内涵，提升人文礼仪素养，提高临床护理的职业礼仪素质，强化护理情景下人际沟通能力，促进医患关系和谐将发挥很好的作用。

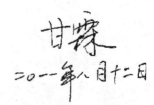

甘霖

二○一一年八月十二日

前　言

　　随着社会经济文化的发展和人们健康观念的转变，生物－心理－社会医学模式正逐渐取代传统的生物医学模式而被社会所接受。这种新的医学模式对护理提出了更高的要求，即更加注重人的整体性和社会性，实施以人为本的整体护理。普遍应用于临床实践的整体护理模式重新界定了护士的角色和内涵，使护士良好的礼仪修养和有效的护患沟通成为提高护理工作质量的核心和关键。

　　孔子曾言："不学礼，无以立。"这句话告诉我们，一个不懂礼节，不知道如何与他人进行有效沟通的人，不能成才，更无法收获事业上的成功。随着世界经济、科学、文化的快速发展与融合，医学技术不断进步、优化，使人们在获取了丰富的物质财富和享受先进医疗设备所带来的惊喜的同时，对个体身心健康、生命价值给予了更多的关注。可以说，这是时代对医护人员提出的新的要求和挑战。它要求护理人员不仅要有扎实的医学理论知识、熟练的操作技能及优雅得体的言行，更要有较高的人际交往能力和人文素养，并能发自内心地尊重和关怀患者，维护护理神圣的工作本质。

　　护患沟通是复杂的、持续的互动过程，是建立良好护患关系的基础，医学院校的课程和临床实践应使学生获得相关的知识和技能，正是基于这样的时代要求，编写本书。编者针对护理实践及护理教学的现状和需求，基于现有教学改革的成果，旨在编著一本既适用于学校护理专业教学，也适用于临床护理人员继续教育的实用性教材。

　　本教材包括护理礼仪与人际沟通两部分内容，共十三章。前六章主要介绍护理礼仪相关知识，后七章主要介绍护理人际沟通相关理论。在编写过程中，注重了以下几个方面：一是理论性。作为本科、专科用书，本教材系统介绍护理礼仪与人际沟通的基础理论、基本知识，并注重理论的科学性、系统性。二是实践性。沟通能力作为护士核心能力之一，具有很强的实践性。本教材在强调理论知识的基础上，突出沟通技能培养的实践性。教材结合理论知识是在每章内容后面辅之以案例，并根据案例提出思考题，加强培养沟通能力的实践教学。三是操作性。在教材的编撰过程中，密切结合护理专业课程的教学，突出操作性，方便护理专业教师和学生使用。在每一章前有明确的学习目标，提出本章需要了解、熟悉和掌握的内容，便于教师教学和学生有目的地学习相关内容；在每一章最后，有课后思考题及案例思考，便于学生复习及师生实现教学评价。

　　本教材编写团队，来自不同院校的高校教师和具有丰富实践经验的护理专家，这种编写团队的组合能更好地使护理院校理论教学与医院临床实践有机地融合，教材由全国护士执业资格考试委员会委员、全国卫生职业教育护理学专业教材评审委员会主任委员熊云新教授担任主审，保证了本教材的科学性、严谨性。同时，教材在编写过程中得到了中国医药科技出版社及广西教苑图书有限公司的大力支持，苏绵芸编辑也为本教材的出版付出了辛勤的劳动，在此一并表示诚挚的感谢。

由于时间仓促，编写任务繁重，本教材难免存在一些不足。恳请广大教师、学生和读者提出批评，惠予指正，使本教材能够不断地得到改进和丰富，成为科学性更强、教学效果更好、更加符合现代护理专业教育要求的教材。

编　者
2011 年 7 月

目　录

第一章

绪 论

☞ [学习目标]

1. 掌握礼仪的概念。
2. 熟悉礼仪的特点。
3. 了解礼仪的起源。
4. 了解礼仪的原则。

第一节 礼仪概述

一、礼仪的基本涵义

（一）礼仪的概念

中国具有五千年文明史，是一个历史悠久的文明古国，素有"礼仪之邦"之称。礼的精神、礼的原则贯穿于中国古代社会政治、经济、军事、文化、宗教等各个方面。大而言之，礼是治国理民的根本大法；小而言之，礼是人人都必须遵守的行为规范。礼仪文明作为中国传统文化的一个重要组成部分，内容之丰富，涉及范围之广泛，几乎渗透于社会生活的方方面面，对中国社会历史发展起了广泛而深远的影响。

中国古代的"礼"和"仪"，实际是两个不同的概念。在古代典籍中，"礼"主要有三层含义，一是指等级制度及与其相适应的礼节；二是指尊敬和礼貌；三是指礼物。而"仪"在古汉语中也有三层意思，一是指容貌和外表；二是指礼节和仪式；三是指准则和法度。因此，"礼"是社会制度、规则和一种社会意识观念；"仪"是"礼"的具体表现形式，它是依据"礼"的规定和内容形成的一套系统而完整的程序。将"礼"与"仪"放在一起连用始于《诗经·小雅·楚茨》："为宾为客，献酬交错，礼仪卒度。"此外，《周礼》中也有关于礼仪的说法。中国古代的"礼仪"是作为典章制度和道德教化来使用的。从本质上讲，礼仪是一种道德教化，它不仅仅指表面的形式，更主要的是指道德的内涵。礼仪是道德的重要内容，又是道德的重要表现形式。

西方国家的"礼仪"一词始于法语，原意是"法庭上的通行证"。在古代法国，法庭规则通常被写在进入法庭的通行证上，发给进入法庭的每个人，让他们了解并在进入法庭后严格遵守。这类似于中国古代"礼仪"一词的准则、法度的涵义。后来，"礼仪"一词进入英语，演变成"人际交往的通行证"。它有三层涵义：一是指谦恭有礼的言词和举动；二是指教养、规矩和礼节；三是指仪式、典礼、习俗等。

因此，对于"礼仪"涵义的理解，可以看出站在不同的角度上，对"礼仪"这一概念可以做出不同的解释。

从个人修养的角度，礼仪可以说是一个人的内在修养和素质的外在表现，也就是说，礼仪即教养、素质在一个人行为举止中的体现。

从道德的角度，礼仪可以被界定为为人处世的行为规范，或者说标准做法、行为准则。"道德仁义，非礼不成"。

从交际的角度，礼仪可以说是人际交往中一种实用的艺术，也可以说是一种交际方式或交际方法。

从民俗的角度，礼仪既可以说是在人际交往中必须遵行的律己敬人的习惯形式，也可以说是在人际交往中约定俗成的示人以尊重、友好的习惯做法，是待人接物的一种惯例。

从传播的角度，礼仪可以说是一种在人际交往中进行相互沟通的技巧。

从审美的角度，礼仪可以说是一种形式美，它是人的心灵美的必然的外化。

由上所述，礼仪，从广义上讲，就是一个人、一个组织乃至一个国家和民族内在精神文化素养的显示；从狭义上讲，指的是人们在社会交往中由于受历史传统、风俗习惯、宗教信仰、时代潮流等因素的影响而形成的，为了互相尊重，协调人际关系而在仪表、仪态、仪容、仪式、言谈举止等方面约定俗成的、共同认可的行为规范。

礼仪的上述定义表达了以下几层意思：

首先，礼仪是一种行为准则或规范。一个人在社会生活和人际交往中，需要了解所在地域及所属群体的习俗和规范，并按照这样的习俗和规范约束自己的言行。

其次，礼仪准则或规范是一定社会的人们约定俗成、共同认可的。在人们的社会实践中，礼仪往往首先表现为一些不成文的规矩、习惯，然后才逐渐上升为大家认可的、可以用语言、文字、动作进行准确表述和规定的行为准则，并成为人们自觉学习和遵守的行为规范。

最后，礼仪受历史传统、风俗习惯、宗教信仰、时代潮流等因素的影响，可以有效地展现施礼者的教养、风度和魅力；它体现着一个人对他人和社会的认知水平、尊重程度，是一个人的学识、修养和价值的外在表现。一个人只有在尊重他人的前提下，才会被他人尊重，人与人之间的和谐关系，也只有在这种互相尊重的过程中，才能逐步建立起来。遵守礼仪是人们获得成功的重要手段和途径之一。

（二）礼仪、礼貌与礼节

在我们的日常生活中，和礼仪相关的还有两个常用的词，即礼貌、礼节。这几个词既相互联系，又有所区别。礼貌指的是在人际交往中，人们通过言语、动作向交往对象表示谦虚和恭敬。礼貌侧重于表现人的品质与素养。而礼节是指人们在交际场合，相互表示尊重、友好的惯用形式，是礼貌的具体表现方式。没有礼节就无所谓礼貌，有了礼貌就必然伴有具体的礼节。礼仪则是对礼节、仪式的统称，指在人际交往中，自始至终地以一定的、约定俗成的程序和方式来表现的律己、敬人的完整行为规范。礼貌是礼仪的基础，礼节是礼仪的基本组成部分。礼仪，实际上是由一系列的、具体的、表现礼貌的礼节所构成的，是一个表示礼貌的系统而完整的过程。

二、礼仪的发展简史

（一）礼仪的起源

关于礼仪的起源，可以追溯到远古社会的原始祭祀活动。那时候，人类的生存环境极其恶劣，人们"夏居树巢、冬处营窟，茹毛饮血、插羽披皮"，"朝避猛虎，夕避长蛇"，经受着洪水猛兽的威胁，生命安全没有保障。强大的自然力和恶劣的生存环境，远远地超出了当时人们认识自然和改造自然的能力，因而对自然产生崇拜感和恐惧感，这使得原始先民就把大自然的力量作为一种令人敬畏的神秘力量加以崇拜，并通过祭神、拜天的仪式乞求大自然神灵给予保佑和恩赐，由此形成了人类早期的宗教与祭祀活动，伴随这些活动的宗教礼仪也就应运而生了。许慎的《说文解字》说："礼者，履也，所以事神致福也，从示为豊。"因为"礼"字从"示"，所以认为礼起源于祭祀。后世的许多学者多认同许慎的说法。如张晋藩在《中国政治制度史》中就提到"最初的礼，原是人们供奉鬼神的一种习俗。随着国家的产生，阶级关系的复杂化，为了奴隶主贵族巩固统治，需要规定出一套统治秩序，于是把礼逐渐由祭祀仪式发展成为调整人们社会关系的行为准则。"

（二）礼仪的历史演变

从历史发展的脉络看，古代中国礼仪演变的过程大致可分为以下几个阶段。

1. 礼仪的起源阶段

此阶段自人类之始至公元前 21 世纪的夏朝产生之前。据考古学、民俗学等方面的材料证明，我国原始社会的社会生活中已经形成了颇具影响的礼仪规范。原始的宗教礼仪、婚姻礼仪等已具雏形。其中，敬神礼仪更为突出。汉语中的"礼"本身就含有敬神的意思。

到了新石器时代晚期，人际交往礼仪也初步形成。半坡遗址和姜寨遗址提供的民俗资料表明，当时的人们在交往中已经注重尊卑有序、男女有别了。在家庭中，家庭成员按照长、幼、男、女席地而坐：老者坐上边，年少者坐下边；男子坐左边，女子坐右边。他们用两根中柱把主室分为两个半边，右边中柱是女柱，左边中柱是男柱。男、女成年时在各自的柱子前举行成年仪式。今天的纳西族人仍保留着这种古老的仪式。

炎黄五帝时期，礼仪的内容日渐丰富。历史上有过"礼理起于大一，礼事起于穗皇，礼名起于皇帝"之说。尧舜时代，国家已具雏形。同时民间交往礼仪达到进一步发展，延续几千年的拜、揖、拱手等礼仪，此时已广泛运用于社交活动之中了。典籍中有"五礼"、"五典"之说，"五礼"即吉礼、凶礼、军礼、宾礼、嘉礼；"五典"即父子有亲、君臣有义、夫妇有别、长幼有序、朋友有信。这说明此时的礼仪已较为系统规范了。

2. 古代礼仪的成熟阶段

大约在夏、商、周三代，我国传统礼仪进入了一个飞速发展以至成熟的时期。在这一时期礼仪被典制化，礼仪内容涵盖政治、宗教、婚姻、家庭等各方面，奠定了华夏礼仪传统的基础。

夏、商、周三代的礼仪在典籍中记载很多，且有大量出土文物可以佐证。在这个时期，礼仪的思想基础是对上帝、鬼神、天命的迷信。但由于已经进入阶级社会，所以更加突出了君臣、父子、兄弟、亲疏、尊卑、贵贱等等级关系。从婚姻家庭到政治、社会交往，无处不体现等级特点。

中国历史上第一部记载"礼"的书籍——《周礼》出现于西周时期。《周礼》、《仪礼》和《礼记》是中国最早的礼制百科全书，被称为"三礼"。其中，《周礼》记载了周代的官僚机构和行政管理制度，偏重政治制度；《仪礼》记载了具体的礼节规范，偏重行为规范，内容涉及到人身礼仪、生产礼仪、交接礼仪、祭礼、凶礼、军礼等社会生活的各个方面；《礼记》则对这些礼节规范进行了比较系统的解释，偏重对礼制的产生和变迁的历史、"礼"的各个分支的内容做出符合统治阶级需要的理论说明。"三礼"比较全面地体现了中国古代礼乐文化的内涵，标志着中国古代礼仪进入了一个成熟的时期，中国后世的礼仪深受"三礼"的影响。

3. 古代礼仪的变革阶段

春秋战国时期，中国社会经历了深刻的变革，奴隶制逐渐走向崩溃，封建制代之而起。与此相适应，三代之礼也经历着历史的变革。孔子、孟子、荀子等思想家在理论上阐述了礼的起源、本质、功能等问题，第一次全面而深刻地阐述了社会等级秩序的划分及其意义，以及与之相适应的礼仪规范、道德义务。

孔子是儒家学派的创始人，他的主要礼仪思想包括如下内容：礼是判断社会成员言行标准的基本准则；礼是治国安邦的基本法度，"治国不以礼，犹无耜而耕"，故孔子提倡"为国以礼"；同时，礼也是个人践行的自觉要求，他要求人们做到"非礼勿视，非礼勿听，非礼勿言，非礼勿动"。孔子主张复兴周礼，并对周礼做出一定的补充和发展。如主张用礼治德化与政令刑法相结合来加强国家的思想统治，主张在维持周礼"亲亲"的原则下，在一定程度上实行"贤贤"，并把"仁"作为礼的内容。

孟子继承和发展了孔子的"礼治"理论，提出了适合统治阶级理想的"仁政"学说。孟子认为像恭敬、辞让这样的礼节是人生来就有的。认为人要达到礼的标准，根本问题是主观反省，尽可能减少自己的各种欲望。

荀子十分注重建立新的封建等级制度，提出了"隆礼"、"重法"的主张。他认为

"礼"的中心内容就是区别贵贱、长幼、贫富等等级。"礼"要使每个人在贵贱、长幼、贫富等等级中都有恰当的地位。

纵观这一时期的关于"礼"的思想，可以看出，"礼"不单指礼仪，而是涵盖了全部道德的内容，并成为统治阶级的"统治术"。孔子、孟子等思想家的礼仪思想构成了中国传统礼仪文化的基本精神，对古代中国礼仪的发展产生了重要而深远的影响，奠定了古代礼仪文化的基础。

4. 封建礼仪的形成、强化和衰落阶段

封建礼仪形成于秦汉时期，以后各朝代均有发展，特别是在唐朝得到了进一步强化。到清末封建礼仪日渐衰落。

西汉的唯心主义思想家董仲舒在儒家"仁、义、忠、信"的思想基础上提出了"三纲"、"五常"之说。"三纲"即"君为臣纲、父为子纲、夫为妻纲"；"五常"即仁、义、礼、智、信。在漫长的封建历史时期，董仲舒的这一学说一直被奉为人们日常行为的礼仪准则。到了唐代，社会昌盛，礼仪也有所改革和发展，但仍基本沿袭旧礼。元、清两朝，少数民族入主中原，给古老的中华传统礼仪带来冲击。但从整体上看，少数民族礼仪思想从未占据主导地位，而是被溶于中华传统礼仪之中。

清朝末期，尤其民国时期，西方文化大量涌入中国，传统礼仪文化和规范逐渐被时代所抛弃。科学、民主、自由、平等等观念和与之相适应的礼仪标准得到传播和推广。

5. 现代礼仪阶段

中国的现代礼仪始于五四运动，延至今日。中国现代礼仪是在反帝、反封建的基础上兴起的。五四运动吹响了反帝、反封建的号角，对传统礼仪进行了猛烈的抨击，特别是新文化运动的兴起，直接为现代礼仪的产生创造了条件。1949 年新中国的成立确立了新型的人际关系，标志着中国礼仪和礼学进入了一个崭新的历史时期。一些落后的传统礼仪被抛弃，一些优秀的传统礼仪被保留，并增添了许多新的内容。

西方礼仪文化也有一个产生和发展的过程。在古希腊、古罗马时代的诗歌典籍、荷马史诗以及苏格拉底、柏拉图、亚里士多德等哲学家的著述中，都有关于礼仪的论述。产生于斯堪德纳维亚地区的古代史诗《伊达》，对于社交场合的礼宾次序、餐桌上的用餐规矩、酒席中的持杯祝酒、交谈中的辞令修辞等已有较详尽的说明。同时，对不能遵守各种礼仪规范者，还规定了一定的处罚规则。中世纪教会礼仪盛行。教会经典一方面束缚着人们的人际交往，另一方面又对人们的为人处世提出礼仪要求。文艺复兴运动使人们从封建的枷锁中解放出来，神权受到冲击，宗教礼仪逐渐失去主导地位，自由、平等、博爱等思想观念渗入到礼仪文化中，这使人类历史上的传统礼仪发生了重大变化。

历史发展到今天，各个国家和民族都形成了自己独具特色的礼仪文化和礼仪规范。但另一方面，当今世界也形成了一些被普遍认可和接受的礼仪惯例。个性与共性共存是当今世界礼仪的特点。

三、礼仪的特点

作为一种广泛存在的社会文化和被广泛认可的行为规范，礼仪具有以下特点。

1. 普遍性

从古至今，从中到外，从个人到国家，礼仪无时不在，无处不在。凡是有人类生活的地方，就存在着各种各样的礼仪规范。远古时候，人类为了求生存要祭神以求保护，这种礼仪形式至今在一些偏僻地区依然存在；现代社会，礼仪已渗透到社会的方方面面，从政治、经济、文化领域，到人们的日常生活方面，礼仪活动普遍存在。比如，大到一个国家的国庆庆典，小到一个企业公司的开张志喜，再到人们日常生活中的交往接待、会面交谈、宴请聚别等，均需要讲究礼仪规范，遵守一定礼仪行为准则。许多礼仪是不随人的意志为转移的，它的存在本身具有很强的普遍性，无时无刻不约束着人们的行为规范，反映着人们对真善美的追求愿望。比如最简单的问候语："你好"、"再见"等，这几乎是全世界通用的一种问候礼节，具有绝对的普遍性。

2. 规范性

礼仪是人类在社会生活实践的基础上产生的行为规范，它不是人们抽象思维的结果，而是人们在社会实践中，特别是人际交往的实践中形成的惯常的行为模式。这些行为模式被思想家们集中概括出来，融于典章之中，由此便成为人们普遍遵循的行为准则，具有规范性的特点。虽然礼仪和法律规范、政治规范、宗教规范以及道德规范等都属于行为规范的范畴，但是礼仪又有别于其他规范。礼仪属于作用相对较弱的行为规范，靠的是文化习俗、社会舆论和人们内心的信念来维护。违反礼仪规范，只构成失礼。失礼虽然一般不会被追究责任，但在人际交往中却容易遭到排斥和拒绝。

3. 多样性

社会生活的多样性决定了礼仪内容与形式的多样性。如在家庭生活中有夫妻之礼、父子之礼；在社会交往中有各种社交礼仪；在学校生活中有师生之礼、同学之礼；各种职业也都有自己的职业礼仪。另外，宗教礼仪、国际交往礼仪，也都是礼仪内容的重要组成部分。随着社会的发展，礼仪的内容必将更加丰富。俗话说"百里不同风，千里不同俗"，不同的文化背景，产生不同的礼仪文化，不同的地域文化决定着礼仪的内容和形式。这种多样性决定了礼仪具有差异性。

4. 差异性

礼仪的差异性就是礼仪的民族性和地域性。我国疆土辽阔，是一个多民族大家庭，不同的民族，其风俗习惯、礼仪文化各有千秋。由于各民族的文化传统、宗教信仰等方面存在差异，导致了礼仪规范的差异。即使是同一民族，在不同地区、不同国度，由于生存环境、文化氛围的不同，具体的礼仪规范也千差万别。首先，同一礼仪形式在不同民族或不同地域也有着不同的意义。如鞠躬，在日本被广泛使用，是尊敬对方的表示，而在某些国家却是屈辱的象征；又如女性在男性面前化妆，展现身体的某些部位，在一些阿拉伯国家被视为淫邪，但是在许多西方国家却可以被接受，甚至被视为女性美的展现。其次，礼仪表现形式具有差异性。同样意义的礼仪在不同民族、不同地区，可能有不同的表现形式，如朋友相见，为表示欢迎和友好，有的握手，有的拥抱，有的亲吻，有的击掌。尽管形式不同，但意义一致。再者，礼仪的差异性还表现为同一礼仪形式在不同场合，对不同对象有着不同的意义。例如，老人抚摸孩童的头，表示对孩童的关心和爱护；反过来，孩童抚摸老人的头则被视为极不礼貌。这些礼仪形式的差异均是由不同地方风俗文化决定的，具有约定俗成的影响力。

礼仪的差异性除了民族性和地域性的差异外，还表现在礼仪的等级差别上。对不同身份、地位的对象施以不同的礼仪。同样是宴会就会因招待对象的身份、地位高低的差别而有所不同，身份和地位高的，可能就会受到更高级的款待，身份低的相对就低一等。

5. 继承性

礼仪虽然与一个时代的经济、文化、生活方式等息息相关，但与其他社会现象和行为规范相比，礼仪更能体现人们心理习惯的沉淀。这种沉淀在人们心理上形成了一定的观点定势、思维定势以及价值标准定势，并通过实践活动表现出来。可以说，礼仪是一个民族或一定地域的人们在长期的历史发展过程中逐渐形成并世代相传的文化传统。在礼仪发展的源流中，礼仪文化的发展是一个扬弃的过程，是一个剔除糟粕、继承精华的过程。那些代表剥削阶级帝王将相封建迷信的繁文缛节得以根除。比如古代的磕头跪拜风早已被现代的握手敬礼所替代，至于古代朝见天子所需的三跪九叩，更早已被抛进历史的垃圾堆。而那些"温良恭俭让"、"尊老爱幼"的行为规范则得到了弘扬。这种变迁不仅反映了人类礼仪的一脉相承，也反映了礼仪在继承过程中得到了丰富、发展，更突出了人类对那些代表礼仪本质东西的倾心向往。可见，礼仪变化的继承性必将随着人类历史的不断进步而发展。

6. 时代性

礼仪作为一种文化范畴，必然具有浓厚的时代特色。任何时代的礼仪由于其时代的特性和内容，往往就决定了它的表现。比如，礼仪本起源于原始的祭神，因而人类最初的礼仪是从祭神开始的，如古代把裸体怀孕的妇女陶塑像作为生育女神来祭拜，正是基于人类在蒙昧时期无法更好地保护自己而产生的强烈的对生殖崇拜的一种礼仪表现。可以说，每个时代的文化就是时代变迁的缩影，而礼仪文化也如此，总是一个时代的写照。

第二节 礼仪的原则和作用

一、礼仪的基本原则

礼仪的基本原则是指行使礼仪时应遵循的一些基本要求。具体的礼仪规范内容庞杂，又因民族、地域的不同而存在很大的差异。但无论何人、何时、何地，在行使礼仪时又都需要共同遵循一些基本原则。在现实生活中，因为不了解或不熟悉某地域、某民族的礼仪规范而做出不太符合当地礼仪的举动往往能够被人们所谅解，但如果违反了礼仪的基本原则，则可能引起对方的不满，甚至导致人际关系的恶化。在人际交往中，礼仪的一些基本原则包括：

1. 自律的原则

礼仪的自律原则就是在学习、应用礼仪时，首先要做到自我要求、自我约束、自我控制、自我对照、自我反省、自我检点。礼仪不仅仅体现在我们如何对待别人，更体现在我们如何对待自己，如何约束自我。古人讲："己所不欲，勿施于人"。而我们以礼律己、以礼待人，也正是因为我们希望在人际的互动中，展现自我的礼仪风范，并由此确立良好的人际氛围，从而建立和谐的人际关系。

2. 尊重的原则

礼仪的核心内涵是尊重。《礼记·乐记》中说到："礼者为异，异则相敬。"在人际交往中，尊重他人是赢得良好人际关系的首要前提。在人际互动时，礼仪既表现为尊重他人，也表现为尊重自己。当一个人以得体的言行举止表现出个人的礼仪修养时，同时意味着他在向对方表明自己是一个什么样的人。尊重他人如果不是以尊重自己为前提，那么尊重他人就往往演变为卑躬屈膝。孔子曾说过："礼者，敬人也。"掌握了敬人的原则，就等于掌握了礼仪的灵魂。

3. 宽容的原则

宽容是一种美德。宽容意味以更加开放、包容的心态与人交往，在为人处世时有容人之雅量和多替他人考虑的品德。在人际互动中，多容忍、多体谅、多理解他人，多站在对方的立场去想问题，接纳对方言行的合理性，既要严以律己，更要宽以待人，事事不求全责备，斤斤计较，尤其不过分苛求，咄咄逼人，唯此，方能建立和维持良好的人际关系。

4. 平等的原则

所谓平等原则，即在社会交往过程中，任何人无论其身份高低、职位大小、财富多寡，都应自觉自愿地遵守礼仪，以礼仪来规范自己在交际活动中的一言一行、一举一动。在具体运用礼仪时，允许因人而异，根据不同的交往对象，采取不同的具体方法。但是不能因为交往对象彼此之间在年龄、性别、种族、性格、文化、职业、身份、地位、财富以及与自己的关系远近等方面不同，就厚此薄彼、区别对待，而是应该对任何交往对象都一视同仁，给予同等程度的礼遇。

5. 从俗的原则

由于国情、民族、文化背景的不同，在人际交往中，实际上存在着"十里不同风，百里不同俗"的局面。面对此种情况时，要做到入乡随俗，与绝大多数人的习惯做法保持一致，切勿目中无人、自以为是。入乡随俗可以给人以亲切感、友善感，并能很好地融进当地的人际氛围，而更容易被接受、认同。

6. 真诚的原则

真诚是人与人相处的基本态度，是一个人外在行为与内在道德的统一。　在人际交往中运用礼仪时，应该诚实无欺，言行一致，表里如一。只有如此，自己在运用礼仪时所表现出来的对交往对象的尊敬与友好，才能更好地被对方感受、理解并接受。

7. 适度的原则

凡事过犹不及，因此在运用礼仪时一定要注意因时、因地、因人而宜，注意运用适当的技巧，但特别要注意把握分寸，谈吐、举止适度，交往态度自然，以使之与具体的时间、地点、情境相吻合。避免做得过了头或做不到位，而不能正确地表达自己的自律、敬人之意。

二、礼仪的作用

礼仪作为一种行为模式及行为规范，在人类社会生活的各个方面都发挥着重要的作用。古代典籍《礼记·哀公问》中，就论述了礼仪的重要性："非礼，无以节事天地之神也；非礼，无以辨君臣、上下、长幼之位也；非礼，无以别男女、父子、兄弟之亲。昏姻疏数之交也，君子以之为尊敬然。"而《礼记·曲礼》中更是强调了礼仪在社会文化与生活中的重要意义："道德仁义，非礼不成；教训正俗，非礼不备；纷争辩讼，非礼不决；君臣上下，父子兄弟，非礼不定；宦学事师，非礼不亲；班朝治军，位官行法，非礼威严不行；祷祠祭祀，供给鬼神，非礼不诚不庄。"即使今天，礼仪在人们的社会生活和人际交往中，依然起着重要的作用。

1. 礼仪与人际交往

礼仪是人际交往的润滑剂。无论是一般性的私人交往，还是工作中的人际交往，都需要遵循和符合一定的礼仪规范。礼仪可以使人们在交往中避免矛盾冲突，减少摩擦，使人与人之间的交往在和谐、融洽的气氛中更富于成果。

人们在交往之初，往往由于交往的双方相互之间还不十分了解，因此不可避免地会彼此产生某种戒备心理或距离感。如果交往双方在交往之初都能做到施之以礼、还之以礼，则可以消除交往双方的陌生心理，拉近双方的距离。另外，获得他人的尊重是每个人都有的心理需求，而相互尊重又是良好人际交往的根本条件。礼仪正是表现尊重的具体形式。注重交往礼仪，无疑会增加对方的好感，从而为今后的进一步交往奠定良好的基础。中国古代的跪拜礼、作揖礼，现代的握手、微笑礼以及西方人见面的拥抱、亲吻礼等，都是向对方表示友好的方式。见面礼是以后双方能否继续交往、建立友谊的关键。

在人际交往中，礼仪还是化解矛盾、增强感情的催化剂。在现代社会，人际关系日益复杂。由于不同群体和个体间利益的冲突，人际交往中发生一些矛盾和纷争是不可避免的。出现矛盾纷争后，首先应发扬"礼让"的美德。如果不属于原则问题，当事双方应相互谦让以化解矛盾、平息事态。即便是原则问题，也应以理服人、以礼感人，从而能够更好地解决问题。

2. 礼仪与个人形象

良好的礼仪风范，是塑造个人形象的基础。社会交往是现代人必不可少的生活形式与生存技能。在社会交往中，给对方留下什么样的印象是每一个个体都关心的。个人在公众场合中的表现以及给公众留下的印象，就是自身的公众形象。良好的公众形象不仅是个体尊严和修养的体现，也是进一步发展各种社会关系的重要条件。而要树立良好的个人形象，就必须讲究礼仪。

礼仪是建立良好个体形象的前提。一个人以何种形象呈现给公众，归根到底是由他在公众场合的具体作为决定的。要赢得别人的尊重，自己首先要尊重别人。所以，举止得体、以礼待人，才能给人留下良好的印象，赢得公众的好感和尊重。

礼仪还是公共场所文明的标志。公共场所是社会组织开展各种公共活动的场地，也是人群相对密集的地方。随着社会的发展，公共场所的范围越来越大，从而大大拓展了人们生活的空间。由于公共场所中人群比较集中，增大了发生冲突的可能性。因此，每个社会成员都要加强礼仪修养，在公共场所中要做到讲究礼仪、互谅互让、和谐共处。否则，不仅有失体面，还可能引发纷争。从某种意义上讲，公共场所是社会文明的重要检验地。公共秩序如何，代表着一个国家、一个民族、一个地区的文明程度。因此，个人在公共场所的文明礼仪就显得尤其重要。

3. 礼仪与职业

任何一种职业都会直接或间接地面对公众，都有对外交往的任务和需要，也就必然会涉及到礼仪问题。其中服务性行业，如旅游餐饮、交通通讯、医疗卫生、金融商贸等，更是"礼仪职业"。对于上述行业来讲，礼仪不仅是职业的要求，也是树立行业形象，推动事业成功的重要条件。

礼仪是职业的要求。任何一个企业或组织要想在激烈的市场竞争中免遭淘汰，就必须不断追求更为优质的产品和服务。尊重自己的服务对象，讲求职业礼仪，将有助于提高本企业、本组织在社会公众心目中的地位和声誉。从一定意义上讲，组织形象本身就是一笔无形的资产。良好的形象是效益的源泉。而一个人在工作场所的言谈举止、衣着服饰已经不再是纯粹的个人行为了，而是与所在组织的利益紧密联系，因而必须严格约束和规范自身行为，自觉维护所在组织的形象。

礼仪是事业成功的条件。人类社会实质上是一个由种种复杂的社会关系所构成的网络体系。每一个组织或个人都需要经常面对和处理各种不同的社会关系。能否妥善处理好这些关系，直接决定着事业的兴衰成败，大至国家大事，小至个人生活。而礼仪正是建立、巩固和改善各种关系的基本要素之一。对于一个组织来讲，领导者礼贤下士无疑是网罗人才、谋求事业成功的重要条件；对个人来说，举止文明、待人有礼，无疑会赢得他人的尊重，有利于个人事业的发展。

4. 礼仪与对外交往

通过对外交往增进与世界各国人民的友谊，建立和发展友好关系，既是实现人类和平的需要，也是一个国家和民族促进自身发展的前提条件。由于各国各民族礼俗方面的差别，对外交往需要格外重视礼仪。同时，世界各国在长期的交往中，已形成了一些国际性的礼仪规范和约定俗成的礼节惯例。在对外交往中，上至国家领导人，下至普通百姓，都应重视并讲究礼仪，遵守国际惯例，尊重对方的礼俗习惯。否则，轻则"失礼"，重则可能危及两国关系，损害国家和民族的形象。

礼仪也是一个国家文明程度的体现。当今世界各国，普遍重视交往中的文明礼貌。人们往往把礼宾修养视为一个国家或民族文明程度的重要标志。在全方位对外开放的新形势下，在国际交往的礼仪方面也存在着一个与世界接轨的问题。在任何一种对外交往的场合，每一个人的一言一行都事关国家和民族的形象，因而必须格外重视。

三、护士学习礼仪的意义

作为服务于人类健康事业的护理职业来说，富于关爱助人的护理情感、崇尚人文道义的护理精神和遵循公正严谨的护理道德，是护理技能实现过程中的核心内涵。而护理礼仪则是一件包裹护理情感、精神和道德的华丽衣裳，使之能更加庄严、华丽地展现在社会公众和患者面前。同时，礼仪也是一种体现护理工作内涵、意义和价值的软技术，使护士能更好实现维护和促进人类健康的职业目标。因此，加强护士礼仪修养的培养，规范护士礼仪，已经成为提高护士全面素质的一个重要方面，是保证护理工作在高标准、高质量、高要求下完成的必要条件，对促进医疗、护理事业的发展有着非常重要的意义。

1. 学习礼仪是现代医学和社会进步的必然

随着医学模式由传统的生物医学模式向"生物－心理－社会"医学模式的转变，"健康"与"护理"的概念均有了较大的变化。健康不再仅仅是没有躯体疾病，而是生理、心理、社会适应的完好状态。由此，护理也从以疾病为中心，转变为以人的健康为中心。护理工作的范畴得到进一步的扩展，从个体照顾到家庭和社区的群体照顾，从医院内服务扩大到医院外服务，从生理的照顾到生理、心理、社会的全方位的护理。相应地，护士的角色也得到进一步的丰富和发展。护士除了承担以往"照顾者"的角色外，还承担着健康促进者、健康教育者、咨询者、研究者、合作者、管理者以及患者权益维护者等多种角色。在提供护理服务的过程中，护士的言谈举止，一颦一笑、一言一行都会给患者的心理和健康产生影响。所以，护理人员得体的举止、恰当的言谈等良好的礼仪行为对患者的身心健康将产生药物以外的影响。所有以上的这些转变无不要求护士更新观念，加强自身的学习和修养，提高综合素质，塑造良好的新时期护士形象。礼仪知识的学习与运用就是培养护士良好的素质修养、树立崭新的专业形象的重要手段。

2. 礼仪修养是护士必备的基本素质

护士的礼仪不仅反映从事护理工作人员的外在精神状态，更是内在思想素质、道德品质、敬业精神和自身修养等深层次的体现。护理工作的服务对象是一个特定的群体，他们比常人更加需要尊重、安慰、关心和理解，而恰当的仪表、仪态、言行举止不仅能密切护患关系，而且对患者的康复又起着重要的治疗作用。因此，礼仪修养是护士必备的基本素质。

护理工作的对象是有着健康服务需求的整体的人，所谓"健康所系，生命相托"，正是护理职业的最好写照。护士能否如社会公众所愿成为维护人类生命和健康的"白衣天使"，其敬业精神和职业道德是首要因素。护士的道德修养、思想品质、敬业精神直接制约其语言交际的行为并影响患者治疗的效果，决定护士对待护理工作及患者的根本态度。良好的护士礼仪能使护理人员在护理实践中充满自信心、自尊心、责任心；优美的仪表、端正的态度、亲切的语言、优雅的举止，使患者在心理上得以平衡和稳定，融洽了护患关系，有效地消除患者由于陌生环境带来的紧张焦虑心理。良好的护士礼仪也在无声地营造着完美的医疗环境，热忱的态度、优质的护理、饱满的精神面貌直接显示医院的管理水平。作为一名合格的护士，要以南丁格尔为榜样，以希波克拉底誓言为准则，从患者的需求出发，修身立德，自觉培养良好的礼仪风范，很好地理解和感悟礼仪在护理工作中的重要意义，以更好体现护理职业道德和敬业精神。

【思考与实践】

一、课后思考

1. 结合日常人际交往实践，说说你对礼仪概念的理解。

2. 作为一名护理专业的学生，你将如何进行礼仪的修养？

3. 假如你即将进入临床医院实习，请分析在和患者的交往中，实施礼仪的基本原则有哪些？

4. 民间有很多关于礼仪的俗语，如"礼多人不怪"，"来而不往非礼也"等，请搜集你所看到、听到的有关礼仪的俗语，并分析它的涵义。

二、案例思考

临近毕业时，大家都在忙于找工作。丽丽为了应聘一家医院的工作，费尽心机，终于在众多的毕业生中脱颖而出。最和，她和另外一个女孩竞争一个名额。两个人学习成绩、动手能力和专业素质都不相上下，以致招聘单位很难决断。最后，负责面试的护理部主任只好请她们回去等候通知。

在走之前，护理部主任说，你们两个帮我把一些资料搬到档案室吧。丽丽抱了资料走在前面，档案室外的走廊有一道弹簧门，丽丽自己用脚抵开门走了进去，弹簧门毫不客气地弹了回去，正好撞在跟在后面的护理部主任身上。

搬完资料，护理部主任对丽丽说：谢谢你，你可以回家了，但不必等通知了。

丽丽很委屈，"为什么，就因为我一时忘记了后面有人，撞到了你吗？"

主任说，"不是因为你撞到了我，而是因为在这个细节中，我看到了你的礼仪修养。我们的工作对象都是人，礼仪修养往往体现在日常生活、工作的每一个细节上，我很抱歉"。

思考提示

1. 丽丽为什么没有被录用？

2. 丽丽的遭遇对你有什么启迪？

3. 细节决定成败，你在日常生活中是如何从细节着手，来增强自己的礼仪修养的？

（郭记敏）

第二章

交往礼仪

☞ [学习目标]

1. 掌握护理人员交往礼仪的基本要求。
2. 熟悉并掌握社交活动中的常见礼仪。

在现实社会中，良好的人际交往总是从规范友好的交往礼仪开始的。交往礼仪是人们在社会交际场合中约定俗成的行为规范和准则，它受历史、文化、宗教等多种的因素的影响，是我们每一个社会成员都必须掌握的基本礼节。而护理人员的交往礼仪是以普通社交礼仪为基础，按照护理工作的实际需要进行取舍发展而来。

第一节 日常社交礼仪

一、见面礼仪

人们在日常生活中所进行的社会交往，多由见面开始。见面的第一步是互相致意，致意往往又是由无声语言开始，主要表现在人的体态语言上。礼貌的致意不仅是人们见面时约定俗成的礼节，也是良好人际关系的开始。人们在交往中常用的见面礼仪有微笑礼、点头礼、注目礼、致意礼、鞠躬礼、拥抱礼、接吻礼、挥手礼、鼓掌礼、脱帽礼等。

（一）微笑礼仪

微笑是最有魅力的礼节，是一种良好的个人与职业修养，也是最好的社交工具。初次见面，一个温馨的微笑往往可以消除陌生感，拉近彼此间的心理距离。微笑可给人带来诸多的益处，如可以让人产生放松的感觉，消除误会和隔阂，在某些时候，还具有治疗心理疾病的功能等。微笑是自己内心世界的外化表现，虽然可以靠训练来养成，但最主要还依赖于一个人内心是否真诚、友好、自信、敬业。因此，微笑看似简单，但要把握适当也不容易。常见的微笑，主要有两种。

1. 眼睛笑容法

眼睛笑容法，其训练方法如下：用一本书，遮挡住眼睛以下的面部，对着镜子想高兴的事，嘴角两端做出微笑的口型，然后放松面孔，嘴型恢复原样，把书本拿开看镜中的自己，此时目光仍旧是脉脉含笑，保持微笑的感觉，即可以看到眼睛中含着笑，这就叫做眼睛笑容法。这种微笑要求口眼结合，不仅嘴唇要动，还要求眼神含笑。这种微笑更容易被认为是发自内心的。

2. 基本微笑法

基本要求是尽量少露牙齿，尤其是不能露牙龈，嘴角两端略微提起，自觉控制发声器官不笑出声，表情自然不僵硬。可以拿一根筷子或一枝铅笔，用牙齿轻轻横咬住它，对着镜子，念普通话"一"字音来帮助练习微笑的口型。

（二）致意礼仪

致意是人们在社交场合表达敬意和问候的一种方式。致意的方式有以下几种。

1. 挥手致意 屈肘，掌心朝向对方，轻轻摆动一下即可。

2. 点头致意 注视对方的面部，露出笑容，轻轻点头，点头幅度不要太大。

3. 欠身致意 面向对方，全身或身体的上部稍微向前倾斜。

4. 脱帽致意 微微欠身，用离对方较远的一只手脱下帽子或没有拿物品的那只手去脱帽，帽子置于肩膀平行的高度。

二、称谓礼仪

称谓是指人们在日常社会交往中彼此之间的称呼语。心理学家研究表明，任何人对如何称呼自己都是十分敏感的。一种友好、礼貌的称呼，可以迅速拉近彼此间的心理距离，反之如果称呼不当，彼此间的心理距离就会拉大，妨碍进一步的了解和交往。护理人员无论在日常生活中还是临床工作中，恰当礼貌地使用称呼用语是十分必要的。

（一）常用称谓

日常交往中，常用称谓有四类，即一般性称谓、职衔及职业称谓、他人及家人的称谓、姓氏称谓等（表 2-1）。

表 2-1 日常交往中常用称谓

种类	称谓	对象	举例
一般性称谓	先生	成年男士	周先生
		身份较高的知识女性	宋庆龄先生
	夫人	已婚女性	王夫人
	小姐	未婚女性	李小姐
	女士	所有女性，特别适用于不清楚对方是否结婚时	刘女士

种类	称谓	对象	举例
职衔及职业称谓	职衔＋阁下	部级以上的官员或女性高级官员	部长阁下
	军（警）衔＋先生	军人、警察	警官先生
	陛下	君主制国家的君主	国王陛下
	姓名＋头衔	国王、王后、王子等	查尔斯王子
	爵士、阁下、勋爵	公、候、伯、子等爵位	汤姆爵士
	姓氏＋职务	一般各级企事业单位	王局长
	姓名＋神职	宗教界人士	亚当神父
他人及家人	您、尊、贵、令等	他人或家人	令尊
	舍、犬、小等	比自己辈分低、年龄小	犬子
	卑职、家等	比自己辈分高、年龄大	家父
	奶奶、大妈、阿姨	亲属或非亲属	陈阿姨
姓氏称谓	老（小）＋姓	对方和自己比较熟悉	老王、小刘
	姓＋老	德高望重的老年男性	冯老

（二）称谓避讳

有些称谓在特定的场合使用是亲切的自然的，而在另一些场合使用则被认为是无礼的或令人不快的，必须避讳。

1. 忌用绰号

绰号又称外号，是人们在本名以外就其某个特征或缺陷起的名字。绰号大都含有嘲讽、调戏之意，给别人起绰号并公开或私下称呼是对他人的不尊重。但有时，在特定的场合或者是针对特定的对象，绰号也有亲昵之意。

2. 慎用小名

小名也叫乳名，通常是自家长辈对小辈的爱称，在公共场合交往时应避讳使用。

3. 慎用昵称

昵称，顾名思义是亲昵的双方对彼此的一种称谓，是长辈对晚辈、恋人、夫妻等之间常用的一种称呼方式，常常限于特定的场合、特定的时间、特定的对象间使用，正式场合不宜使用。

4. 禁用蔑称

蔑称是指对交往对象蔑视的一种称谓，在正式场合禁止使用。

三、介绍礼仪

在社会活动中，人们不断地结识新的交往对象，都会遇到自我介绍或者介绍他人的情况，无论哪一种介绍，都有一定的礼仪规范。

（一）自我介绍

自我介绍是将自己介绍给他人。自我介绍时需要注意以下几点。

1. 自我介绍的时机

在社交场合，如本人希望结识他人或是认为有必要让他人了解自己，可主动进行自我介绍。护理人员在接触新的护理对象时，应首先进行自我介绍。

2. 自我介绍的内容

根据交往的目的和对象不同，自我介绍的内容也应侧重不同，切不可一概而论。

（1）一般性的自我介绍应强调自己的姓名，中国的名字同音字比较多，最好在自我介绍时能够详细的说明具体是哪个字，如"您好，我叫王林，树林的林。"

（2）工作中的自我介绍，应该以工作内容为中心，包括本人的姓名、工作单位、职务或所从事的具体工作，如"您好，我是××市人民医院内科护士王林，是您的责任护士。"

（3）相关内容的自我介绍，如果希望与交往对象有进一步的交流和沟通，其介绍内容就该再宽泛一些，包括自己的姓名、工作、籍贯、兴趣爱好、与交往对象的某个共通之处等。如"您好，我叫王林，在××人民医院工作，是桂林人，听说您也是桂林的，对吗？"

（二）他人介绍

1. 介绍的姿势礼仪

一般情况下，介绍者应该平伸出右手掌，掌心向上，四指并拢，胳膊略向外展，眼神随着手势投向被介绍者。

被介绍者是年长者、尊者时，可以面带微笑致意就坐，否则一般均应立即站起，微笑示意或点头示意，并伴有"很高兴认识你"之类的话语。

2. 介绍的顺序礼仪

准确地把握交际场合中的介绍顺序是十分必要的。社会交往中的介绍顺序不是可有可无的形式问题，而是牵涉到个人修养与单位整体形象的重要问题。其主要遵循的原则是"尊者优先了解情况"这一公认的国际惯例，介绍的主要顺序为：

（1）先将男士介绍给女士；

（2）先将年轻者介绍给年长者；

（3）先将职务低者介绍给职务高者；

（4）先将客人介绍给主人；

（5）先将晚到者介绍给早到者；

（6）先将家人介绍给同事。

如果被介绍者符合其中两个以上的顺序，一般应按照后一个顺序介绍。例如一位年轻的女性来拜访一位年长的男性，就应先将这位年轻的女性介绍给这位年长的男性。

（三）名片介绍礼仪

在现代社会中，名片是一种经过精心设计、用以表示自己身份、便于人际交往的特殊卡片。在人际交往中，名片是经济而实用的一种介绍性媒介，是交际场合个人身份的介绍信。

1. 递交名片

递交名片时，一般应由本人当面递交，最好是起身站立，双手持名片，名片正面面向对方，上身呈15°鞠躬状态将名片递交给对方。切不可单手递交名片或用手指夹住名片递给对方。同时口头上最好还要配合一些话语，比如"很高兴认识你"、"以后请多联系"、"请多指教"等谦词、敬语。

其次，还要讲究递交的顺序，一般由近而远，先尊后卑。

2. 接受名片

当接受他人的名片或需要交换名片时，应立即停止一切工作，起身站立，面带微笑，目视对方，礼貌地双手或右手接过名片，表示感谢，认真地将对方名片仔细看一遍或阅读一遍，再慎重地收藏到位。切不可接到名片后连看也不看一眼就丢弃在桌面或者是随手装入衣裤口袋内。

3. 索取名片

一般情况下最好不要强索他人名片，需要索取时，可根据具体情况委婉提出要求，如：

（1）"您好，我们认识一下吧，这是我的名片"然后主动递上自己的名片等待对方交换。

（2）面对尊者、长者可礼貌地询问"您好，今后如何向您请教呢？"

（3）向平辈或晚辈索要名片可以直接询问"您好，以后怎样与你联系呢？"

四、握手礼仪

握手礼仪是全世界最通用的社交礼节，在人际交往中运用得最多。正确恰当地运用握手礼仪，可以传情达意，显示出自己对他人的态度。握手礼仪可以贯穿人际交往的各个环节和阶段。握手的动作及基本礼则如下。

1. 握手的一般规则

遵循国际上通用的"尊者决定"的基本原则。

（1）女士先伸手；

（2）长辈先伸手；

（3）上级先伸手；

（4）先到者先伸手；

（5）接待来访者时主人先伸手，客人告辞时客人先伸手。

应该特别强调的是，礼仪的核心内容之一就是律己敬人，上述握手的规则是用来律己，而不是处处苛求他人。当出现后者先伸手的情况时，最得体的做法是，与之配合给予回应，而不是在对方伸出手后置之不理，使人进退两难，当众出丑。

2. 握手的基本顺序

在社会人际交往中，如果一个人需要跟许多人握手，那么最有礼貌、最符合礼节的握手顺序，也是遵循"尊者优先"的原则。在公务场合，握手的先后次序取决于职位和身份；而在社交和休闲场合，则主要取决于年龄、性别、婚否等因素。

3. 握手的常用姿态

握手时取何种姿态是社交场合必须注意的问题。不同的国家、民族、宗教信仰等都会有不同的握手姿态，常用的姿态有平等式、双握式、友善式、抠心式、控制式、捏指式等，最常用的是平等式。其姿势为伸出右手，手心垂直于地面，态度应该是不卑不亢。

4. 握手的力度和时间

从握手的力度和时间中，可以揣测出一个人的情绪和意向、感情的浓烈程度等。在社交场合，握手的时间和力度应符合礼仪的要求。

（1）时间　握手的时间长短以适中为好，普通关系在一般场合的交往中，握手的全部时间一般控制在3秒以内。太少显得敷衍了事，太久则在感情上会显得过于亲密。

（2）力度　如果表示友好，可稍许用力，太轻有轻视敷衍之嫌，太重会显得有较强的控制欲。在隆重场合或者关系亲密者，所用的力度还可稍许再大一些，并上下轻摇几下，但时间不宜过长。尤其是在与异性及初次相识者握手时，用力不可过猛。

5. 握手的其他注意事项

（1）人际距离　握手时彼此之间的最佳距离为1m左右，距离太近手臂难以伸直，太远显得一方有意在冷落另一方。

（2）右手相握　以右为尊是大多数人的习惯，一般应伸出右手相握，如果右手有特殊情况必须换左手，则应道歉声明，以免产生误会。

（3）站立相握　行握手礼时应站立，眼睛注视对方，面带微笑，开口问候，亲切自然，只有长辈可以坐着与人握手。

（4）平等握手　一般情况下应该脱掉手套握手，但身着军服的军人或者地位很高的女性可以戴手套与他人握手。

（5）医护人员握手　一般情况下，医护工作人员在工作中严禁与他人握手，但与患者做身体语言沟通时可谨慎使用（详见第十章非语言沟通）。

五、迎送礼仪

在社会交往中，迎来送往是非常重要的人际交往环节，迎送规格，一般应遵循对等或对应原则，即主要的迎送人员应与来宾的身份相当或相应。若由于种种原因，主方主要人员不能参加迎送活动，使双方身份不能完全对等或对应，可以灵活变通。以对口为原则，由职务相宜人员迎送，但应及时向对方作出解释，以免误解。在迎送礼仪中还应注意"迎三送七"的原则，即送的礼仪应该要重于迎的礼仪，也就是通常所说的"迎三分送七分"。

（一）了解来宾抵离的准确时间

接待人员应当准确了解来宾所乘交通工具的航班号、车次以及抵离时间。将这些情况和迎送人员名单一并通知机场（或车站、码头），以便做好接站（或送站）准备。

接、送站前，应保持与机场（或车站、码头）的联系，随时掌握来宾所乘航班（或车次）的变化情况。如有晚点，应及时做出相应安排。

接站时，迎候人员应留足途中时间，提前到达机场（码头或车站），以免因迟到而失礼。

如果客人是熟人，则可不必介绍，仅向前握手，互致问候；如果客人是首次前来，又互不认识，接待人员应主动打听，主动自我介绍；如果迎接大批客人，也可以事先准备特定的标志，如小旗或牌子等，让客人从远处就能看到，以便客人主动前来接洽。

（二）安排车辆和住宿

如果是公务性的迎送，应事先排定车辆和住宿，在来宾抵达后，将相关信息告之来宾或通过对方的联络秘书转达。这既可避免混乱，又可以使来宾心中有数，使之明确自己的行程安排，主动配合。客人抵达住处后，一般不要马上安排活动，应稍作休息，至少给对方留下更衣时间。

（三）献花

如安排献花，必须用鲜花，并注意保持花束整洁、鲜艳，忌用菊花、杜鹃花、石竹花、黄色花朵。有的国家习惯送花环，或者送一两枝名贵的兰花、玫瑰花等。通常由儿童或女性青年在参加迎送的主要领导人与客人握手之后，将花献上。有的国家由女主人向女宾献花。

（四）护理人员的迎送礼仪

门诊迎送，护理人员应站立迎接，礼貌地自我介绍，认真仔细、不厌其烦地回答病人及其家属的问题，特别是在指明方位或告之流程时，要等对方明白后才能回到自己的工作地点，必要时将病人送达目的地或介绍给另一位工作人员。对危重病人，护理人员要迅速而镇静地将病人推入抢救室，果断地采取抢救措施，尽快向家属或知情人询问有关情况，同时做好对亲属的解释安慰工作。

对住院病人也要站立相迎，一边亲切地问候和自我介绍，一边尽快安排病人进入病房并通知其主管医生。护理人员在得知病人痊愈出院后，应该给予真诚的祝贺，送病人到病区门口或是电梯口，并再次叮嘱"请走好"、"请多多保重"等，挥手与病人告别。

六、位次礼仪

位次礼仪是体现一定场合参与人或当事人身份、性别、年龄等差异的礼仪规范。位次礼仪包括行走礼仪、主席台礼仪、会客礼仪、乘车位次礼仪等。应遵循的原则见表2-2。

表 2-2　位次礼仪应遵循的原则

分类	位次	原则	应用及注意
行走	单人行	尊者在前	—
	二人并行	右为尊	如男、女同行,男士应走左边靠行车道的位置
	三人平行	中间为尊,右边次之,左边为末	
	多人前后行	前面为尊,后者次之,越后越末	接待客人时,陪同人员应走在客人的右前方两三步为宜
	上下楼梯	一般而言,上下楼梯宜单行,右行进,以前方为上	男、女同行时,上下楼梯女士居后
	出入电梯	出入无人值守的电梯,一般宜请客人后进、先出	—
	出入房门	若无特殊原因,位尊者先出入	如室内昏暗,陪同者宜先入
主席台	前后排座	前排为尊,二排次之,以此类推	—
	同排座	居中为尊,两侧次之,以此类推	—
	同位者	右为尊,左次之	—
会客	宾主对面而坐	面门为上	—
	宾主并排而坐	以右为上	—
	难以排列时	尊者自由择座	—
乘车	小轿车	公务用车,后排右座为尊,主人同行开车,副驾为尊	接待重要客人,司机后面的座为尊
	巴士车	司机座后第一排为尊,后排依次为小,同排座位依右侧往左侧递减	—

七、电话礼仪

电话已成为人们日常工作、学习、生活中不可缺少的通讯工具,电话形象也逐步引起了人们的高度重视,电话礼仪包括使用电话时的态度、表情、语言、内容及时间观等各方面的综合内容。

(一)基本礼仪

拨打电话一方称之为发话人,居于主动、支配的地位,接听电话的一方称为受话人。

1. 拨打时间适宜

按照国际惯例,最佳的通话时间是 7:00~22:00,避开用餐及午休时间通话,每次通话不宜超过 3 分钟,这是世界上许多国家对公务员规定的一项制度。

上班时间尽量公事公办,原则上不要为了私事而打扰对方的工作,避免节假日因为工作问题而打扰对方,除非有十分必要或者事先约定,节假日打电话的最佳时间为9: ~22: 00。如果确实因为急事需要打电话通知他人，一定要在通话谈事前表示抱歉，这类电话的通话时间应该越短越好。

不同时区的人通话，应准确计算两地间的时间差，尽量顾及到对方的时间。

2. 举止文明礼貌

接打电话时，不管是发话人还是受话人，都应当态度和蔼，语调亲切，用语规范。

（1）专心致志　一般情况下，接打电话都要暂时放弃自己手头的一切工作，集中精力，不能显出心不在焉的态度。

（2）正式通报　发话人应主动通报自己的相关信息，比如姓名、单位等。

（3）规范用语　通话时提倡使用普通话，声音清晰，语调亲切平和，吐字准确，音量大小要注意调节，特别是在病区打电话，音量更要适宜。

（4）礼貌用语　发话人和受话人的第一句话，都应当包括向对方问候这项基本内容，当通话完毕时也应该彼此告别，做到待人有礼，有始有终。

（5）受话人不可先挂断电话　在通话结束时，受话人应等发话人先挂断后自己方可挂断电话，不过尊长可先挂断电话，即便他们是受话人。

3. 遵守社会公德

（1）拨打号码尽量少出错，看清楚，记准确，拨正确。

（2）接听电话，宜在电话铃响三声内接听，不可有意拖延时间。

（3）拿放话筒时应轻拿轻放，以免造成摔话筒的误会。

（二）特殊礼仪

接打电话经常会碰到一些特殊情况。

1. 接听错位电话

应立即告知对方认错了人，耐心而礼貌地告知，确定对方明白后礼貌告别并轻轻挂掉电话。

2. 移动电话礼仪

（1）在肃静场合，应关掉手机或将铃声改为振动或静音状态，如需在公共场合使用手机，应侧身轻声讲话。

（2）驾驶车辆时，不宜使用手机，乘坐飞机时必须自觉关机，以免手机电子信号干扰，影响飞行安全。

（3）尊重个人隐私，不随便借用别人手机，需要将他人的手机号码告之别人时应征得主人的同意。

八、餐饮礼仪

（一）赴宴礼仪

1. 中餐礼仪

传统的中餐礼仪文化悠久而丰富，但归根结底还是源于基本的交往礼仪。

（1）座次礼仪　中餐特别讲究座次的排列，一般的就座礼仪里，正对门的位次为上座，右高左低依次两边分开入座。即面门而上，右高左低。

（2）进食　不论何类宴请，入座后要等主人招呼后方可开始进餐。

（3）敬酒　当主人起身祝酒时，应暂停就餐注意倾听。碰杯时，主人和主宾先碰，人多时可同时举杯示意，不一定要碰杯。

（4）餐桌五不准　席间不整仪；让菜不夹菜；敬酒不劝酒；吃饮不出声；吃饱不浪费。

2. 自助餐礼仪

随着社会的进步与发展，出现了自助餐这一餐饮形式。自助餐是依自身需要和爱好自由取食进餐，因而对个人的礼仪修养要求更高。自助餐礼仪需要注意以下四个方面：礼让优先、取食适宜、珍惜粮食、文明进餐。

（二）敬茶礼仪

茶是中国人接待客人的传统习俗。我国历来就有"客来敬茶"的民俗。早在3000多年前的周朝，茶已被奉为礼品与贡品。到两晋、南北朝时，客来敬茶已经成为人际交往的社交礼仪。

当今社会，客来敬茶更成为人们日常社交和家庭生活中普遍的往来礼仪。俗话说：酒满茶半。奉茶时应注意：茶不要太满，以八分满为宜。水温不宜太烫，以免客人不小心被烫伤。有两位以上的访客时，用茶盘端出的茶色要均匀，并要左手捧着茶盘底部，右手扶着茶盘的边缘，如有茶点心，应放在客人的右前方，茶杯应摆在点心右边。上茶时应以右手端茶，从客人的右方奉上，并面带微笑，眼睛注视对方。

以咖啡或红茶待客时，杯耳和茶匙的握柄要朝着客人的右边，此外要替每位客人准备一包砂糖和奶精，将其放在杯子旁或小碟上，方便客人自行取用。

当然，喝茶的客人也要以礼还礼，双手接过，点头致谢。品茶时，讲究小口品饮，一苦二甘三回味，其妙趣在于意会而不可言传。另外，可适当称赞主人茶好。壶中茶叶可反复浸泡3~4次，客人杯中茶饮尽，主人可为其续茶，客人散去后，方可收茶。

九、乘车礼仪

（一）乘坐公交车

（1）候车要先看清站牌和行车方向，然后排队候车，不要"夹塞"，也不要往车道上挤，上车要按次序，有老人、小孩、病人上下车，要尽力扶助。上车后不要争先恐后地抢座位，要往车厢中间走动。对病人、孕妇和抱小孩的同志要主动让座。站立车厢时要扶好、站稳，以免刹车时挤撞、踩踏到别人，碰了别人要道歉。

（2）下雨天乘车，在上车前应把雨伞折拢，雨衣脱下叠好，不要把别人的衣服弄湿。乘车时，不要吸烟，不吃带皮带核的东西，不要把头手伸到车外，不在车内大声交谈，更不应嬉笑打闹。到站前，提前向车门移动，下车时要按次序下车，注意扶老携幼。

（二）乘坐小轿车

（1）小轿车的座位，如有司机驾驶时，以后排右侧为首位，左侧次之，中间座位再次之，前座右侧殿后，前排中间为末席。

（2）如果由主人亲自驾驶，以驾驶座右侧为首位，后排右侧次之，左侧再次之，而后排中间座为末席，前排中间座则不宜再安排客人。主人夫妇驾车时，则主人夫妇坐前座，客人夫妇坐后座，男士要服务于自己的夫人，宜开车门让夫人先上车，然后自己再上车。如果主人夫妇搭载友人夫妇的车，则应邀友人坐前座，友人之妇坐后座，或让友人夫妇都坐前座。主人亲自驾车，坐客只有一人，应坐在主人旁边。若同坐多人，中途坐前座的客人下车后，在后面坐的客人应改坐前座，此项礼节最易疏忽。

（3）女士登车不要一只腿先踏入车内，也不要爬进车里。需先站在座位边上，把身体降低，让臀部坐到位子上，再将双腿一起收进车里，双膝一定保持合并的姿势。

（三）乘坐吉普车

吉普车无论是主人驾驶还是司机驾驶，都应以前排右座为尊，后排右侧次之，后排左侧为末席。上车时，后排位低者先上车，前排尊者后上。下车时前排客人先下，后排客人再下车。

（四）乘坐旅行车

我们在接待团体客人时，多采用旅行车接送客人。旅行车以司机座后第一排即前排为尊，后排依次为小。其座位的尊卑，依每排右侧往左侧递减。

十、会议礼仪

会议礼仪，是召开会议前、会议中、会议后及参会人应注意的事项。

1. 会议准备

会议前需要准备的大致物品主要有桌椅、姓名牌、茶水、签到簿、名册、会议议程、各种视听器材、多媒体设备等。

2. 会议座次排定

（1）环绕式　就是不设立主席台，把座椅、沙发、茶几摆放在会场的四周，不明确座次的具体尊卑，而听任与会者在入场后自由就座。这一安排座次的方式，与茶话会的主题最相符，也最流行。

（2）散座式　散座式排位，常见于在室外举行的茶话会。它的座椅、沙发、茶几四处自由地组合，甚至可由与会者根据个人要求而随意安置。这样就容易创造出一种宽松、惬意的社交环境。

（3）圆桌式　圆桌式排位，指的是在会场上摆放圆桌，请与会者在周围自由就坐。圆桌式排位又分下面2种形式：一是适合人数较少的，仅在会场中央安放一张大型的椭圆形会议桌，而请全体与会者在周围就坐。二是在会场上安放数张圆桌，请与会者自由组合。

（4）主席式　这种排位是指在会场上，主持人、主人和主宾被有意识地安排在一起就坐。

3. 会议发言人的礼仪

会议发言有正式发言和自由发言两种，前者一般是领导报告，后者一般是讨论发言。正式发言者，应衣冠整齐，走上主席台应步态自然，刚劲有力，体现一种成竹在胸、自信自强的风度与气质。发言时应口齿清晰，讲究逻辑，简明扼要。如果是书面发言，要时常抬头扫视一下会场，不能低头读稿。旁若无人。发言完毕，应对听众的倾听表示谢意。

自由发言则较随意，但要注意，发言应讲究顺序和秩序，不能争抢发言；发言应简短，观点应明确；与他人有分歧，应以理服人，态度平和，听从主持人的指挥，不能只顾自己。

如果有会议参加者对发言人提问，应礼貌作答，对不能回答的问题，应机智而礼貌地说明理由，对提问人的批评和意见应认真听取，即使提问者的批评是错误的，也不应失态。

4. 会议参加者礼仪

会议参加者应衣着整洁，仪表大方，准时入场，进出有序，依会议安排落座，开会时应认真听讲，不要私下小声说话或交头接耳，所有电话调成无声或震动状态。发言人发言结束时，应鼓掌致意，中途退场应轻手轻脚，不影响他人。

第二节 护理人员的交往礼仪

护士在工作中要与医院内的病人、医生、其他护士等人员交往，学习必要的交往礼仪常识，可以建立良好的人际关系。

一、护士交接班与查房的礼仪

护士交接班是临床护理工作中一个重要环节，是加强护理工作连续性，保证患者的治疗、护理不间断的必要措施。完善的交接班礼仪与流程在保证临床护理工作质量中起着关键性的作用，能提高护理服务质量，提高病人满意度，确保护理安全。

（一）交接班及查房礼仪原则

（1）按时交接班 接班者应提前 10～15 分钟到病房，清点器械物品、毒麻药品，并做好登记。阅读有关护理记录单，清点住院人数，在交接班中如发现病情、治疗、护理及器械、物品等不符，应立即礼貌查问；值班者则需在交班前完成本班各项工作，遇有特殊情况必需做详细交班，与接班者共同做好工作方可离去。

（2）交接班者要共同巡视病房，做好床边交班，尤其是特殊病人要重点关注。

（3）交班报告（护理记录）书写应字迹整齐、清晰，重点突出。

（4）及时检查患者的呼吸、输液、引流管等情况，同时有针对性地了解病情。

（二）交接班的语言礼仪

（1）早上接班后查房应礼貌与患者打招呼：面带微笑，适当称呼就诊者。如果是首次见到患者，则要自我介绍，如"您好，我叫×××，是您的主管护士。"

（2）问候患者的情况，如"您昨晚睡得怎样啊？早餐吃得好吗？早上的药吃了吗"等。

二、护士之间的交往礼仪

护士作为一个社会人，在医院这个特定的社会环境中，护士与护士之间的关系被称为护际关系。护际之间有效的沟通，不仅有利于维护良好的同事关系，还有利于创造和谐融洽的工作氛围，提高工作效率和工作质量。

（一）护士之间交往的基本礼仪原则

1. 尊重同仁，举止文明

同事间往来，互相尊重、互相支持、文明相处、礼貌相待，是为人处事的基本道德，也是最基本的职业要求。

2. 信守诺言，以诚待人

诚信是中华民族的传统美德，要取信于人，首先要尊重自己。一般情况下，不要轻易应承没有把握完成的事情，一旦允诺就要尽一切努力做好。如果由于特殊原因未完成则应诚恳道歉，并解释事情的原委，以求谅解。

3. 宽以待人，严于律己

每个人都希望得到别人的关爱，但只有从自身做起，处处为别人着想，以礼相待，才能营造出一个温馨的工作氛围。与人相处要做到：①避免在无原则的小事上纠缠不休，每个人都有自己的性格特征、处事方法，不必因他人某些小缺点、小毛病耿耿于怀。②杜绝挑拨离间，搬弄是非，"人无完人"，要对他人的短处宽容大度，而不是把别人的短处作为背地里的笑料。③态度和蔼，同事相处要相互尊敬、相互关心和帮助，不能以冷漠的态度对待同事。

4. 善待个性，幽默有度

个人之间的能力、水平、教育、个性均有差异，应正确对待，不必自卑，也不要骄傲。要学会善待他人，对同事的成就和幸运，要真诚地表示祝福，决不能产生嫉妒或报复行为。在单调重复的工作中，幽默风趣的交流会给同事间的交往带来可贵的情趣，但避免油嘴滑舌和低级庸俗。

（二）护士之间的交往礼仪

1. 以诚相待，与人为善

以诚相待，与人为善是指真心诚意地对待他人，友好善意地与他人相处。这是人与人交往的基本规范和总体要求，也是护理人员处理人际关系的首要原则。

古人云："精诚所至，金石为开"，只要真心诚意对待他人，就会使人感化。护理人员的职业目标使得护士之间成为志同道合的同志；朝夕相处、紧密配合使之成为休戚与共的姐妹。在和同事交往时，护士应当以"吾心换您心"的真诚坦诚相待。当同事取得成绩时，应当真诚地祝贺和感到欣慰；当同事遇到挫折或不幸时，应当主动表示关心和同情；当同事遇到困难时，应当积极地给予帮助和解决。

2. 互相尊重，取长补短

高年资护士在体力、精力上不如年轻人，但他们有着丰富的临床经验，办事稳重，分析、解决问题能力强。年轻护士有理想、有热情、接受新事物快，有创新精神，但自控能力差、办事好冲动，吃苦精神不强等。年轻护士应多向老同志虚心学习、请教，遇事多征求他们的意见。资历高的护士要看到年轻护士的长处，在护理实践中带动年轻护士树立积极的工作态度，通过传、帮、带，帮助他们掌握正确的护理技巧，弥补缺乏临床实践经验的不足，从而形成互相学习、取长补短、谦虚谨慎、彼此尊重的和谐的人际关系。

3. 宽以待人，善于制怒

护理人员应具有宽广的胸怀和气度，对于别人的缺点和短处应持包容的态度。包容并非无原则的迁就，而是在相互交往中的彼此宽容。遇事能够站在对方的角度考虑问题，多替别人着想，才能宽容他人。喜怒哀乐是人之常情，在宽容他人的同时，也要善于"制怒"。由于护理人员在性格、修养、思维方式、生活方式上的不尽相同，发生摩擦和冲突是很难免的，激动、愤怒的情绪处理不好，对工作十分是不利的。要处理好同事间的矛盾就必须善于制怒，善于制怒不仅需要有"忍人所不能忍"的宽广胸怀和以大局为重的精神境界，而且还需要强烈的自我控制意识，遇事需冷静地思考，尽量减少情绪失控。

4. 关心他人，团结协作

护理人员在工作、生活、学习中相互支持和帮助是圆满完成护理工作的前提。支持体现在各种护理实践中，如对工作优异同事的祝贺和称赞，对不正确观点和做法提出诚恳、善意的帮助，对工作中的难题协助解决。积极配合，团结协作也是处理同级间人际关系的一条重要原则。现代社会中，任何一个部门或岗位的工作都需要与其他部门和个人相互配合。积极主动地配合，齐心协力地工作，充分发挥团队精神，才能获得最佳效应。

三、护士与病人之间的交往礼仪

护士与病人之间的关系又叫护患关系，护患关系是在特定条件下，通过医疗、护理等活动与病人建立起来的一种特殊的人际关系。这种关系的实质是帮助与被帮助的关系，即护士与病人通过特定的护理服务与接受护理服务而形成的专业性的人际关系，是医疗服务领域里的一项重要的人际关系。

（一）与病人交往的基本原则

1. 尊重病人　尊重病人指尊重病人的人格和权利。尊重人格，即尊重病人的个性心理。尊重其作为社会成员应有的尊严，在遇到诸如未婚怀孕或分娩、性传播疾病、肝炎、施暴致伤等病人时，不能因疾病而训斥、嘲弄和侮辱病人，不能因疾病歧视病人，更不能因疾病否定病人的人格。对待精神病病人，同样也要做到尊重病人人格。尊重权利，即尊重病人获得及时医疗护理的权力、护理过程中的知情权、对医疗护理方案的选择权、对医疗护理行为的拒绝权及个人隐私权等。其中病人隐私的问题越来越受重视，隐私权已得到法律的保护。因此，护理人员在尊重病人隐私方面应注意以下几点。

（1）沟通的地点要适宜　在病房与病人沟通时要注意保护病人的隐私，若谈话的内容涉及病人的隐私，应选择安静的、有保护性的房间进行。对于某些隐私性较强的特殊病例的讨论，不要在病房进行，可以安排在单独的房间进行。

（2）维护病人的身体隐私　如果在病房给病人进行体检或处置，应拉上两床之间的屏风帘，嘱其他无关人员回避。尽量减少病人躯体的暴露，体现对病人的尊重、关心及爱护，必要时可在治疗室进行。男护士给女病人做检查需要第三人在场。

（3）不打探和泄露与护理治疗无关的个人隐私　护士在收集资料时，不应打探与其治疗、护理无关的个人隐私。如关系到护理诊断与措施的制定，应以尊重病人的态度，在相互信任的基础上使病人敞开心扉，切忌泄露给他人。

（4）保守病人的信息、秘密　任何信息资料均属个人隐私，如信件、病情等。因此，在非治疗护理区域不要随意讨论和传阅病人资料，更不要作为茶余饭后谈论的话题，也不能向与治疗护理无关的人员谈及。

2. 诚实守信　诚实守信指对他人要真诚，承诺的事情要付诸行动，实现诺言。护理人员在与病人交往的过程中，应做到诚实守信，言必行，行必果，认真履行护理人员的神圣职责，只有这样，才能取得病人的真正信赖，建立起良好和谐的护患关系。

护理人员取得了病人的信任，病人会在有困难和要求时请求帮助，护理人员应根据病人病情的需要和医院的实际条件，尽量给予满足。如不能满足时应向病人说明原因，以取得病人及家属的谅解。护理人员向病人承诺的事情，要想方设法给予兑现，认真完成，要诚信于人。对病人的承诺，必须是病情的需要与实际的可能，不能信口开河，随意许愿。

3. 举止文明　举止文明指一个人的行为适度、大方、稳重。护理人员的行为举止，常常直接影响到病人对他们的信赖和治疗护理的信心，尤其是护患初次接触时护理人员的举止、仪表、风度等形成"第一印象"的主要内容。所以护理人员的举止要落落大方，着装端庄，面部表情自然，谈吐礼貌，温文尔雅，作风正派。切忌浓妆艳抹，恶语伤人，在公共场所特别是在办公室嬉笑打闹，在与异性接触时更应注意自己的言行举止。

4. 雷厉风行　雷厉风行指一个人办事敏捷，干脆利落，处理问题果断。护理的服务对象是人，护理工作是治病救人，抢救病人生命是一场争分夺秒的战斗，赢得了时间就是赢得了生命。因此，护理工作，尤其是抢救工作，特别需要雷厉风行的工作作风，同时应镇静果断，机智敏捷。任何怠慢迟疑、优柔寡断都会贻误抢救的时机，危及生命。

5. 共情帮助 共情是从对方的角度出发，用对方的眼光看问题，从对方的角度去感受、理解他人的感情，简言之就是设身处地的意思。

共情不是同情。同情是以自己的眼光看对方，在某种程度上产生与对方的感情交流或共鸣。共情则是把自己摆在对方的位置上，去体验对方的内心世界，提出"如果是我，该怎么办？"这类问题。在护患交往中护士多表达共情，可以使病人减少被疏远和陷于困境的孤独感觉，使病人感到护士能正确理解他，从而使护患之间产生共鸣，促进护患关系的良好发展。

护理人员对服务对象的共情不是简单的"悲病人之悲，乐病人之乐"，而是在理解、感受服务对象包括家属在内的痛苦的同时，能够明确判断自己应该如何采取有效措施来帮助服务对象提高其健康水平。

（二）与不同病人的交往礼仪

举止文明、注重语言及检查技巧、尊重病人等在与不同病人交往的过程中尤为重要。

1. 与小儿病人交往礼仪 小儿病人的特点是活泼、好动、好玩，善于模仿，接受能力和求知欲望强，但对疾病的反应性强、耐受力差，不善于语言表达等，加之来到一个陌生的环境，他们的心理反应是恐惧、无助和好奇。儿童对护士的恐惧是十分普遍的现象。他们把护士看成是带来"疼痛"的人。许多家庭在吓唬孩子时，往往也说"不听话就送到医院打针"，使护士的形象在孩子心目中被扭曲。所以，护士与患儿交往时应注意：

（1）注重语言技巧 护士与患儿交流时要面带微笑，声音柔和亲切，语言生动活泼、浅显易懂，符合孩子的年龄特征。如一个具有良好的自我形象，举止文明礼貌，态度和蔼可亲，友好且有爱心和同情心的护士主动进行自我介绍，"××小朋友，你好，我姓×，你就叫我×阿姨好吗？咱们现在是朋友了，我会经常来看你，别忘了阿姨哦！"这些将有助于减轻其恐惧感，使病儿有一种依赖感。有的病儿怕见陌生人，护士应亲切地安慰他："小朋友，不要怕，这里有许多和你一样的小朋友，你们很快会成为好朋友的。"同时可轻轻抚摸头部（或拉拉手），表示友好，以增加亲切感。针对好奇心比较强，又比较淘气的孩子，可重点讲解医院的安全防范知识。

（2）注重检查技巧 在给病儿护理、查体时动作应准确、轻柔，以免引起病儿的恐惧。如应用听诊器时，可让孩子先听听自己的心跳声，满足其好奇心，消除恐惧感；有些检查会带来不适感，应先做必要的解释，或用分散注意力的办法争取孩子的配合。

（3）尊重病儿 在检查、治疗、护理过程中要征得病儿家长的同意，对病儿要多赞扬、多鼓励，要讲信用，不要哄骗孩子。注重礼貌、礼节，给孩子一个模仿的好榜样，使他们从小就学会尊重自己、尊重他人。

2. 与年轻病人交往礼仪 年轻病人一方面有较强的自尊心和自信心，情感丰富，兴趣广泛。另一方面年轻病人情绪强烈，表现出烦躁不安，情绪不稳定，易愤怒、沮丧、抑郁，不配合治疗等。为了取得他们的信任，增强战胜疾病的信心，护士要做到：

（1）尊重病人 尊重他们的自尊心，用商量的口吻进行交谈，以取得他们的信任。举止要干脆利落、自然大方。态度要热情、礼貌、和蔼。

（2）语言要真诚、肯定 自我介绍时，要以朋友相待，"我叫××，你就叫我的名字吧，我是你的责任护士，有什么需要尽管找我。"使病人有一种亲切感，让他觉得选择来这里住院是正确的，治愈疾病是有希望的。

（3）掌握分寸 对待异性年轻病人时，说话要注意掌握分寸，言行要有节制，不能误导病人产生杂念。不要超越工作职责范围，过分地利用话语关心病人。只要不卑不亢、以礼相待即可。

3. 与中年病人交往礼仪 中年人虽然在思想和心理上很成熟，对现实有自己的见解，但由于此时期是压力最大的一个阶段，他们既是家庭的支柱又是单位的骨干力量，此时患病住院，他们的心理活动往往表现为自责、急躁、矛盾等，他们不愿意离开工作岗位，即使看病，也是抓紧时间，疾病稍有好转就急于出院。护士应理解、同情对方，必要时对病人进行心理疏导和劝解，劝解时要站在病人的立场，言辞恳切，避免华而不实的词语。如病人是担心老人、孩子没人照顾而不想住院时，可劝导"我理解您此刻的心情，不过您一定要安下心来养病，只有您痊愈了，才能更好地照顾老人和孩子"、"您的孩子都大了，也该放手了，他总要独立呀，就算给他一次机会锻炼一下嘛"等等。

在疾病恢复期，护理人员要指导中年病人进行康复运动，饮食搭配，平静情绪，合理调整工作与休息时间，预防疾病的复发。一旦出院，中年病人对身体的关注越来越少，护理人员要特别指出继续治疗和预防疾病的重要性。

4. 与老年病人交往礼仪 老年人生理功能衰退，心理上具有孤独、不安、悲观、爱猜疑等特点；具有较强的自尊心，希望得到周围的人尊敬、服从；喜欢追忆往事，特别愿意向人炫耀年轻时的成就。因此，护理人员与老年病人沟通时，既要注意老年病人的一般生理特点，也要注意老年病人的心理特点，注意讲话艺术。多使用敬语、谦词。对老年病人的尊敬、理解、友好和善、耐心帮助更为重要。称呼一句"大爷、大娘、叔叔、阿姨等"或称其职务名称等，更显得亲切和尊敬，也缩短了护患间的心理距离。对视听能力下降的老年病人，要充分发挥体态语言的作用，并辅以适度的表情，如点头微笑、同情的目光、温柔的抚摸等。对老年人说话时距离要近些，以便让他看清你的手势和口形。说话的声音要大些，以便使他听清你讲话的意思，语句要简明扼要，使他们能很快地听明白，否则会产生厌烦情绪。要善于利用老年病人的习惯和特点，如护理人员可在必要时将这个特点作为导入语，作为解决问题的沟通点，调动病人的积极因素，达到很好地配合护理与治疗的目的。

四、护士与医生之间的交往礼仪

在护理工作中，护士为了患者的健康与安危而与医师建立和发展起来的一种工作性的人际关系称为医护关系，它是医务人员关系中最重要的一种关系。医生与护士是工作上的合作伙伴，既相互独立又相互补充、协作，共同组成了医疗护理团体。虽然职责分工不同，但服务的对象和性质是一致的，即救死扶伤，治病救人。近年来，随着医学科学的发展，特别是整体护理的实施，使得护士的工作范围不断扩大，其工作的自主性和独立性不断提高，医护之间通过有效的沟通，建立和维持良好的医护关系，既是医护人员医德修养的具体体现，也是完成各项诊疗工作、促进患者康复的重要保证。护士应该利用各种机会（科室例会、交接班、研讨会等）向医生介绍护理技术的新进展和发展趋势及科室护理工作情况，随时征求医生意见，必要时邀请医生参加，使全体医护人员为了一个共同目标团结协作，互相帮助，互相支持，提高医疗护理质量。护士与医生交往时，应注重与医生交往的艺术和交往礼仪。

（1）向医生报告病情时的礼仪　①有礼貌地敲门进入医生办公室，找到主治医师或值班医生。如"××医生您好，3床××病人病情变化，血压78/50mmHg，您看如何处理?"。②医生正在写病历或讨论病例时，为避免惊扰多人，应以轻稳的脚步走到医生面前，低声说："××医生对不起，打扰一下，××病人病情又有变化……"。③医生与病人或家属交谈时，汇报病情应注意避免负面影响。④必要时，备好抢救的药品、器械，以备抢救。医嘱有疑问时的礼仪：执行医嘱是护士的工作内容之一，但不能盲目被动执行。

（2）对有疑问的医嘱要及时与医生沟通时的礼仪　应做到：①注意时间、场合，保持医生在病人心目中的"权威性"。②注意语言的表达方式，以询问或商讨的方式进行沟通。如"×医生您好，这个医嘱我这样理解对吗? 麻烦您看看。"这样既体现了对医生的尊重，又解决了执行医嘱中遇到的实际问题。③以诚相待，对有疑问的医嘱要查实后再执行，切忌把主观看法、埋怨、责怪等情绪渗入话语中："怎么开的医嘱，让我们如何执行?"更不能用讽刺、挖苦的语言对待医生。

【思考与实践】

一、课后思考

1. 在全班同学面前介绍自己，或者将自己的同桌介绍给大家。

2. 与病人交往的基本原则有哪些?

3. 如何处理好医护关系。

二、案例思考

某医院内科一病房共有3位病人，分别是1床，刘××，女，30岁，小学教师;2床，李××，女，17岁，高中生;3床，苗××，56岁，退休工人。

思考提示

请问：小黄该如何称呼她们? 2床是新入院病人，护士小黄应该如何对2床进行自我介绍并将2床介绍给同室的其他病人?

（李真真　彭莉莉）

CHAPTER 第三章

护士仪容礼仪

☞ [学习目标]

1. 掌握修饰仪容的基本原则。
2. 熟悉妆容的修饰步骤及方法，掌握妆容的修饰技巧。
3. 了解表情语言在工作中的实际运用。
4. 提高自身塑造仪容美的能力。

第一节　仪容礼仪概述

仪容在个人礼仪中有着非常重要的意义，因为一个人的仪容往往传达出最直接、最生动的个人信息。护士得体、健康的仪容能给人奋发向上、亲切热情、端庄可信的感觉，同时也体现了对自己、对他人及对社会的尊重。随着系统化整体护理在临床实践中的应用和发展，要求护理人员除拥有丰富的专业理论知识和熟练的操作技能外，还应具有良好的仪容仪表及专业形象。美好的护理职业形象不仅对病人的身心健康有着积极的意义，而且对进一步改进护理工作，提高护理质量有着至关重要的作用。因此，对自己仪容的修饰是每个护理人员都应关注的重点，护理人员应先从塑造良好的仪容礼仪着手，塑造自我良好的职业形象。如何塑造自身良好的仪容，它既是一门科学，更是一项艺术。

一、仪容礼仪的含义

仪容是指人的外观、外貌，主要包括头部和面部。其重点是指人的容貌。在人际交往中，每个人的仪容会成为交往对象关注的重点，特别是在社交和公共场合，个人仪容的良好展示，会赢得交往对象良好的第一印象和整体评价，而在社交礼仪中，对个人仪容的首要要求就是仪容要达到仪容美。

礼仪对仪容美的要求有 3 个层次的含义：一是仪容自然美，它是指仪容的先天条件好，天生丽质，美的容貌让人看起来赏心悦目；二是仪容修饰美，是指根据个人的条件和特点，依据规范和标准对仪容进行修饰，扬长避短，塑造出美好的个人形象，在社交中显得得体大方，充满自信；三是仪容内在美，它是仪容美的最高境界，必须要通过后天的努力学习，提高自身的文化修养、艺术素养和道德水平，从而达到高雅的气质与美好的心灵的有机结合。

真正意义上的仪容美必须是自然美、修饰美和内在美这三个方面的高度统一。自然美是我们每个人的心愿；内在美是我们追求美的最高境界；修饰美则是我们在仪容礼仪里关注的重点。

二、仪容修饰的基本礼仪原则

1. 整洁

整洁即整齐洁净，这是我们仪容修饰的首要要求。一个人即使长的天生丽质、外貌姣好，但如果整体仪表疲沓凌乱、缺乏清洁，无疑大煞风景。整洁性原则，要求在修饰仪容中注意对面部、头发、肢体的清洁，祛除异味，保持干净卫生，清爽的形象。

2. 自然

自然的原则，是要求无论在修饰的程度上、技巧上还是效果上，都要把握分寸，自然适度。要根据自身的个体特点，即年龄、身材、容貌、肤色、气质及职业、身份等相一致；还要与时间、季节、出入场合以及环境等因素相吻合，达到自身整体和外界环境的和谐与协调，体现真实自然、具有生命力的效果。

3. 端庄

端庄指端正平直，庄严大方，它是美的一种特殊表现。端庄不仅是简单的仪容修饰，更是气质和修养的自然流露。仪容端庄主要是一个人内在素质的外在体现。端庄的修养必须从行为做起，包括言行举止、情操气度以及爱好阅历，达到庄重大方、气质高雅的仪容效果。

4. 个性化

个性化原则，是本身充分了解及掌握自己的优劣，通过修饰，对自我形象重新塑造，扬长避短，把自身的风格、气质特征和个性魅力完全展示出来。

5. 避人

修饰仪容要规避他人，特别在公共场合，不要当众整理自己的头面和妆容，尽可能在私密处或卫生间进行整理。

第二节　护士的仪容修饰与礼仪

一、面部修饰

面部修饰是指对护士的面部容貌以及器官表情的整体修饰，在护理工作中，护理人员每天都要与患者面对面近距离接触，因此干净整洁的面部仪容是护士职业形象最基本的要求。

面部修饰最基本的要求是：首先要做到面部清洁，即要勤于梳洗，使之干净清爽，使之无不洁之物；其次还要注意整体效应，洁净的皮肤、端正的五官、优美的线条以及精致的妆容都应体现和谐统一的整体美；再次还要根据护士职业的要求来进行修饰。

1. 眼部

"眼睛是心灵的窗户"。在人际交往中，眼睛是被他人注视最多的地方，修饰眼部应注意保持清洁，要及时清除眼部的分泌物；戴眼镜者要注意及时清理镜片上的污垢；在室内一般不佩戴太阳镜，以免让人误认为眼有疾病或态度不诚恳。

2. 耳鼻部

耳鼻部修饰的重点是要保持清洁，在修饰的过程中应注意不当众做耳鼻部清洁动作，如掏耳朵、挖鼻孔、擤鼻涕等。还要注意定期修剪鼻毛和耳毛，带着长于体外的鼻毛和耳毛进行交往和工作都是不雅的行为，因此，在工作和出席正式活动之前要注意检查。

3. 口部

要保持一个良好的口腔环境，这是保持护士良好工作形象的重要细节，牙齿洁白无异味、无残余食物是护士的基本要求。每天要定期刷牙，刷牙时要做到3分钟的时间保证。在进食大蒜、葱等气味刺鼻的食物后要及时清洁、祛除口腔中残留的气味。护士在工作中还要避免在患者面前打哈欠、打喷嚏、打嗝以及吐痰等统称为发出异响的不雅之举。男护士还要定期剃须，保持清爽整洁的形象。总之，要让自己成为一个"开口"更受欢迎的人。

4. 颈部

面容自然延伸部分的颈部通常是我们容易忽略的地方。在面部修饰中，颈部的清洁保养也至关重要，特别是耳后和颈后要保持清洁。另外，就是采取一定的措施防止颈部皮肤的过早老化。脸部化妆时，也要关注颈部的肤色的修饰，以免面容产生较大的反差。

二、头发修饰

头发的修饰包括了清洁、修剪、保养和美化。护士工作时对头发的修饰不仅有性别之分，在某种程度上还体现自身的文化修养、审美情趣、行为规范和生活态度。因此，拥有一个整洁、干净、得体的发型是人际交往、工作服务礼仪中最基本的形象。

（一）头发的清洁与养护

1. 洗发

光泽、秀美的头发不仅是健康体魄的表现，而且使人充满自信。生活中，由于人们长时间处于室外活动，头发上不免藏有灰尘和汗水，细菌就会借助体温的影响而繁殖，不仅破坏毛囊，也会影响头发的寿命。因此，对头发的日常护理首要的就是勤于梳洗。一般人的发质可分为干性、油性和中性3种，通常洗头的频率要根据发质和个人情况而定。油性发质可适当增加洗发次数；干性发质可减少次数，还要选择适当的洗发用品和适宜温度的水，使得头发时刻保持干爽、整洁、无异味和异物，以维持护士的美好形象。

2. 养护

洗净头发后要适当地养护，可在洗发后使用护发素或护发乳，并加以按摩和梳理，促进血液的循环，增加头发吸收养分。同时，在日常生活中要多进食含维生素、微量元素、蛋白质丰富的食物，从内调进行护发，防止秀发出现干燥、分叉变色、脱落等现象，并使得秀发有光泽，发质柔顺。

（二）发型的修饰

不同的发型会给人不同的气质感受。美的发型能给人一种整洁、庄重、洒脱、文雅、活力的感觉。目前，女性的发型相对男性而言更加多样化，短发给人以精明、利索干练的感觉；长发给人以飘逸优雅的感觉。它们均受到许多女性的青睐，但不同类型的人应根据不同的个体特点（如脸型、体型、年龄、发质和气质）来选择发型，还要根据职业和服饰的需求风格进行设计，做到扬长避短、和谐统一，以增加人体的形象美。

1. 发型应与脸型相配

通过发型曲线协调脸的曲线，即借助发型来修饰脸型。一般而言，鹅蛋脸或瓜子脸适合的发型较多样，配上任何发型均有良好的效果；长脸型适合留有刘海的发型，这样可以弥补脸长的缺陷，同时，也可选择蓬松的发型，使两侧的头发容量增大，尽量使脸型看起来丰满；圆脸型的发式则要注意表现脸的轮廓，发型更应显得清爽而简单，可用中分或三七分的刘海，让头发自然垂下，使脸显得修长些；方形脸，可让刘海和头发披在脸的两颊，遮住方形脸的棱角，使脸部显得柔和有生气；三角脸则要让头顶部头发蓬松，鬓角两旁刘海饱满，达到增加头部饱满的视觉效果。

2. 发型与体型相配

人的体型有高矮、胖瘦之别，发型是体型的重要部分，对发型的修饰效果可直接影响体型的美观。体型瘦长者适合留长发型，头发有蓬松感，不宜盘高发髻或将头发削减得太短，波浪式的发型有一定的协调作用。体型娇小者，可选择精巧别致的短发型，梳高盘发型也可使身型有拔高感，但不宜选择长发型或蓬松发型。体型高大的一般留简单的短直发为好，也可以是大波浪的卷发或盘发；体型矮胖的则可以选择有层次的短发型或盘发，不宜留长发或者波浪发型。

3. 发型与年龄、职业相配

发型与服饰能反映一个人的文化修养、审美品位和精神状态，因此，在选择发型时要与年龄、职业形象相符合。

选择发型要考虑到年龄因素，年轻人的发型应显得简洁、青春活泼，留长直发或大卷发均可；而中老年人的发型则应以短发为宜，显得稳重文雅，卷发和盘发髻均可。

选择发型还要考虑职业因素，青年学生较适合轻松活泼、简洁明快、线条流畅的发型，显得青春活力。职业女性则应选择清秀典雅，明快生动的发型，给人以稳重和亲切感。

4. 发型与服饰、环境相配

要达到整体形象塑造的协调性，发型的选择必须注意与服装和装饰的搭配，还要根据出入的场所修饰发型。比如出入一些比较严肃、庄重的场合，着比较正式端庄的服装，可将头发挽成发髻，呈现端庄和高雅的气质；如果出入休闲运动的场合，着休闲运动的服装，可以束发为主，呈现活泼、潇洒的气质。总之，发型的选择要与环境和着装一致才能尽显和谐之美。

（三）护士工作发式

护士的发式应该简洁明快、朴实高雅。除了遵循基本的修饰规则外，还应着重体现护士的职业特点，遵循护士工作的职业要求。工作时女护士发型的首要原则是端庄，不宜长发披肩，应做到前不及眉，后不及肩，侧不过耳。长发应以束发和盘发为主，原则上不佩戴发饰，固定头发的发夹和发网应与头发颜色尽量一致，达到整体协调，大方得体。男护士发型首要原则是简洁清爽，应做到前不及眉，后不及领，两侧尽量不留鬓角，不留长发、不剃光头。

三、肢体修饰

1. 手臂与手的修饰

手臂通常被视为我们的"第二张名片"，它是女性美的又一个重要组成部分。在护理服务过程中，护士通过手臂为病人提供服务机会很多，因此，护士对手臂的修饰是非常重要的，并且有着更严格的要求。首先，护士要勤于洗手，保持手掌的洁净。其次，护士要经常修剪和洗涮指甲，并且不允许染甲、美甲、佩戴首饰等，因为长指甲、染甲等不但不符合护理工作的要求，藏有污垢的指甲会储藏细菌，在护理病人时会增加感染的机会。而且，五颜六色的指甲会在视觉上给病人造成不舒适感，破坏护士稳重的形象。最后，护士还应注意手臂皮肤的保养，使手臂保持细腻润滑，保持健康的美感。

2. 腿部的修饰

在工作场合，护士应该着长裤或过膝的裙子，不穿短裤和过短的裙子以免过多暴露大腿。穿裙式工作服时要穿与肤色相近的袜、裤，不要穿破损、有异味的袜和裤。

护士工作时要保持脚部的卫生，鞋、袜要勤换洗，勤剪脚趾甲，避免有异味。

护士在工作或其他正式场合不得穿难登大雅之堂的鞋子，如拖鞋、镂空鞋，也不能赤脚穿鞋。上班时，应按规定穿工作鞋为宜。

作为现代护理人员，不仅要关注手臂和腿部的修饰，还要拥有健美的体魄，这就需要我们在日常生活中勤于锻炼，不暴饮暴食或盲目节食，保持良好身材。同时，要注意呵护肌肤，勿使受损。同时，还要在日常生活中保持良好的形体、形象，严格规范举止仪态，拥有理想健康的身材。护士应该时刻追求自身有一个坚强的体魄，有饱满的情绪，端庄的仪容，给病人以纯洁、高雅、稳重、沉着、信赖和安全之感，使病人感到可亲、可信。

四、妆容修饰

由于护理职业的特殊性，紧张而劳累的工作状态使得护士可能出现许多的倦容，而略施粉黛不仅能掩饰倦容，美化容颜，还能使护士的精神面貌有所改观而显得精力充沛，充满自信。在社交场合，这既是自尊的表示，也意味着对交往对象的重视。养肤四步骤：乐观的情绪、良好的睡眠、适当的饮食、合法的护理等。

（一）化妆的原则

1. 自然淡雅 护士的工作妆主要以表现健康、自信为主，体现职业特点。因此，妆容要求真实自然，生动高雅，给人以"妆成有却无"的感觉，恰似天然的美感。

2. 得体协调 化妆既要突出个性，又要注重整体协调。除要根据个人的气质设计妆面的色调，还要注意与服装、场合、环境的协调，突出整体效应，体现品位不俗的高雅气质。

3. 美观靓丽 化妆，意在使人变得美丽、漂亮。因此，在化妆时要注意避短藏拙，修饰得法，要通过高超的手法技巧、色彩的合理运用对五官进行适度的矫正，使之达到整体和谐、自然之美。

（二）化妆的步骤及方法

护士在化妆时，要注重化妆的方法和步骤，体现职业特点。护士工作妆应与爱岗敬业的工作态度、专心致志的服务热情协调一致。化妆的整体步骤主要分为洁面、润肤、涂粉底（含定妆粉）、修饰眼部（眼线、眼影和眉毛）、晕染腮红、唇部修饰、修正等。

1. 洁面

在化妆前进行洁面是非常重要的。由于皮肤的新陈代谢，其表面会分泌油脂和代谢物、皮脂腺及汗腺的分泌物，空气中的尘埃、细菌也会附着于皮肤的表面。在不洁净的脸上化妆，一是容易堵塞毛孔，不利于皮肤的修复和营养，严重的会使皮肤受到损害；二是不干净的皮肤不仅会令妆面不服帖和不自然，并且容易脱妆。正确的洁面方法和注意事项如下。

（1）洗脸要考虑到自身的肤质、季节，要选择适合自己肤质的洗面奶。

（2）用洁面霜（洗面奶或香皂）和水，在手掌打起泡泡，祛除面部油脂，然后用清水冲洗干净，不能让面部有残留的洗面奶或洁面霜。

（3）洁肤的过程要动作轻柔，避免损伤皮肤的纤维组织。

2. 润肤

洁面后，在皮肤上涂抹与肤质相适应的营养液和润肤液，也可在涂抹营养液和润肤液之前先用化妆水调整皮肤的 pH，使皮肤保持微酸的状态，以利于控制油脂分泌，达到紧致皮肤的效果。使用营养液和润肤液的目的主要是使面部滋润，同时在皮肤上形成保护膜，将皮肤与化妆品隔离，达到保护皮肤和维持妆面的效果，还有利于卸妆。

3. 涂粉底

涂抹粉底是化妆的基础，它以调整面部肤色为目的，可改善面部皮肤质地，使肤色显得自然细腻，并有遮盖皮肤上瑕疵的功效。粉底的使用要注意：

（1）合理地选择粉底　目前市场上有许多种类的粉底，有粉底霜（液）、粉条（膏状）以及粉饼（干、湿两用）等，颜色、质感也众多不一。在选择粉底时可以有以下方法。①根据自己的肤质进行选择。目前人们的皮肤分油性、干性和中性（混合型）几类。如液、霜状粉底含水分较多，适用于面部皮肤质感较好、瑕疵较少的中干性皮肤；膏状粉底含油分多，对于瑕疵有较强的遮盖力；干、湿两用粉底适合夏天汗多、油性皮肤者，干性皮肤及缺水性皮肤则要忌用。②根据肤色来选择。通常，不同的肤色应选择不同的粉底霜，由于护士工作时大部分与患者近距离接触，因此在工作时选用的粉底霜，最好与自己的肤色相接近，特别是在脸颊、下颚部试用颜色时要力求与颈项的肤色相近为宜。更不宜选择与自己肤色反差很大的颜色，看起来不自然而且失真。适合自己肤色并且质感好的粉底会使皮肤看上去透明光滑、有弹性，显得健康滋润。③根据妆型来选择。日妆和晚妆的粉底要有所区别，淡妆和浓妆也要有所区别。一般情况下，乳液状粉底会让皮肤显得自然，而膏状粉底改善肤色效果较明显，遮盖力也较强。

（2）合理地运用手法　打粉底时，首先要借助海绵，用点、按、压、柔、推的手法，做到取用适量、涂抹细致、厚薄均匀。一般来说，海绵要准备面积大的和小的各一块，大的用于整体面部的推动，小的用于眼部周围及鼻翼两侧部位的拍打。涂抹粉底的方向可从上至下或由左至右，切勿忘记脖子和耳朵。

（3）恰当添加定妆粉　定妆粉一般又称蜜粉和散粉，主要用于固定粉底，可以降低粉底的油光感，使皮肤显得细腻爽滑，防止妆面脱落。使用时不要在原先有粉底的皮肤上移动，要用干性大块粉扑轻轻拍按面部并粉刷均匀，注意脸与颈部的交界处不留痕迹，达到提亮与定妆的效果。

4. 修饰眼部

（1）眉毛的修饰　主要根据眉毛的位置、形状及脸型的搭配进行修饰。①修眉在洁面后首先就要对眉毛进行修剪，要顺眉毛自然走向稍加修整，恰到好处地展现个人率真个性。②画眉：眉毛虽因流行的趋势不同有粗、细、长、短、浓、淡的变化，但每个人的眉毛都有标准位置，因此修饰眉毛应把握三点：一是把握眉毛的位置。眉毛应该画在眉骨上，要突出眉头、眉峰、眉尾的准确位置。一般情况下，眉头应位于鼻翼与内眼角的垂直线上，眉尾位于鼻翼和外眼角的延长线上，眉峰则位于眉头至眉尾的2/3处，即两眼正视前方时鼻翼与瞳孔外缘线延长线交与眉的位置，也就是眉形弧度的最高点。两边眉毛的眉头距离可依脸型的不同拉近或分开。二是把握眉笔的选择。一般来说，日妆（淡妆）要选用褐色或蓝黑色的眉笔；晚妆（浓妆）选用黑色或颜色较深的眉笔。三是把握画眉的方法。可用尖细的眉笔填补眉毛脱落的地方或顺着眉毛的自然形状一根根地描画，再用眉刷轻轻刷淡颜色，刷顺眉形。不可从眉头到眉梢一笔划过，这样画出的眉毛显得僵硬、不自然。还可直接用眉刷刷上眉粉，再轻轻刷在眉毛上。四是把握整体风格。画出的眉毛要有立体感和自然感，掌握"从粗到细、从淡到浓"的原则，眉头最粗，眉毛最细，眉峰最高，眉腰最深，这就是所谓的"标准眉形"。

（2）眼睛的修饰　①眼线：化妆时，化眼线可以很好地改善眼部轮廓，更能让眼睛生动传神。根据不同的眼型可使用眼线液或眼线笔来勾画眼线，颜色最好与睫毛膏一致。化上眼线时要化到睫毛的根部，即紧贴眼皮边缘，从内眼角向外描画，眼尾部分稍向上拉伸，眼尾部分的线条可以比眼头的线条较粗些，使眼睛轮廓更加明显。也可在眼睫毛根部从内眼角往眼中描绘，再从眼尾往眼中部分画回来，粗细根据妆面需要进行调整。化下眼线时，可以从眼尾向下眼睑中部，长度大概为眼长的1/3，先粗后细，一般内眼角不画，重点晕染眼尾。②眼影：施眼影的主要目的在于强化眼部的立体感，并使双眼显得更为明亮传神。护士施眼影时，应注意以下三个问题：一是选择合适的眼影。要求色彩柔和、自然，与妆容、服饰的色调协调，同时还要注意与眼形和脸型的协调。护士在化工作妆时应选用浅色眼影，如浅咖啡、浅粉等颜色。二是要注意涂抹的方法。可用眼影刷沾上选好的眼影色，沿着睫毛边缘，于眼尾往眼头方向进行晕染，注意立体和平行地交叉进行，由浅到深地渐变色彩，明暗过度合理，暗色与浅色衔接自然。三是注重突出立体感。在眉骨的下方可扫上一层明亮色，突出立体感。同时，在眼线内侧可涂上较深的眼影，以衬托出鼻子的线条。③睫毛：先用睫毛夹卷睫毛，使其上翘。涂刷上眼睑睫毛的方法是，取适量睫毛膏从睫毛根部向睫毛梢纵向涂染，下眼睑则横向涂染。不同的睫毛膏具有防水、加长、加粗等不同功能，个人可根据场合和自身情况选取合适的。

5. 晕染腮红

晕染腮红主要是为了表现健康肤色，使整个脸部显得柔美自然，同时可以帮助矫正脸型。在使用腮红时首先要注意选用优质且适合自己肤色的腮红，还要与唇膏和眼影在色调上协调一致，以体现妆面整体协调的美感。其二，要注意使用的方法，首次沾腮红不宜过多，先薄再厚，还应该注意表现脸部外部轮廓略深，内轮廓逐渐消失，即从颧骨和颧骨下向外上方晕染，不能有明显界线。其三，要注意不同脸型的晕染方法。如标准脸型，腮红的重点应放在颧骨和颧弓下陷的结合处；长脸型的腮红应横向晕染；方型、圆型以及短脸型的腮红应斜向晕染，达到视觉上拉伸的效果。

6. 唇部修饰

唇部是表现美感的重点之一。在日常生活中，口红的色彩要根据季节、服装、肤色以及潮流等因素来选择。护士在工作中使用口红应该选择淡而自然（多用暖色系或唇彩），凸显青春健康的形象。上唇膏时可先以唇线笔描好唇线，确定好理想的唇形，唇线的颜色要深于唇膏的颜色。涂唇膏要求均匀，唇膏不能溢出唇线的范围，一般来说，唇膏的颜色比腮红颜色稍重些。最后，可刷上一层唇彩，以增加光泽度，达到双唇靓丽饱满的效果。在日常的淡妆中，也可直接用唇彩沿唇部轮廓内侧涂抹均匀，达到简约自然的效果。

7. 修正

整个妆面完成后，要检查整体效果，如妆面的色系是否协调统一，局部是否有残妆，及时进行修正和补充，至此化妆完成。

（三）化妆的禁忌

1. 勿当众进行化妆、补妆　在众目睽睽之下化妆是非常失礼的，这样既有碍于别人，也不尊重自己，在修饰仪容时我们强调"避人"的原则，无论在办公室还是其他公共场合都不适合对自己进行化妆，如有需要应在无人的地方进行，否则非常失礼。

2. 勿借用他人的化妆品　如确实忘了带化妆盒而又需要化妆，在这种情况下除非别人主动给你提供方便，否则千万不要用他人的化妆品，借用他人的化妆品，既不卫生，也不礼貌，故应避免。

3. 勿在患者及异性面前化妆　让自己更加妩媚，应是每个女性的私人问题，即便是丈夫或男友，这点距离也是要有的，从某种意义上来说"距离"就是美。

4. 勿评论他人的化妆　由于个人民族、文化传统的不同，皮肤及种族的差异，每个人对化妆的要求及审美是不一样的。不要对别人的妆容品头论足，若当面评论会令人尴尬难堪，不尊重他人。在和他人交往的过程中，即便是好朋友，也不要主动去为别人化妆、改妆及修饰，这样做就是强人所难和热情过度。

5. 勿使妆面出现残缺　若妆面出现残缺，应及时避人补妆，若置之不理，会让人觉得自己低俗，懒惰。

五、表情修饰

表情是一种世界性的语言，不论什么国度、什么名族都能通读表情语言，它是一个人内心世界和情感在面部呈现出来的具体形态，表情无时无刻都在传递着个人的喜怒哀乐信息。护理工作是一种特殊的服务性工作，因而护士对表情的运用会直接影响到护患关系的发展。在服务病人过程中，要熟练把握目光语和微笑语的运用，努力使自己的表情热情、友好、亲切、自然、友善、沉稳，使患者从你的表情中看到你良好的服务态度和礼仪修养。

（一）目光

眼睛是"心灵的窗户"，目光是面部表情的核心，我们与人交往获得的信息大部分来自视觉。良好的交流目光应该是坦诚、亲切、和蔼、专注有神的。护士在与病人交流过程中，目光的交流处于重要位置。在交流过程中，护士要不断地运用目光表达自己对病人的关注和呵护，还要适当地观察交流中病人的目光信息，进而调整自己的目光语言。

1. 目光注视的方式　护士在不同的场景和交流环境中应使用不同的注视方式。

（1）直视　表示认真、尊重，也表明自己大方、坦诚或关注对方。适用于护士与病人的初次接触和常规护理过程，也可以用于接待病人的家属。

（2）注（凝）视　它是直视的一种特殊表现。表示专注、恭敬。适用于护士与病人做专项护理沟通和交流时。

（3）环视　有节奏地注视不同的人或事物。表示认真、重视、"一视同仁"，适用于护士进入病区，与多数病人交流时。

2. 目光注视的部位　注视的部位不同，不仅说明态度不同，也说明对方关系的不同。

（1）双眼　表示聚精会神、重视对方，但时间不宜过久。

（2）额头　表示严肃、认真、使用于极为正式的公务场合。

（3）唇部至眼部　社交场合对交往对象的常规方法。

（4）脖子以下　表示亲近，友善，多用于亲人或关系密切的人之间。

3. 目光注视的时间　在交谈中，注视对方时间的长短，代表着不同含义。

（1）表示友好　注视对方的时间占全部相处时间的1/3或1/3以上。

（2）表示重视　占2/3，如在听报告、听课、请教问题或护士在为病人进行入院评估时。

（3）表示轻视　不到1/3时间，往往意味瞧不起对方，不把对方放在眼里或不感兴趣，得不到对方的信任。

4. 目光注视的对象　不同的对象，我们应该用不同的目光，在年长病人面前，目光应略微向下，以示恭敬；对待病儿，目光应该亲切柔和，以示爱心；对待康复病人，目光应该热情洋溢，以示祝贺；对待刚入院病人，目光应该认真友善，以示真诚；对待危重病人，目光应该坚定祥和，以示鼓励。工作交往中，不应使用鄙视、藐视和轻视的目光。

（二）微笑

随着医疗服务水平的不断提高，护理工作任务除配合医疗执行医嘱外，更注重病人的心理变化、疾病预防及康复指导。社会对护理工作的要求越来越高，给护理人员提出了新的要求，工作中提倡"以人为本"进行"微笑服务"是我们关注的重点之一。面对病人，护理人员奉献真诚的微笑，可以缩短护患之间的距离，增加病人对护士的亲和感、信赖感；会使病人感到温暖和关爱；同样的药，有了微笑会出现令人惊奇的效果；同样的治疗，有了微笑，会让病人身心放松……微笑是护患之间的黏合剂，是减少护患纠纷的良方，更是人际交往的通行证。

1. 微笑的作用

（1）从宽泛来说，善于微笑是为自己的言谈举止锦上添花，表现出优雅的气质，更显风度，更显自信，也为自身和交往对象带来良好的心境，创造出和谐的氛围。因此，微笑是自信的象征、修养的展现以及心理健康的标志。

（2）在护理工作中，护士合理运用微笑，从心理角度看，可以调节和感染病人的情绪，在一定程度上帮助病人收获信心，驱赶烦恼和忧愁，创造和谐的病房氛围。从护患关系来看，微笑可以消除双方隔阂，取得病人信任，特别是在发生纠葛时，可以消除误会。从护理效果看，微笑是护患之间的黏合剂和催化剂，在护理工作中，始终贯穿微笑服务，会取得良好的护理效果。

2. 微笑的种类

笑有以下几种：含笑，程度浅，表示接受对方，待人友好。微笑，比含笑更深的笑，被称之为人际交往中最有价值的面部表情，最自然、大方、真诚和自信，适用范围最广。轻笑，比微笑深，表示欣喜、愉快，多用于会见亲友、熟人。大笑，有笑声，高兴万分，表现出特别兴奋快乐的情绪。对女生来说，在社交场合如果不是十分熟悉的同伴中，最好不要失声大笑，这往往是一种失态。

3. 微笑服务中的几个标准

（1）微笑要亲切自然　要凸显眼中的笑意，脸部五官的和谐，肌肉的放松。

（2）微笑应发自内心　用"心"去笑，真诚的、发自内心的。微笑才会带给人更好的感觉。在一些不太适合微笑的场合，与其强迫自己微笑，还不如顺其自然地用其他方式表达情感。如病人病情恶化时，家属和病人都比较焦躁，这时一个关切的眼神、一份真诚的安慰，也许比微笑更易被人接受。

（3）微笑要恰到好处，护理人员的笑容应该讲求自然，应该随机应变，因人而异，重要的不是微笑的形象，而是对患者发自内心的关心、爱护。因此，在工作中只有讲究微笑的艺术性，把微笑运用得恰到好处，才能提高病人满意率，最大限度地减少护患纠纷。护士在提供微笑服务的同时，还要学会猜测病人的心思，恰到好处地表现微笑的意义。

（4）微笑要统一协调　应用神态、动作、声调去展示，增加微笑的表现力。

要想完美地体现服务美学的原则要求，只注重微笑与眼神美的技巧运用是不够的，更主要的是有一个平常心态，以从容的微笑去面对社会大众，面对患者，贵在坚持，所以保持良好的心态更重要。

（三）表情修饰的训练方法

1. 眼神训练方法

（1）视摆法　如在家中，可以在距摆钟 3~5m 处坐定或站定，头与颈部不动，只把目光集中在摆心一点处，并随其摆动而追视不舍。

（2）扫描法　在室内两侧墙壁相同水平高度上（以自己眼睛的高度为宜）各取一点，并做记号。站定在两点连线后面 2~3m 处，使颈部轻度左右摆动，而目光要始终分别落在墙上那两个点上，这是训练转颈目视眼神的简易方法。

（3）对视法　找一位与自己身高一样的同事进行互视，尽量不眨眼，直至掉下眼泪。

以上眼神训练方法可有选择地进行，训练时若感到眼睛疲劳，可将目光转移或闭目休息片刻，坚持练习便会收到目光敏锐、炯炯有神的效果。

2. 微笑训练方法

（1）在介绍自己的时候心理暗示"今天真美、真高兴"，甚至可以用眼神去询问或告诉大家"我美吗?"我很美!

(2) 咬筷子训练法　用门牙轻轻把筷子咬住,嘴角轻轻往上提,对着镜子练习,保持这种状态,取出筷子,维持原状。

(3) "一"字训练法　每人需准备一张厚纸、一面镜子。用厚纸遮住鼻子以下的部位,露出双眼,口念"一"字,以"露6~8颗牙"为基本要求打开笑肌,在镜子中看到双眼有笑意,放松脸部肌肉,拿开白纸,保持笑容,持续10秒以上,每天练习3~5分钟。

【思考与实践】

一、课后思考

1. 仪容指的是什么? 护士修饰仪容从哪几个方面着手?

2. 护士如何运用不同的表情面对喜怒哀乐的病人?

3. 根据自身目前的身体条件,设计护理岗位上的仪容。

二、案例思考

案例1　小刘是护理专业的学生,今天是她分配到市人民医院实习的第一天。由于是第一天到医院,小刘把自己着重打扮了一番:一头时髦的大波浪,足登高跟鞋,画了个浓妆(蓝色眼影、橘色唇彩)。在护理部办理完毕报到手续后,老师把小刘带到了病房,让她熟悉工作环境。她见到科室主任、护士长及带教老师时,都很有礼貌地打招呼。在病房的走廊上,正好碰上了一位入院病人,由于一时找不到护士站而东张西望。小刘发现了这名患者,赶紧微笑着上前询问患者:"您有什么需要帮助的吗?"患者看了一眼小刘,皱眉走开了。小刘很是纳闷,自己态度那么好,怎么患者对自己不理睬呢?

思考提示

1. 小刘为何不被患者接受?

2. 在工作场合应该如何规范塑造自己的职业形象,让患者易于接受?

案例2　患者,女性,60岁,因支气管哮喘入院。新来护士小李负责接诊患者,她细心地接待患者,并合理地介绍医院的情况,但在她介绍过程中,患者却一直皱着眉头不说话。仔细一看,原来这名护士脸色暗淡,身上还有一股刺激性异味,患者感到很不舒服。第二天上午,检查做完后,患者到护士站询问自己的病情,护士小李一脸严肃地告诉患者:"请好好休息,医生会给你拟定相应的治疗计划的"。患者郁闷地回到了病房……

思考提示

1. 小李让患者感到不舒服的原因是什么?

2. 如果你是小李,在患者询问病情时应该如何运用使病人感到轻松的表情,达到良好的服务效果。

(刘莉莉)

第四章

护士服饰礼仪

☞ [学习目标]

1. 掌握服饰的基本原则。
2. 熟悉服饰搭配技巧。
3. 了解护士服饰的基本要求。

第一节 服饰礼仪概述

俗话说："人靠衣装马靠鞍"，"三分人才，七分打扮"，这说明了服饰的重要性。在现代社会，着装服饰不仅是御寒、保暖的物品，更是一种社会文化形象的象征和一个国家物质文明的发展程度，服饰是一种无声的语言，它能传递一个人的气质、性格、职业、教养、社会地位、审美情趣和价值趋向等。服饰也是个人精神面貌和形象的体现。当然，良好的形象并非在于服饰是否华贵、时髦，而在于是否得体。

作为护理工作者，处于医院这一特殊环境中，更应当注意自己的衣着打扮，以体现护士的严谨和干练，从而塑造护士美好的形象。

一、服饰的功能

服饰除了最原始的遮羞御寒基本功能外，也可以反映一个人的性别、年龄、民族、社会地位、职业、个人爱好和审美情趣等，服饰在现代社会中的主要功能有以下几种。

1. 掩瑕扬瑜，美化形象

天生丽质的人毕竟是少数。然而我们可以依靠化妆、着装佩饰等修饰方法，来弥补容貌和形体起到扬长避短，使人产生一种视觉差，把自身较美的部分展露、衬托和强调出来，达到美化个人形象的目的。如借助直线条使人产生伸长感；借助横线条使人产生扩张感；借助深色和挺括产生收缩感；借助浅色产生膨胀感；借助单色产生拔高感；借助杂色产生分散感；借助柔软产生飘逸感。腿形粗短或萝卜腿，可借长裙"藏拙"；优美修长的双腿，可用短裙使之得以充分体现。

2. 职业定位功能

随着社会的发展，一些特殊行业和职业常以特殊标记的服装来表明着装人的社会身份，如军服、警服、法官服、税务服等，加上服装配备的各种徽、章、标记等共同构成社会职业、身份的重要特征。在医院看见穿白大褂、戴白帽子，就可能猜他是医生，看见穿白大褂、戴燕帽的，就可能猜到她是护士。

3. 塑造形象功能

服饰除了美化形象之外，更重要的是还能塑造形象。人的形象并非一成不变的，人们可根据自身角色不同而改变服饰。如商界领导的服饰宜端庄、稳重、质地较高档，款式略保守，以体现一种权威感；公关经理的服饰形象应与企事业形象一致，因为人们经常通过其形象来评价其企业。

服饰不仅能塑造形象，人们还可借助服饰的款式、色彩的不同表达自己不同的情绪和情感。据说，撒切尔夫人担任英国首相时，一次到教堂参加为给飞机爆炸遇难的人举行的哀悼活动，特意穿上黑色服装，显得深沉、严肃、庄重，与环境气氛相成相宜。从教堂出来，到医院慰问受伤人员时，她穿的是普通老年妇女的便装，像慈母一般，让人感到亲切、随和、温暖。

4. 辅佐社交，顺达事业

孔夫子说："人不可不饰、不饰无貌、无貌不敬、不敬无礼、无礼不立"，可见学习服饰礼仪、遵守服饰礼仪乃人际交往取得成功的一个前提。人们初次交往，给他人产生的"第一印象"靠的不是背景材料和时间的考验，而是在视觉器官与观察对象的外表形态相接触的一瞬间产生的。根据"晕轮效应"，一旦"第一印象"这种定式产生了，在一定时期内就很难改变。短暂的人际接触，有时会决定你的某项事业或某种行为的成功与否。

尽管我们并不认同"以衣取人"、"以貌取人"的俗见，但是我们却无法否认这样一个事实存在，这种观念不仅相当普遍，而且根深蒂固。服饰不但影响人们办事的效果、社交的成功、事业的顺达等多方面，还控制和左右着周围人们的态度。可见，服饰不仅影响个人形象，而且还可影响一个人事业的成败。

二、着装的基本原则

着装是指服装的穿着。严格地说，着装与穿衣并非一回事，穿衣往往所侧重是服装的实用性，它仅仅是将服装穿在身上遮羞、蔽体、御寒或防暑而已，而无需考虑其他。着装不单指穿衣戴帽，实际上是一个人自身阅历、修养和审美品位的折射。着装应在服装搭配技巧、流行时尚、所处场合、自身特点进行综合考虑的基础上，在力所能及的前提下，对服装所进行的精心选择、搭配和组合，以此显示高雅的审美情趣。所以说着装既是一种技巧，又是一门艺术，更是一项系统工程。

每个人的着装，应根据自己的个性、职业、情趣、爱好及体形等选择适合自己的服饰，扬长避短，以通过服饰来再现自我美的形象，每个人都需要学习并掌握一定的文学及艺术修养，提高自己的鉴赏能力，并注意学习和掌握着装的基本要求，通过服装来再现自我，给人以良好的印象。

（一）TPO 原则

所谓 TPO，是英文 time、place、object 三个单词的第一个字母，"T"即时间；"P"即地点；"O"即目的。TPO 原则是指人们的穿衣打扮要符合自己所处的时间、地点、目的 3 个要素，只有当我们的着装遵循了这个原则时，才是合乎礼仪的，才能给他人留下良好的印象，具体含义表述如下。

（1）T（时间）泛指不同的历史发展时期、春夏秋冬四个季节的更迭，以及一天的早间、日间及晚间等。

着装要富有时代特色，要符合历史的发展，即要把握顺应时代的潮流和节奏，既不能太超前，也不要滞后，过分超前或过分落伍，都会令人另眼相看，拉大与人群的心理距离。

着装要合乎季节的更替，即不能冬衣夏穿和夏衣冬穿。夏天的服饰应以透气、吸汗、简洁、凉爽、轻快为着装格调。色彩与款式的选择要充分考虑给予他人视觉与心理上的感受，同时也使自己感觉轻快凉爽。冬天的服饰应以保暖、御寒、大方为原则，要避免为了形体美观而穿着太单薄，而冻得面色发青、嘴唇发绀、紧缩成团，影响自身形象。着装要符合时间的变化，着装时要考虑做到"随时更衣"时间，居家和进行户外活动，可穿便装、休闲装、运动服等；日间是工作时间，一般穿职业装；晚间的活动有宴会、舞会、音乐会这类的正式社交，穿礼服为宜，以体现高雅大方的礼仪形象。

（2）P（地点）代表地点、场合、位置及职位等。着装与地点相适应，不同的国家、地区，因其所处地理位置、自然条件、开放程度、文化背景、风俗习惯不同，着装也不同。如中国与外国不同、西方国家与阿拉伯国家不同、室外与室内不同、城市与乡村不同等。因此，要做到"随境更衣"，着装与环境适应，如在办公室等严肃的环境中，着装应整齐、庄重，不可穿过透、过露、过短、过紧的衣服。而在游山玩水时则应以轻装为宜，力求宽松、舒适、方便，如果这时穿得西装革履，就显得极不协调。

（3）O（目的）代表目的、目标、对象等。人们的着装往往体现着一定的意愿，即自己对着装留给他人的印象如何，是有一定预期的，着装应适应自己扮演的社会角色。一个人身着款式庄重的服装前去应聘新职，洽谈业务，说明他郑重其事、渴望成功的目的；而在这类场合，若着装随随便便、不修边幅，则表示其对事件本身根本不重视，或是自视其高，根本不把交往的成功与否作为自己的最终目的。

（二）适体性原则

1. 与年龄相适宜

"爱美之心人皆有之"，不管是青年人还是老年人，任何人都有打扮自己的权利。但不同年龄的人在服装选择上是有差别的。青少年衣着以自然、质朴为原则，款式和线条要简洁流畅，表现出青少年的热情和单纯；中年人的着装体现出成熟、高雅、冷静的气度，在女性可表现成熟的风韵和性格特征，男性则可表现阳刚和成熟干练的特点；老年人可应用服装的色彩，如砖红色、驼色、海蓝色等，来掩饰倦怠之相，显现出雍容、华贵、稳重和雅致的气质。因此，不同年龄的人应有不同的着装选择。例如，一套深色的中山装，穿在老年人身上会显得成熟和稳重，如果穿在年轻小伙子身上，就会显得老气横秋；花季少女穿短裙，会显得朝气蓬勃、热情奔放，如穿在少妇身上，则不免有轻佻之感。

2. 与体形相宜

人的体形可分为均匀形、瘦高形、矮胖形、凸肚形、矮瘦平臀形、腿短丰臀形、脸大脖短粗形、肩宽臂粗形等多种体形。要求人们在着装时特别要注意服装的款式、色彩、面料与体形的协调。这样才能做到体形好的人锦上添花，体形差一些的人也可以扬长避短，隐丑显美，例如，三围条件好的人穿一条连衣裙会更显婀娜多姿，而腰圆腿粗的人最好限制她对连衣裙的选择；一位凸肚体形的男士，在选择西服时，应多考虑选择欧式西服，以挺括为好。总之，体形对着装的影响是非常大的。

3. 与肤色相适宜

人的肤色会随着所穿的衣服的色彩发生微妙或明显的变化，因此在选择服装过程中，应根据肤色的不同来进行搭配，从而起到相得益彰的效果。中国人的审美特点认为，肤色白里透红、有光泽、富有弹性的人，对服装的选择面较宽，色彩不论明暗、深浅都适合；肤色偏黑的人，避免穿过于深暗的服装，应选择浅黄、浅粉、月白等色彩，这样可衬托出肤色的明亮感；肤色偏黄的人，应该避免穿黄色、土黄色、紫色、青黑色、朱红色等服装，因这些色彩与皮肤对比性强，会使肤色看上去更黄，应穿蓝色或浅蓝色上衣，可使偏黄的肤色衬托得娇美洁白；面色苍白、发青的人，则不宜穿粉红、浅绿、嫩黄等娇艳色彩的服装，以免呈病态色。因此，人们着装都要按自己的肤色条件，选择适合自己的服装色彩。

4. 与脸型相适宜

服装穿在着装者身上后，服装与着装者共同创造出的造型，除与着装者体形相关外，还与着装者的脸型密切相关。例如，圆胖脸型的人选择穿小圆领服装，会形成圆脸下面有圆圈的现象，让人感觉脸更圆了；如果圆脸型的人选择"V"、"U"字领或尖领的衣服，会给人一种和谐的感觉；瘦长脸型的人，可选择圆领形的服装，这样可以调整瘦长的幅度，使脸显得丰满；方脸型的人，通常脖子较粗，因此，不宜穿领口开得太小的服装，否则脸会显得更大等。从以上例子可以看出，要使脸型与造型相配，主要是考虑衣领的造型是否合适。这是因为，衣领处于衣服的最上端，是人们视线集中的部分之一，其对服装的影响很大。衣服的领形适当，可以衬托脸盘的匀称，富有美感；衣领造型与脸型配合失调，则会使人感受到不自然和不美观。

5. 与职业身份相宜

不同的职业有不同的服装要求，衣着要体现自己的职业特点，与从事职业、身份、角色形象相协调，不能不加修饰，也不能过分花哨，特别是工作时的着装，更应体现出职业服装的实用性、象征性和审美性的特征，它表明了工作人员的责任感和可信任程度，也表明了对他人的尊重。如公关工作者修饰需优雅、大方、考究；医务工作者修饰需朴素、典雅、稳重等。

职业女性衣着的首要条件是"清洁"。在办公室的服装应合体、大方、整洁、高雅；在公司、单位负责的女士，一般应穿灰色或其他庄重色彩的套裙，这样会使自己显得更精明强干，有助于提高威信。在办公室不宜穿显得过于休闲的运动服或牛仔装，普通的职业女性在工作中也不要把自己打扮得花枝招展或野味十足，以免使自己的工作被衣着喧宾夺主。性感的服装不适合在办公室里穿。

（三）色彩搭配原则

服装色彩的搭配是一门学问，没有不美的色彩，只有不美的搭配。色觉对人的视觉刺激是极为敏感且强烈的，常常有先"色"后"形"。着装色彩搭配的和谐往往能产生强烈的美感，给人留下深刻的印象。因此，人们要做到着装符合礼仪需求和自身特点，必须了解和掌握色彩的特性及搭配技巧。

1. 色彩象征的意义

早在远古时期，色彩就被赋予了所象征的各种含义，经过人类几千年的生活实践，人类已能巧妙地将色彩所象征的各种含义运用于生活和社会交往中。

（1）白色 白色象征着纯净、祥和、朴实与高尚，白色服装给人以明快无华、纯洁祥和、高尚坦荡的感觉。例如，医院和护士的职业装之所以大多数为白色，就是为了使患者感到医院的纯净、安详与高尚；穿白色连衣裙的少女，能给人一种清纯的感觉。

（2）黑色 黑色是一种庄重、肃穆的颜色，它能使人产生凝重、威严、恐怖、阴森等不同的感觉。黑色象征着沉着、深刻、庄重及高雅。穿着黑色服装会给人一种庄重和威严感受。例如，电影中黑道人物，导演会安排着黑色衣服，戴黑色墨镜；为亲朋好友送行的遗体告别场面，除了鲜花外，一切几乎都是黑色来装饰，以表现庄重和肃穆，这是对死者的尊重，也是对生者的安慰。在现实生活中，人们可根据环境、工作性质等方面的要求，恰当地穿着黑色服装，以表现沉着、稳重、庄重的气质。

（3）红色 红色是最能使人产生兴奋和快乐感觉的颜色。红色象征着激情、活泼、浪漫与火热。着红色衣服，会给人一种热情似火，具有朝气与活力的感觉。新娘在婚庆上穿着传统的红色服装，用以表示幸福与热情。婚庆场所的装饰均以红色为主格调，也是用于表现婚礼庆典欢快、新人幸福、主人热情的；老年人着红色服装给人一种青春朝气与活力再现的感觉。

（4）橙色 橙色是一种暖色调。橙色会使人联想到阳光，象征着活力、温暖、明快及富丽，橙色能引起人的兴奋和欲求。着橙色服装会带给人一种温暖的感觉。例如，很多家政服务公司为员工工作服选定的颜色是橙色，以象征将服务、温暖送到了家家户户。

（5）黄色 黄色是一种过渡色，其对人的感官有强烈的刺激作用。黄色能使兴奋的人更兴奋，活跃的人更活跃。在中国，黄色还曾一度是权力的象征，明黄、金黄、赭黄曾被视为是封建皇帝的专用颜色。

（6）绿色　绿色是一种清爽、宁静的色彩。绿色象征着生命活力与和平，绿色能使穿着者更显年轻，更显朝气。例如，邮电工作者的服装就是绿色的，它传递着世界各地的信息，带给人们宁静与和平。

（7）蓝色　蓝色是一种较柔和、宁静的色彩，对人眼的刺激作用较弱。蓝色能使人联想到天空和海洋，给人以高远、深邃的感觉。蓝色象征着宁静、智慧与探索。例如，天文工作者的服装为蓝色；中国通信企业的代表色为蓝色。

（8）灰色　灰色是一种柔弱、平和的色彩。灰色能给人以平易、脱俗、大方的感觉，是服装色彩中最文雅、最能给人平易近人印象的色彩之一，灰色象征庄重、大方、朴实和可靠。穿着灰色服装的人，使人感到朴实、脱俗和大方。例如，尼姑庵里的尼姑服饰多采用灰色长袍。灰色也多用来与其他颜色搭配。

（9）紫色　紫色象征着华贵和充盈，能给人以富丽堂皇、高雅脱俗的感觉，是高贵、华丽及财富的象征。"紫色门第"这4个字已充分说明了紫色的象征意义。

2. 服装的色彩搭配

不同的颜色代表着不同的意义，不同颜色的服装穿在不同的人身上会产生不同的效果。适合的色彩搭配会起到画龙点睛的作用。随着人们生活观念的变化，配色原则就像流行歌曲一样，会随着人们对生活、对色彩意义理解的不同而改变，这里介绍几种常用的配色方法。

（1）呼应色搭配　呼应配色法是指整套服装色彩上下呼应，或内外呼应，使人感到和谐又活泼，从而产生美感。例如，蓝底白花纹上衣，下着蓝色裙子，内衣采用白色，配上蓝色帽子，蓝色手提包，形成蓝色与白色呼应，给人带来清新的美感；上穿浅灰色细线毛衣，毛衣上有黑色的条状花纹，下配黑色长裤或紧身短裙，脚穿黑皮鞋或黑皮靴，给人一种精神、干练、高雅的感觉。

（2）对比色搭配　用互相排斥的对比色来搭配，形成鲜明的反差，体现出鲜艳、活泼、明快的感觉。如红与绿、黄与蓝、黑与白等，但一定要在明暗度、鲜艳度上加以区别，以使对比鲜明而不刺眼。

（3）相近色搭配　用相近的颜色搭配，即色谱上相邻的颜色。如橙色与黄色、蓝色与绿色、黑色与灰色。在进行服装色彩搭配时要充分考虑相近色之间的明度关系。例如，黑色与灰色搭配，其中黑色明度和纯度一定要高，不能让人看起来像黑色又像深灰色，灰色不能太深，太深的灰色与黑色搭配不会产生好的效果；也可将相近色搭配法运用到呼应搭配中，如黄色的衬衫，橙色的外套，再配橙色的短裙，对穿着这种搭配服装的花季少女来说，一定会给人以良好的视觉效果。

（4）同色深浅搭配　同色深浅搭配有一种和谐的美感，但在搭配时必须过度得自然，如果颜色太接近会显得混乱不清。例如，玫色的毛衣上，配有少量浅粉色的花纹，会让人感受到清秀、靓丽、青春、活泼又不失稳重。如果采用浅灰色的上衣配深灰色的裤子进行色彩搭配，则产生的效果是灰成一团，没有层次，体现不出美感。

（5）主辅色搭配　主辅色搭配是指以一种颜色为基调或主调，再辅之以一定的其他色彩的搭配。采用主辅色搭配方法进行服装色彩的搭配一定要考虑主辅色调的对比效果，使搭配的效果既要鲜明，又不能太刺眼，并起画龙点睛的作用。如果将主辅色彩搭配得当，便能体现着装者的个性和爱好，展示出着装者追求与众不同的感觉。

（6）流行色的运用　在特定的时期，由于受社会经济、政治及审美变化的影响，导致人们对某种颜色的偏爱，使其广泛流行，这种颜色就是流行色。通常情况下，喜爱时髦的人会将流行色迅速地运用在着装方面。

三、穿西服的搭配原则

西装源于欧洲，其造型优美、做工考究，是目前世界上最流行的正统服装，也是现代人交往中最得体的、标准的礼仪服装。无论男士还是女士穿上后都显得典雅大方，极富魅力。西装的穿着十分讲究，俗话说："西装三分在做，七分在穿"故穿着时要注意以下几点。

（一）男士西服的搭配原则

1. 西服必须要合体

穿西服时，必须要选择合体的西服，只有合体的西服才能使着装者显得潇洒、精神和风度翩翩。西服穿着合体的具体要求有：西装上衣的长短以下垂手臂的虎口平行为宜，领子应紧贴衬衫并低于衬衫领口 1cm 左右，袖长以达到手腕为宜，衬衫的袖长应比西装的袖子长出 1.5cm 左右，西装上衣的胸围以穿一件羊毛衫感到松紧适中为宜，要使西装平整洁净，裤线应笔挺。

2. 配好衬衫

一件好的西装必须有好的衬衫相配。衬衫的衣领和袖口都要干净、平整、挺括，切忌"软不成型"、"污迹斑斑"。衬衫的下摆必须塞在西裤里面，要系好领口和袖口的扣子（不系领带时则不必扣上领口和袖口）。衬衫颜色的深浅要与西装的颜色成对比色，不宜选同类色，否则，搭配后分不出衬衫与西装的层次感。白色衬衫更能使男士精神焕发，且更能衬托出西装的美观。

3. 西装要讲究配套

穿西装是很讲究配套的。三件套包括上衣、马甲（坎肩）和长裤，它们都用同一种面料做成，颜料和质地也完全一致。三件套看起来有一种正规感和严肃感。两件套西装不像三件套那样拘谨严格，它包括上衣、长裤，两者采用同一质地、同一色彩的面料制作，不论正规场合还是走亲访友或是在办公室，穿起来显得灵活，所以两件套西装是最受人们喜爱的配套着装方式。

西装的纽扣除具实用功能外，还有重要的装饰作用。一般而言，站立时，特别是在大庭广众之下起身而立之后，西装上衣的纽扣应当系上，以示郑重其事。就座后，西装上衣的纽扣则大都需要解开，以防其"纽曲"走样。西装有双排扣和单排扣之分，穿双排扣西装要求扣好全部纽扣，不可以把全部扣都打开；单排扣三粒扣子的只系中间一粒或上两粒；两粒扣子的可以全部敞开或只系上面的一粒，如果穿了西装背心，则应该全部敞开。

西装的整理十分重要，上衣两侧的两个大衣袋不可装东西，只用来装饰，不然会使西装上衣变形；西装左胸外侧的口袋，除可放装饰性为主的、折叠好的花式手帕外，不可放其他任何物品，包括钢笔；左右胸内侧衣袋可以装钱夹子和笔等。裤袋也和上衣口袋一样，一般不装东西，以求臀围合适，裤型美观。

4. 鞋袜的搭配

穿西装一定要穿皮鞋，而不能穿旅游鞋、轻便鞋或布鞋。皮鞋的颜色应以黑色、深棕色等深色皮鞋为宜，或与西装的颜色一致，要略有鞋跟，并且要经常保持皮鞋的清洁度。应穿与裤子、皮鞋类似颜色或较深颜色的袜子，穿浅色或鲜艳颜色的袜子显得轻浮，还应注意袜子换洗，不要有破洞，不要太短，宜穿中长筒袜子，这样在坐下来谈话时不会露出较重的腿毛。

5. 穿西装的三色原则与三大禁忌

穿西装最好遵循三色原则，也就是说，身上的颜色总体控制在 3 种颜色之内。比如穿灰色西装、黑色皮鞋、白色衬衫，已经是三色，其他的配件如公文包、皮带等最好控制在这三色之内。

穿西装的三大禁忌：第一、袖子上的商标没有拆；第二，两只袜子不同色，正规场合不能穿尼龙袜，不穿白色袜子，以和皮鞋同样颜色为佳；第三，领带打法出现问题。领带质地应选真丝、纯毛或尼龙材质的，色彩一般考虑暖色。

6. 选配领带

领带是西服的灵魂，在西服的穿着上起着画龙点睛的作用，凡是在正规场合都必须系领带。打领带时，应对领带的结法、领带的长度、领带的位置、领带的配饰等方面多加注意，才有可能将领带打得完美无缺。

（1）领带的结法　领带打得好不好看，关键在领带结打得如何。打领带结有 3 点技巧：一是要把它打得端正、挺括，外观上呈现倒三角形；二是可以在收紧领结时，有意在其下压出一个窝或一条沟来，使其看起来美观、自然；三是领带结的具体大小不可完全自行其是，而应令其大体上与同时所穿的衫衣领子的大小成正比。需要说明的是，穿立领衬衫时不宜打领带，穿立领衬衫时适合扎蝴蝶结。

（2）领带的长度　领带一般长约 130～150cm。领带打好之后，外侧应略长于内侧。其标准和长度，应当是下端正好触及腰带扣的上端。这样，当外穿的西装上衣系上扣子后，领带的下端便不会从衣襟下面"探头探脑"地显露出来，当然领带也别打得太短，不要让它动不动就从衣襟上面"跳"出来。出于这一考虑，不提倡在正式场合选用难以调节其长度的"一拉得"领带或"一套得"领带。

（3）领带的位置　领带打好后，应被置于合常规的既定位置。穿西服上衣系好衣扣后，领带应处于西服上衣与内穿的衬衫之间。穿西服背心或羊毛衫时领带应处于西服背心、羊毛衫与衬衫之间。

（4）领带的佩饰　打领带时，在一般情况下，没有必要使用任何佩饰。有的时候，或为了减少领带在行动时任意飘动带来的不便，或为了不妨碍本人工作、行动，可酌情使用领带夹、领带针和领带棒。它们分别用在不同的位置，但不能同时登场，一次只能选择其中一种。正确的佩戴位置应从上往下数衬衫的第四粒和第五粒纽扣之间为宜。西服上衣系上扣子后，领带佩饰是不应看见的。

（二）女士西服的搭配

（1）选配衬衫　女式衬衫的选择范围很广，在选择时要综合考虑西服的款式、面料及个人爱好。即便是在正规场合，女士穿着西服也可以不系领带，因此可选择没有领座的衬衫，所选择的衬衫以明快色系为好。

（2）选配西服裙　女士穿西服最好选择西服裙。西服裙与西服的面料要相配，颜色可以相同也可以不同。如果是参加正规的接待活动或公关活动，最好穿统一色调的套装。西服套装要注意色少、款新，不宜穿亮度过高色彩的西服，如大红、大黄、大绿。西服裙的长度以及膝为佳，裙腰及臀围要合体。穿西服裙，一定要选配长筒丝袜，丝袜质地要好，袜色以肉色为佳，丝袜不能太厚，看上去要有弹性和透明感。切忌穿破口的丝袜。

（3）选配西裤　女士穿西裤时，选穿的长裤一定要合体、长短适中。长裤的长度一定要盖过高跟鞋的鞋跟（女士穿西服时一定要配穿高跟鞋），这样才能显出女性身材的苗条和亭亭玉立。出入正式场合时要选用较高档面料制作的长裤，以保持长裤裤型的挺括。

四、着装的注意事项及误区

（一）整洁

在日常生活的各种场合中，人们的着装都要力求整洁，它反映了一个人的卫生状况及精神面貌，具体有以下 3 方面的要求。

1. 整齐　平整无皱，裤子要有挺直的裤线。

2. 干净　各类衣服，都应勤于换洗，做到无污渍、油迹及异味。

3. 完好　不应又残又破，那种成心制残的"乞丐装"，在正式场合应禁穿。

（二）文明

着装的文明性，主要是要求着装文明大方，符合社会的传统道德及文化习俗。在日常生活中要努力做到文明着装，以显示自己文明、高雅的气质，具体要求如下。

1. 忌过分裸露　胸部、腹部、腋下、大腿，是公认的身着正装时不准外露的四大禁区。

2. 忌过分透、薄　倘若内衣、内裤甚至身体的敏感部位"透视"在外，"公布于众"，令人一目了然，不但失礼，更有失检点，使人十分难堪。

3. 忌过短　在正式场合，不穿小背心、短裤、超短裙等过短的服装，以免"捉襟见肘"，活动不便。

4. 忌过紧　为了展示自己的线条而穿过于紧身的服装，一不利于健康，二会使自己内衣、内裤的轮廓在过紧的服装之外隐约显现，很不雅观。

5. 忌过肥大　过分的肥大，会显得松松垮垮、无精打采。

（三）着装的误区

很多情况下，人们也许已经注意到着装的修饰礼仪，但有时在不经意间就可以步入某些着装的误区，如假日休闲时仍西装革履；新式西装与老式鞋或旅游鞋搭配；短大衣穿在长外套外面；男士衬衫下摆露出裤外；细高跟鞋与牛仔裤搭配；体胖者穿横条、方格服装或超短裙；办公室里穿低胸装、无袖装；胸带、肩带和衬裙外露；穿着脱丝破洞的长统袜等等，这些着装的礼仪误区应当加以注意。

五、饰品的佩戴

饰品是指人们在着装时选用、佩戴的装饰性物品，起到辅助、烘托、点缀、美化服装的作用，正确的佩戴能发挥其画龙点睛的作用。在社交场合，饰品尤为引人注目，与人的气质、容貌、发型、装饰浑然一体，使人更加优雅美丽、仪态万方。

（一）饰品的种类

饰品按其用途可分两类：一类是有装饰性的首饰，包括戒指、项链、挂件、耳环、手链（手镯）、胸花（胸针）、领花（领针）等；另一类是有实用性的饰物，包括手袋、围巾、帽子、眼镜、鞋子、袜子等。日常生活中的装饰主要是指首饰。

（二）佩戴饰品的基本规则

佩戴饰品必须要符合一定的礼仪规则，才能起到锦上添花、画龙点睛的作用。在选择、使用过程中，应当注意以下规则。

1. 数量规则　在佩戴饰品上以少为佳。必要时可以一件饰品也不佩戴，若有意同时佩戴多种饰品，总量上不应超过3件。

2. 质地规则　佩戴首饰，在质地上力求同质。若同时佩戴2件或2件以上首饰，其质地要相符。

3. 色彩规则　若佩戴2件或2件以上首饰时，首饰的色彩应当搭配协调，相互统一。戴镶嵌宝石首饰，应使其与主色调保持一致。

4. 身份规则　佩戴首饰时不能只追求个人爱好，还要兼顾自己的年龄、职业、工作环境等。在校学生最好不要佩戴首饰；一般工作人员不宜佩戴较夸张、另类的饰品；成熟的中年妇女应佩戴货真价实的饰品，特别是在正式场合。

5. 适宜规则　佩戴首饰主要是根据自己的体形特点，尽量使首饰的佩戴扬长避短，与体形和服饰相匹配。同时首饰的选择要与四季吻合，夏季衣着少，首饰要细小简洁；秋季衣着宽松，首饰可选偏大些的；冬季衣服穿得较多，不宜选用太多的饰品。

6. 习俗规则　不同的地区、不同的民族，佩戴首饰的习惯、做法多有不同，对此，我们要遵守习俗，一是要了解，二是要尊重。

（三）佩戴饰品的方法

在佩戴饰品方法上，除了注意饰品佩戴基本规则外，不同品种的首饰，往往各自有各自不同的要求。

1. **戒指** 戒指常被用作爱情的信物，富贵、吉祥的标志。戒指的佩戴有一定的讲究，通常只戴一枚戒指在左手上，而且具有暗示婚姻和择偶的状况。已婚者戴无名指；热恋、订婚、恋爱者，一般戴中指；求婚、单身、离异者，一般戴食指；小指一般暗示独身；拇指通常不戴。在有些国家，未婚女子的戒指戴在右手而不是左手。

2. **项链** 项链是戴在颈部的环型首饰，是富贵、平安的象征。佩戴项链并非女士的专利，男士也可佩戴，但一般不外露；佩戴项链应与佩戴者的外表、服装款式、年龄、个性和参加活动的场合相协调。

3. **耳环** 耳环在使用时讲究成对，即每只耳朵上均佩戴一只。选择耳环应注意与脸型、肤色、服装、发型等整体因素相协调。

4. **手镯** 戴手镯于手腕上是女性的专利。手镯可戴一只，也可以同时戴两只，戴一只时，通常戴于左手，戴两只时，可一只手戴一只，也可以都戴在左手上。

5. **胸针** 即别在胸前的饰物，其图案以花卉为多，故又称胸花。它的适用和搭配比较广泛，可以用于比较严肃的社交场合。别胸花的部位有讲究，穿西服时，应别在左侧领上；穿无领上衣时，则应别在左侧胸前，其高度为从上往下数的第一到第二粒纽扣之间。

第二节 护士的服饰礼仪

护理是一门科学，又是一门艺术。护理独特的艺术是通过护理人员的形象来实现的。而护士的形象对护理服务对象的身心将产生直接或间接的影响，从而影响护理效果和质量。正确得体的着装不仅体现护士良好的形象，而且还可以增强护士的信心，提高与人交往的能力，使护理工作顺利开展。因此，护理人员的着装，除了应遵守着装的基本规则外，还应体现出护理人员的职业特点。

一、护士服的问世与发展

护士服源于公元330年，当时修女穿统一服装，且有面罩，现今的护士帽就是由此演变而来，象征着"谦虚服务人类"。

而护士服始于19世纪60年代，南丁格尔首创护士服时，以"清洁、整齐并易于清洗"为原则。样式虽然有差别，却也大同小异。此后，护士服在世界各地的护士学校仿效、流行。在美国，许多护士学校的服装各具特点，款式不一，且要求政府注册，彼此不准仿制，并规定不许穿护士服上街或外出等。

20世纪初，护士服在我国开始出现，当时女护士着粉红色衣裙，男护士着蓝色长衫，女护士的发梢上系一根红头绳，也显得十分雅致。随后，护士帽代表护士职业，被赋予高尚的意义，护士戴护士帽成为常规，而且只有正式护士才有资格戴护士帽。当时，我国各地的护校服装虽然还没有统一，但设计都以庄重、严肃为主，不但美观大方、清洁合体，更追求表现出护士纯洁、沉稳、平和的气质。

20世纪20年代，我国各地医院，护生服装样式相同，但颜色不一。护士着装时，要求鞋、袜、裤的颜色均为白色，并规定护士除佩戴特别的别针外，一律不许佩戴首饰。1923年协和护校学生服装改为浅蓝色衬衫与白裙，头戴一顶小方帽，这套素雅清淡的护士服装，端庄大方，使人仪表非凡。当时，护士的服装与气质吸引了不少青年女性投身护士职业。

1928年，第九届全国护士代表会时，协和高级护士学校毕业的林斯馨女士提出统一全国护士服装的建议，当即组成护士服装研究委员会。重新设计的服装样式刊登在护士季报上，要求全国护士统一制作，此后我国护士服装得到统一。20世纪30年代后期，毕业护士着素雅大方的护士服（白裙、白领、白鞋、白袜、白色燕帽，衣裙下摆一律离地10英寸，统一制作的半高跟网眼帆布鞋）。每年"5.12"国际护士节各大城市护士都统一着装参加纪念活动，整齐靓丽、十分精神。其情景庄严肃穆，感人至深，使大家深切体会到护士形象的美好和护士职业的崇高与圣洁。

二、护士工作时的穿着礼仪

护士工作着装，虽然是人的外表，但可以反映一个人的内在修养与素质。护士作为专业人士，处于医院这一特殊环境中，更应注意自己的服饰，以体现专业人士的严谨和干练，同时也通过自己的服饰使患者感到亲切与信任。

（一）护士着装原则

1. 干净整齐

护士服是护士身份和职业的体现。护士服应是清洁、整齐、平整、无皱、无污渍、血迹，衣扣要扣齐，长短适宜，给人以干净、整洁、利落、明亮、整体美的感觉。干净整洁的工作服代表护士的尊严与责任，显示护士职业的特殊品质和群体的精神面貌；统一规范的格式，体现了护理人员严格的纪律和严谨的工作作风。

2. 端庄大方

护士上班穿工作服，是护理职业的基本要求。有利于服务对象的辨认，也是对服务对象的尊重，护士在着装上，应做到端庄实用、简约朴素，通过服装体现护士职业的自豪感、责任感和可信度。

3. 搭配协调

穿着护士服，其大小、长短、型号应适宜，腰带平整，松紧适度。同时要注意与其他服饰搭配统一，如护士帽、鞋袜、发夹等。

4. 简洁素雅

穿工作服时，不宜戴太阳镜，不宜留长指甲，涂指甲油，以免影响工作，使病人产生不良看法。

(二) 护士着装的具体要求

1. 护士服

护士服是一种职业礼服，是护士职业的象征，一般为白色裙服。我国卫生部设计的护士服多数是连衣裙式，给人轻盈、纯洁、安静、神圣的感觉，其设计以整齐洁净、大方适体和便于各项操作为原则，目前我国各大医院的护士服在白色基础上，增加了淡蓝色、粉红色、淡绿色、淡米色等（图4-1），款式也由经典的样式不断翻新变革，在不失典雅、文静、端庄的原则下，更增添了几分时代的新气息。如一般病房和门诊护士，为

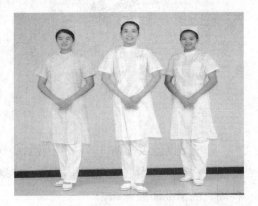

图4-1 护士服

白色护士服；手术室护士服选用绿色，能淡化手术操作中长时间看到鲜红血色而产生兴奋、烦躁、注意力不集中及焦虑心理，给术者以平和、镇静的心态，利于医疗护理安全。儿科护士为粉红色护士服，以悦目优美的色调，增添温馨、柔和的气氛，以避免孩子产生恐惧心理。男护士服为白大衣或分体式工作服。

护士服在穿着中要求尺寸合身，以衣长刚好过膝，袖长刚好至腕。腰部用腰带调整，宽松适度。夏季着工作服时，裙摆不超过护士服。护士服的领扣要求扣齐，缺扣要尽快钉上，禁用胶布或别针代替，衣兜内忌塞满物品。衣服的内领不外露。男护士穿着时不宜穿高领及深色内衣。

2. 工作帽

护士的帽子有燕帽和圆帽2种。护士帽是护士职业崇高和圣洁的象征。

（1）燕帽 戴燕帽时，两边微翘，前后适宜，一般帽子前沿距发际3~5cm，戴帽前将头发梳理整齐，前头发不过眉，后头发不及衣领，长发应将头发盘于枕后或用发网盘起，使用发卡或头花固定（图4-2）。短发应将头发自然后梳，两鬓头发放于耳后，不可披散于面颊，需要时可用小发卡固定。

在我国300张以上床位的医院设立护理部，护理人员分为护理部主任、副主任、总护士长、科护士长和护士；300张以下的医院不设护理部，护理人员分为总护士长、科护士长和护士。依据各医院采取的常规模式，可用护士帽区别各级护理人员，护理总主任或副主任的标志是帽上有3条蓝杠［图4-3（a）］；总护士长有2条蓝杠［图4-3（b）］；科护士长有1条蓝杠［图4-3（c）］；一般护理人员没有。

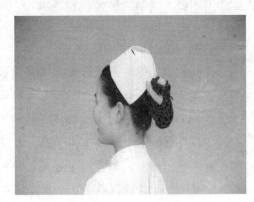

图4-2 护士燕帽

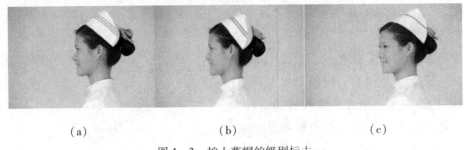

（a）　　　　　　　　　（b）　　　　　　　　（c）

图 4 - 3　护士燕帽的级别标志

（2）圆帽　戴圆帽时，头发应全部放在圆帽内，前不露刘海，后不露发际，圆帽的缝线在后。圆帽一般用于手术室、传染科及特殊科室的护士，为了无菌操作和保护性隔离的需要而佩戴圆帽。

（3）口罩　佩带口罩应完全遮盖口鼻，戴至鼻翼上。护士上班时口罩要勤更换，保持洁净。一般情况下与人讲话要摘下口罩，长时间戴口罩与人讲话是不礼貌的表现，但要注意在操作中或操作后未清理完毕时，不应取下口罩。

（4）袜子　袜子长度要高过裙摆或裤脚边，袜色以近肤色为最佳，不穿破损的袜子。

（5）护士鞋　为便于工作和适应病房环境，女护士上班应穿护士鞋，颜色以白色或乳白色为主，平跟或坡跟，软底防滑，穿着舒适。护士鞋应保持皮鞋洁净，无论下身配穿工作裤或工作裙时，袜子均以浅色、肉色为宜，以与白鞋协调一致。夏季不可赤脚穿凉鞋，不宜穿高跟、硬底、带钉及带响的鞋。

（6）胸牌　胸牌是向人表明自己身份的标志，护士穿工作服时，应同时佩戴有相片、姓名、职称、职务的工作胸牌。佩戴时要求胸牌正面向外，端正地别在胸前，胸牌不可吊坠或黏贴它物。佩戴胸牌有一种职业责任感，可约束自己的言行，也利于病人辨认、询问和监督。

（三）护士上岗佩戴饰物的要求

护士服饰应以庄重严肃为主，展示护士职业圣洁典雅、沉稳严谨的气质。因此，护士上岗时不能佩戴饰品，如戒指、手链、手镯、耳饰；也不能过分装饰，如将头发染成流行色，留怪异发型和过分化妆；不宜留长甲及涂染手指、脚趾甲。

（四）出入病区的便装要求

作为护理工作者，着装应当体现出职业特点、性格特征和固有的魅力。护士出入病区的便装也要格外注意，因与工作协调一致，应以优雅朴素、端庄大方、清淡含蓄为主色调，体现护士的美丽端庄、稳重大方，给人以文静、安详的感觉。护士的服饰打扮，往往影响着自己的整体形象，也关系着服务对象对她的评价和接受程度。因此，护士在病区上班时，不穿过分暴露、不雅观的时装，如露脐装、吊带装、超短裙、迷你裤、拖鞋等出入病区。男护士不能穿背心、短裤到病区。

【思考与实践】

一、课后思考

1. 按着装的 TPO 原则，如何选购自己的服装，在各种场合展现自己良好的形象?

2. 谈谈你对着护士装不准佩戴饰物的理解。

3. 护士出入病区的便装有什么要求，为什么要这样要求?

4. 结合个人的实际，根据服饰搭配技巧和经验，谈谈如何购建自己的衣柜?

二、案例思考

案例1　小林是一位新来的临床护士，为了给同事及患者留下美的印象，去医院上班时小林都非常注意自己的着装打扮，一天小李穿了一双时尚的高跟凉鞋和一件红色连衣裙，身上佩戴的耳环及项链都很协调，打扮很得体，来到病房按要求换上了护士鞋、护士服。

思考提示

1. 你认为这样的着装打扮能博得大家的认可和喜爱吗?

2. 作为护士应该怎样穿衣打扮自己才能被人们接纳和喜欢?

案例2　某护校毕业生小王，专业考试成绩优秀，用人单位对其较扎实的专业基础很满意，面试时，为了能给招聘单位的主考官们留下好的印象，在自己的着装上很是下了工夫，穿一紧身的时装，佩戴一条粗粗的珍珠项链，手上还戴了几个手镯，穿白色高跟鞋，还染了淡黄色的头发，打扮也很得体。结果没有被聘用。

思考提示

1. 小王在仪表、服饰上犯了什么禁忌?

2. 你认为作为一名毕业的护士在应聘时，服饰上应注意什么?

练习　各位同学们按护士着装（护士服、燕帽、口罩、袜子、护士鞋、胸牌、发型发饰、淡妆）的具体要求，穿戴好并相互纠正，以小组展示，同学们进行点评指出好的或不好的方面。

（雷容丹）

第五章

护士仪态礼仪

👉 [学习目标]

1. 掌握规范的举止。

2. 了解仪态礼仪的作用和实训要求。

3. 提高学生仪态显现的规范性和礼貌度，了解学习仪态礼仪对塑造护理人员形象的重要性。

第一节　仪态礼仪概述

达·芬奇说过"从仪态了解人的内心世界，把握人的本来面目，往往具有相当的准确性与可靠性"。仪态是指人们身体所呈现出的各种姿态，它包括举止动作、神态表情和相对静止的体态。在活动中或交往过程中所表现出来的各种姿态可以表现出人类特有的形象美。护理工作者在工作中展现文明、优雅、敬人的仪态不仅表达对他人的尊重，同时也能为患者带来美的享受，使护理工作获得良好的效果。

一、仪态礼仪的作用

仪态如同一种无声的语言，表现着人类的思想感情变化，而且它更富有真实性。护理人员文明、规范、优雅、美观的仪态能树立护士良好的形象，增强病人的信任度，提高病人的依从性，能让护士在和患者的交往中赢得理解、好感和信任。

1. 无声的体态语比有声的口头语表达的内容更丰富、更真实

仪态是一种无声的语言，能表达人类的思想感情变化以及对外界的反应，并且更富有连续性、多样性、深刻性、真实性和可靠性。奥地利作家茨威格说："在泄露感情的隐私上，手的表现是最无顾忌的。"如当患者极度痛苦的时候，护士紧握患者的手给予安慰和支持，往往能比单纯的语言更好地表达护理人员的人文关怀之情。

2. 仪态在人们的交往中具有独特的沟通作用

仪态的沟通作用表现在：可以表达口语难以表达的信息，使对方免于窘态；可以

代替口语来与对方交流沟通，可以辅助口语达成"言行一致"的效果，使思想得以强化、深刻；可以适应本人的心理、生理需要；可以发出暗示，调节双方关系，使对方做出积极反应。在护患沟通中，由于疾病的影响或在某些特定的环境下，患者与护理人员只能通过无声的言语传递信息，这时用手势、体态等可以表达对患者的关心和照顾。

3. 体态语能够表达有声语言所不能表达的真实情感

仪态得体与否，直接反映出人的内在素养。仪态的规范到位与否，也影响着他人对自己的印象和评价，仪态就像一面折射透视镜，往往能成为人们真情实感的流露，能使人既见其表又窥其内。

4. 体态美有助于展现风采，树立美好的自我形象

人们所推崇的气质、风度就是指训练有素的、优雅的、富有魅力的仪态。护理行业是最能发挥力与美的职业，训练有素的举止，得体的护士风度，能显示出护士良好的素质与职业特点，并给人们留下温和、善良、仁爱的"白衣天使"形象。

5. 仪态美有助于加深对方的第一印象

英国哲学家培根说："在美的方面，相貌的美高于色泽的美，而秀雅合适的动作美又高于相貌美"。所以，文明、优雅、敬人的仪态往往能够在与人交往时留下深刻的第一印象。

二、仪态礼仪的实训要求

护理人员的仪态要求："坐有坐姿，站有站相"，即要求做到文明、优雅、敬人。所谓文明，是要求举止自然、大方、高雅脱俗，有意体现自己良好的文化教养。所谓优雅，是要求仪态美观，得体适度，不卑不亢，赏心悦目，风度翩翩，颇具魅力。所谓敬人，是要求仪态礼让他人，体现出对他人的尊重、友好与善意。

第二节 仪态礼仪

一、站姿

站姿又称立姿，是人在站立时所呈现的一种姿态，站姿包括基本站姿、小八字步站姿、丁字步站姿、点式丁字步站姿。

（一）站姿要求

站姿的基本要求为：两脚并拢，膝盖相碰，下长上压（指使下肢、躯干肌肉的线条向上伸挺，两肩平而放松下沉），前后相夹（指臀部夹紧向前发力，腹部收缩向后发力），左右向中（自己感觉身体两侧肌肉群从头至脚向中间发力），两臂下垂，手指并拢，双眼平视，嘴微闭合，下颚微收，面带笑容。

（二）站姿要领

站姿的基本要求为挺、直、高、稳。挺：头部端正，双目平视，颈直背挺。直是指腰直、腿直，后脑勺、背、臀、脚后跟成一条直线。高是指重心上拔，尽可能显高，挺胸收腹，脖子向上拉直。稳是指站立时身体平稳、身体的重心要落在两脚之间。

（三）站姿效果

采取基本站姿后，其站立的姿态从正面看应达到头正、肩平、身直的效果，侧面看，显示出含颌、挺胸、收腹、直腿的轮廓线。正确的站姿挺直、舒展，站得直、立得正，棱角分明，线条优美，表情明朗，精神焕发。

（四）男女不同站姿

1. 女士站姿

（1）基本站姿　头正，颈直，两眼向前平视，闭嘴，下巴微收，双肩要求微向后张，挺胸收腹，上体要求自然挺拔，挺胸收腹时要注意夹臀，两臂自然下垂，手指并拢，自然微屈，中指压裤缝，两腿挺直，膝盖相碰，脚跟并拢。

（2）小八字步　双脚呈"V"字型（两脚尖张开的距离约为一拳），右手握住左手，拇指交叉，右手食指微微翘起，垂放在腹前脐下 1 寸或脐上 1 寸，站立时要保持身体挺直，腹部要收，臀部不能翘起，肩膀要平，下巴要内收。女士四指并拢，虎口张开，双臂自然放松，将体现女性线条的流畅美。脚跟并拢，脚尖分开呈"V"字形。

（3）丁字步　在小八字步基础上移动右脚（或左脚）跟至另一脚内侧凹部，两脚互相垂直呈"丁"字步，肩位可相应改为二位或八位肩，身体各部位要求同小八字步（图 5 - 1）。

（4）侧脚位点式丁字步　是在小八字步基础上使右脚或左脚向后拉开一脚的距离，以脚尖点地，肩位可相应改为二位肩或八位肩。右脚后点为右侧脚位点式丁字步，左脚后点为左侧脚位点式丁字步。

2. 男士站姿

（1）基本站姿　与女士基本站姿要求相同。

（2）八字步　双脚呈"V"字型。

（3）双脚平行分开不超过肩宽，右手搭在左手上，自然贴于臀部。

（五）禁忌的站姿

1. 全身不够端正　古人对站立的基本要求是"站如松"，强调的就是站立时身体要端正，避免头歪、肩斜、臂曲、胸凹、腹凸、背弓、臀撅、膝屈。

2. 双腿叉开过大　站立过久，可采取稍息的姿态，双腿可以适当叉开一些。但出于美观与文明方面的考虑，在他人面前双腿切勿叉开过大，女士尤其应当谨记。双腿交叉，即别腿，

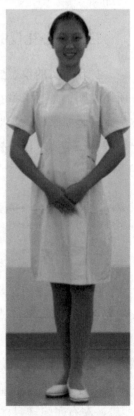

图 5 - 1　丁字步

亦不美观。

3. **双脚随意活动** 人在站立时，双脚肆意乱动。例如，不应用脚尖乱点乱划，双脚踢来踢去，蹦蹦跳跳，用脚去勾东西、蹭痒痒，脱下鞋子把脚"解放"出来，或是半脱不脱，脚后跟踩在鞋帮上，一半在鞋里一半在鞋外。

4. **表现自由散漫** 站得久了，若条件许可，应坐下休息。但不应站没有站样，不要在站立时随意扶、拉、倚、靠、趴、踩、蹬、跨，显得无精打采，自由散漫。

（六）站姿的训练方法

1. **靠墙训练** 把身体背着墙角站好，若后脑、肩、臀及足跟均能与墙壁紧密接触，说明站立姿势是正确的，假若无法接触，那就是站立姿势不正确。

2. **背靠背训练** 两人一组，背靠背站立，使双方的头部、肩胛骨、臀部、小腿、足跟相贴，并在两人的肩部、小腿上等相靠处各放一张卡片，不能让卡片掉下来。

3. **顶书练习** 颈部自然挺直，下颌向内收，目光平视，面带微笑，把书本放在头顶，使头、躯体保持平稳。

二、手姿

手是人身体上最灵活自如的一个部位，手姿则是体语中最丰富、最富有表现力的动作。手姿具有很强的心理倾向性和表达力，通过使用正确的手势引导病人，可以表达护士职业的礼仪素养。

（一）基本手姿

1. **垂放** 垂放是最基本的手姿。其做法有：双手自然下垂，掌心向内，叠放或相握于腹前；双手自然下垂，掌心向内，分别贴放于大腿两侧。

2. **持物** 持物，即用手拿东西。持物时动作应自然、五指并拢，用力均匀。不应翘起无名指与小指，以免显得成心作态。

3. **鼓掌** 鼓掌是用于表示欢迎、祝贺、支持的一种手势，多用于会议、演出、比赛或迎候嘉宾。其做法是以右手掌心向下，有节奏地拍击掌心向上的左掌。必要时，应起身站立。不允许"鼓倒掌"，以此表示反对、拒绝、讽刺、驱赶之意。

4. **指示** 这是用于引导来宾、指示方向的手势。即以右手或左手抬至一定的高度，五指并拢，掌心向上，以其肘部为轴，朝向目标伸出手臂。掌心向上，表示诚恳、谦虚之意。在护理工作中，落落大方地运用正确的引导姿势，用优美的引领姿态展现"尊敬"和"请"的敬意，使病人安全、准确到达目的地，会给病人留下真诚服务的深刻印象（图5-2）。

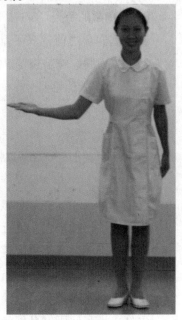

图5-2 手姿（指示）

5. 握手 握手它是人与人交际的一个部分。握手的力量、姿势与时间的长短往往能够表达出不同礼遇与态度，显露自己的个性，给人留下不同的印象，也可通过握手了解对方的个性，从而赢得交际的主动。

握手时，距离受礼者约一步，上身稍向前倾，两足立正，伸出右手，四指并拢，拇指张开，向受礼者握手。注视对方，微笑致意或简单问候、寒暄，不可左顾右盼。握手的时间以 1~3 秒为宜。握手顺序按照"尊者为先"的原则。

6. 递接物品 递接物品是日常生活工作中常见的举止动作，但这一小小的动作往往却能给人留下难忘的印象。

从礼貌的角度，即使单手能拿的东西，在长辈面前，也应该双手接递。而如果在特定场合下或东西太小不必用双手时，一般要求用右手递接物品。递笔、刀、剪之类尖利的物品时，需将尖端朝向自己握在手中，而不要指向对方。递书、文件、资料、名片等，字体应正对接收者，对方双手接过物品后，应向递物者说声"谢谢"。

（二）禁忌的手姿

1. 易于误解的手姿

易被他人误解的手姿有两种：一是个人习惯，但不通用，不为他人理解；二是因为文化背景不同，被赋予了不同的含义。比如，伸起右臂，右手掌心向外，拇指与食指合成圆圈，其余手指伸直这一手姿，在英美表示"OK"，在日本表示钱，在拉美则表示下流，不了解的人就容易误会。

2. 不卫生的手姿

在他人面前搔头发、掏耳朵、挖耳屎、抠鼻孔、剔牙齿、挠痒痒、摸脚丫等这样一些手姿，均极不卫生，令人恶心，自然是不当之举。

3. 不稳重的手姿

在大庭广众之前，双手乱动、乱摸、乱举、乱扶、乱放，或是咬指尖、折衣角、抬胳膊、抱大腿、挠脑袋等，亦是应当禁止的不稳重的手姿。

4. 失敬于人的手姿

掌心向下挥动手臂，勾动食指或除拇指外的其他四指招呼别人，用手指指点他人都是失敬于人的手姿。其中指点他人，即伸出一只手臂，食指指向他人，其余四指握拢，有指斥、教训之意，尤为失礼。

三、坐姿

坐，作为一种举止，也有着美与丑、优雅与粗俗之分，端庄、优雅的坐姿能表现一个人的体态美感和文化修养。

（一）坐姿要求

坐姿一定要端正安稳，表现出安详、庄重、优雅的风度。

就座，即走向座位直到坐下这一整个过程。就座由一系列过程所构成，社交礼仪对其中的各个重要环节均有规范。

（1）注意顺序 若与他人一起入座，则落座时一定要讲究先后顺序，礼让尊长。就座时合乎礼仪的顺序有 2 种：一是优先尊长，即请位尊之人首先入座。二是同时就座，它适用于平辈人与亲友、同事之间。无论如何，抢先就座都是失态的表现。

（2）讲究方位 无论是从正面、侧面还是背面走向座位，通常都讲究从左侧走向自己的座位，从左侧离开自己的座位，它简称为"左进左出"，在正式场合一定要遵守。

（3）落座无声 入座时切勿争抢。在就座的整个过程中，不管是移动座位还是放下身体，都不应发出嘈杂的声音。不慌不忙，悄无声息本身就体现着一种教养。调整坐姿同样也不宜出声。

（4）入座得法 就座时应转身背对座位。如距其较远，可以右脚后移半步，待腿部接触座位边缘后，再轻轻坐下。着裙装的女士入座，通常应先用双手拢平裙摆，随后坐下。

（5）离座谨慎 离座亦应注意礼仪序列，不要突然跳起，惊吓他人。也不要因不注意而弄出声响，或把身边东西碰翻。

（二）坐姿种类

1. 基本坐姿

上半身挺直，下巴向内收，脖子挺直，两肩要放松，胸部挺起，并使背部和臀部成一直角，双膝并拢，脚跟靠紧，只坐椅子的 1/2～2/3，双手交叠自然地放在大腿上。女士双脚并拢，上身与大腿、大腿与小腿、小腿与地面皆呈 90°直角；男士可双脚打开与肩同宽，双手分别置于两腿近膝部位。

2. 丁字步坐位

适合于女士的坐姿，大腿并紧后，两脚呈丁字步。

3. 坐位点式丁字步

是适合女士的优美坐姿，大腿并紧后，向前伸出左腿，右腿屈后，两脚脚掌着地，双脚前后保持在同一条直线上。

4. 侧坐位点式丁字步

是适于女士的优美坐姿，大腿并紧后，向斜前方伸出腿，另一条腿屈后，两脚脚掌着地，双脚前后保持在同一条直线上（图 5-3）。

5. 小叠步正坐位

在非正式场合，允许坐定之后双腿叠。双腿交叉叠放时，应力求做到膝部之上的部位要并拢。双腿斜放，与地面构成 45°夹角为最佳。

6. 侧坐位平行步

适用于穿裙子的女士在较低处就坐使用。双膝先

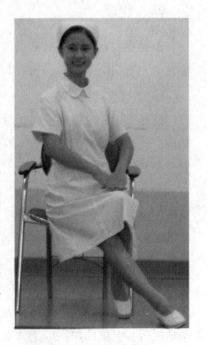

图 5-3 侧坐位点式丁字步

并拢，然后双脚向左或向右斜放，力求使斜放后的腿部与地面呈45°。

7. 侧坐位平行叠步

适合穿短裙的女士采用，造型优雅，有一种大方高贵的美感。将双腿完全地一上一下交叠在一起，交叠后的两腿之间没有缝隙。双腿斜放于一侧，斜放后的腿部与地面呈45°，叠放在上的脚尖垂向地面。

（三）禁忌坐姿

1. **头部**　坐定之后不允许仰头靠在座位背上，或是低头注视地面。左顾右盼，闭目养神，摇头晃脑亦不许可。

2. **上身**　不允许坐定之后上身前倾、后仰、歪向一侧，或是趴向前方、两侧。

3. **手臂**　坐下之后，不应以双手端臂，双手抱于脑后，双手抱住膝盖，以手扶腿、摸脚。双手应尽量减少不必要的动作，不要摸摸、碰碰、敲敲、打打，双手夹在大腿中间也应避免。

4. **腿部**　双腿切勿在坐好后敞开过大。不要在尊长面前高翘"4"字形腿，即不要将一条小腿交叉叠放于另一条小腿之上。双腿不要伸直开去，也不要反复抖动不止。不要躺在座位之上，或把腿架在高处。

5. **脚部**　切勿在坐定后将脚抬得过高，以脚尖指向他人，或是使对方看到鞋底，不要在坐下后脱鞋子、脱袜子，或是将脚架在桌面上、勾住桌腿，翘到自己或他人的座位上。不要以脚踩踏其他物体。双脚不要交叉，不要将其摆成"外八字"，更不要两脚脚跟着地，脚尖朝上，摇荡、抖动不止。

四、走姿

走是我们在生活中最常见的动作，走姿属于一种动态的美。走姿又称步态。走姿要求"行如风"，是指人行走时，如风行水上，有一种轻快自然的美。

（一）走姿要求

良好的走姿应当起步时，身体微向前倾，身体重心落于前脚掌，行走时做到精神饱满，收腹直腰，头正肩平，双目平视，步幅均匀，步速适中，步伐稳健，步履自然，富有节奏感。

男、女步态风格有别。男子的走姿应步伐稍大，步伐应矫健、有力、潇洒、豪迈，展示阳刚之美；女子的走姿则步伐略小，步伐应轻捷、娴雅、飘逸，体现阴柔之美。

不同场合，走姿的步态要有所区别。工作时，步幅不宜太大，但要求频率稍快。不能以跑代走，只宜快步走。室内，轻而稳；散步，轻而缓；婚礼、庆典，宜欢快、轻松；丧礼，宜稳重、缓慢。在医院里，护理人员的步伐应该避免拖脚走路或步声沉，影响病人的休息；巡视病房或者到病房进行治疗时，应做到步履轻稳；在病房出现紧急情况时，沉稳的加快步速，步伐轻盈快捷，表现出"急病人所急"的工作作风。使工作紧张有序，忙而不乱，增加病人的安全感。

（二）走姿的效果

正确的走姿要求上部身体平稳，双臂摆动与双腿的行走协调；前后、左右行走动作要求对称，做到抬足有力，干净利落，柔步无声，步幅均匀，有节奏感，呈现行走时的形态美。

（三）行走时注意事项

1. **上下楼梯**　上下楼梯时，均应单行行走，右上右下。若为人带路，应走在前头，与尊者一起下楼梯时，应主动行走在前。

2. **进出电梯**　进出电梯注意出入顺序，与不相识者同乘电梯，进入时要讲先来后到，出来时则应由外而里一次而出，不可争先恐后。与尊长、女士、客人同乘电梯时，则应视电梯类别而定：进入有人管理的电梯，应主动后进后出。进入无人管理的电梯，则应当先进后出。

3. **出入房间**　无论是出房门还是入房门，都应以手轻推、轻拉、轻关，绝不可以身体的其他部位代劳。进门时，如已有人在房内，则始终应面向对方，出门时同样面向房内之人，不以背示之。在一般情况下，应请尊长、女士、来宾率先进入房门，并主动替对方开门或关门。若出入房间时恰逢他人与自己方向相反出入房间，则应主动礼让。一般是房内之人先出，房外之人后入。倘若对方为尊长、女士、来宾，亦可不遵此例而优先对方。

4. **通过走廊**　通过走廊，一般应当单排行进。主动走在右侧，缓步轻行，悄然无声，切勿快步奔跑，大声喧哗。

5. **排队**　排队自觉与否虽区区小节，却能反映出人格的一个侧面。要养成排队的良好习惯。需要排队的时候，要保持耐心，自觉地排队等候。不要起哄、拥挤、插队或破坏排好的队列。排队按照先来后到，依次而行。排队时，均应缓步而行，人与人之间最好要保持 0.5 ~ 1m 的间隔。

（四）禁忌的走姿

1. **瞻前顾后**　在行走时，不应左顾右盼，尤其是不应该反复回过头来注视身后。另外，还应力戒身体乱晃不止。

2. **声响过大**　在行走时用力过猛，搞得声响大作而妨碍其他人，会令人感觉粗鲁，没教养。

3. **八字步态**　在行走时，若两脚脚尖向内侧伸构成内"八字步"，或两脚脚尖向外侧伸构成"外八字"步都很难看。

（五）行为训练方法

1. **训练步、位步幅**　在地上画一条直线，行走时检查自己的步位、步幅是否正确，纠正"外八字"或"内八字"及脚位过大或者过小。

2. **训练协调性**　配以节奏感较强的音乐，行走时注意掌握好行走的速度、节拍，保持身体平衡，双臂摆动对称，动作协调。

五、蹲姿

（一）蹲姿要求

站在所取物品旁边，不要低头、弓背，双腿靠紧，臀部向下，上身挺直，使重心下移。女士绝对不可以双腿敞开而蹲。在公共场所下蹲，应尽量避开他人的视线，尽可能避免后背或正面朝人。

（二）蹲姿的效果

优雅的蹲姿一般采取高低式蹲姿和交叉式蹲姿。恰当蹲姿的过程要表现出舒缓、得体、从容，给人以稳重、大方的感觉。

（三）蹲姿种类

1. 高低式蹲姿

高低式蹲姿（图5-4）适用于男士和女士。其要求是：下蹲时，双腿不并排在一起，而是左脚在前，右脚稍后。左脚应完全着地，小腿基本上垂直于地面；右脚则应脚掌着地，脚跟提起。此刻右膝低于左膝，右膝内侧可靠于左小腿的内侧，形成左膝高右膝低的姿态。臀部向下，基本上用右腿支撑身体。

2. 交叉式蹲姿

交叉式蹲姿通常适用于女性，尤其是穿短裙的人员，它的特点是造型优美典雅。其特征是蹲下后以腿交叉在一起，其要求是：下蹲时，右脚在前，左脚在后，右小腿垂直于地面，全脚着地，右腿在上，左腿在下，两者交叉重叠；左膝由后下方伸向右侧，左脚跟抬起，并且脚掌着地；两脚前后靠近，合力支撑身体；上身略向前倾，臀部朝下。

蹲位时避免正面面向他人下蹲，距人过近；避免背对他人下蹲或双腿平行分开下蹲。

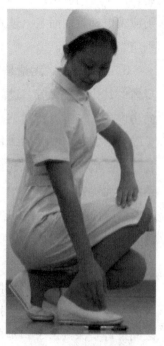

图5-4　高低式蹲姿

3. 半蹲式蹲姿

半蹲式蹲姿多于行进之中临时采用。基本特征是身体半立、半蹲，其要求是：在下蹲时，上身稍许弯下，但不宜与下肢构成直角或锐角；臀部向下而不是撅起；双膝略为弯曲，其角度可根据需要可大可小，但一般均应为钝角；身体的重心应放在一条腿上。

4. 半跪式蹲姿

半跪式蹲姿又叫单跪式蹲姿。它是一种非正式蹲姿，多用于下蹲时间较长，或为了用力方便之时。它的特征是双腿一蹲一跪，其要求是：下蹲之后，改为一腿单膝着地，臀部坐在脚跟之上，而以其脚尖着地；另外一条腿则应当全脚着地，小腿垂直于地面；双膝应同时向外，双腿应尽力靠拢。

第三节 护士仪态礼仪要求

护士规范、优雅、得体、敬人的仪态可使患者感到被理解、被尊重，心理上得到安慰，情感上获得愉悦，使护患交往在情感交融中进行，同时也为医院塑造了良好的形象。因此，护患交往中应运用优美、自然的仪态来缩短彼此之间的心理距离，创造和谐、温馨的良好氛围，达到沟通情感的最佳状态。

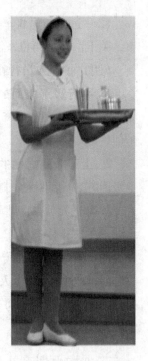

图 5 - 5 持治疗盘方法

一、护士常用仪态的基本要求

（一）持治疗盘

1. 方法

手持治疗盘时手指不可接触治疗盘的内面，双手托住治疗盘的外侧面，肘关节呈 90°，拇指和食指放在治疗盘的两侧面，其余手指托住治疗盘的底部。双肘紧靠两侧躯干，治疗盘与护士的工作服保持一拳距离，托治疗盘呈水平状（图 5 - 5）。

2. 注意事项

（1）持治疗盘行走中迎面遇到病人，应向左或右侧方让开一步，请病人先行。

（2）持治疗盘不可倾斜；双手拇指不能触及盘的内面；盘缘不可触及护士服。

（3）持治疗盘时应该用肩部或肘部将门轻轻推开。

（二）持病历夹

1. 方法

病例夹的 1/3 和 2/3 交界处，手持治疗夹，前臂屈曲，与地面垂直，使治疗夹与躯干呈锐角。治疗夹与躯干呈一定角度左手持治疗夹上中部，右手持治疗夹下部。打开治疗夹时，左手将治疗夹移至胸前，右手从治疗夹上缘中央滑动至治疗夹的右角，打开治疗夹。处理医学文件时，取钢笔书写，再还原钢笔和治疗夹，呈基本的姿势。

2. 注意事项

（1）不可随意拎着病历夹走来走去。

（2）持病历夹时，不应做与治疗无关的事情。

（三）推治疗车

1. 方法

身体与治疗车保持 15 ~ 30cm 距离，双手扶住车把手平稳前行。入室前，推开房门，平稳进入房间，再推至病床前或治疗室进行治疗、护理工作。手推治疗车时两手用力均匀，身体自然前倾，不可靠在治疗车的边缘行进（图 5 - 6）。

2. 注意事项

（1）推车在走廊和对面的病人相遇时，应先将车推在一侧，请病人先行。

（2）进门前先将车停稳，用手推开门后，推车入室，关上门后，再推车至病床旁。

（四）护理人员行礼礼仪

1. **平行级别之间的行礼**　一方行礼，取规范站姿，身体鞠躬15°～30°，对方回礼，鞠躬15°～30°，随即恢复姿态。

2. **上下级别之间的行礼**　下级行礼，鞠躬30°；上级回礼，鞠躬15°，随即恢复原姿态。

仪态是展示自己才华和修养的重要外在形态，训练有素的护士体态要求有良好的站姿、端庄的坐姿、稳健的行姿、典雅的蹲姿、熟练而有序的操作等等，良好的体态语言可给人以温文尔雅、彬彬有礼的美感，使病人可在护士动态的护理中受到感染，感到心情舒畅，情绪稳定。

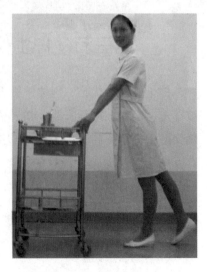

图5-6　推治疗车方法

二、护士仪态礼仪的培养

作为一名合格的护士，不但要以南丁格尔为榜样，还要以希波克拉底誓言为准则，不断地进行修身立德，具备全心全意为患者服务的责任感和事业心，自觉培养良好的职业道德观念和敬业精神。时时、事事、处处为患者着想，以患者为重，才能对护理工作有高度负责的责任心，才能在工作中自然流露出真情实感。展现自然的优雅体态，给患者带来舒适感和安全感，增进护患双方之间的协调配合，达到事半功倍的治疗效果。

注重文化知识培养，全面提高个人的文化素质。

理解和感悟礼仪在护理工作中的重要意义，自觉地按照礼仪的基本要求去规范自身的言行举止，培养自身的形象意识，使自己在护理实践过程中时刻保持良好的精神状态，使自己在护理实践中充满自信心、自尊心、责任心。

（二）把握灵活机动的原则

护士礼仪的许多规范是具体、严肃而又程序化、形式化的，但这并不意味着它是一成不变的。在礼仪的运用上要根据患者的身体状况，视病情、民族、生活习惯、周围环境、文化层次等灵活运用，使举止礼仪做到得体、自然、有礼有节，达到护士举止实施的高水准、高水平。

在医院竞争日益激烈的今天，护士礼仪作为技术服务的附加服务越来越被患者所关注，护理行为的优雅、得体、稳重、端庄、大方、优美等也将成为影响医院在社会公众中总体形象的重要因素。

【思考与实践】

一、课后思考

1. 护士仪态有哪些要求和注意事项？

2. 练习推车、持病历本、端治疗盘的规范动作。

3. 设定护理工作情景，进行护士仪态礼仪的角色扮演，在扮演中融入规范的仪态礼仪。

4. 小组讨论：如何在工作中灵活运用规范、优雅、得体的仪态礼仪。

二、案例思考

接诊护士接到急诊室电话，有位急性胰腺炎患者急诊入院，护士做好准备工作迎接患者。患者被抬进病房时面色苍白，大汗淋漓，面容痛苦。此时，甲护士不慌不忙，微笑对患者家属说："请不要着急，我马上通知医生。"说完慢悠悠地走了出去。乙护士半靠着桌子，一手叉腰说道："她去叫医生了，等着吧。"丙护士轻拍患者的背，用关注的眼神，观察患者的瞳孔，熟练地为患者测量生命体征，并不时地安慰患者和家属。

思考提示

1. 三位护士在接待患者时的态度有何不同，她们应用了哪些仪态，有何不妥之处？

2. 假如你是接诊护士，面对这个案例怎么做？

（李艳霞）

第六章

护士工作礼仪

☞ [学习目标]

1. 掌握门诊、急诊护士的接待礼仪。
2. 掌握入院护理礼仪。
3. 熟悉护理治疗工作中的礼仪。
4. 熟悉患者住院中的礼仪。

护理工作是爱心和艺术的结合，护士是保护和促进人类健康的白衣天使。这就要求护理人员必须不断地充实自我，在护理工作中既能用丰富的科学知识和技能为患者提供优质的医疗护理服务，又能有良好的礼仪修养为每一个需要健康帮助的人提供全方位的护理服务，以最佳的精神面貌和温文尔雅的形象面对护理工作，做文明礼貌的"健康使者"。

第一节 门诊护士工作礼仪

门诊是医院面向社会的窗口，是患者与医护人员接触的第一关。医院服务质量的高低，人们首先是从门诊工作人员的工作态度来衡量的，而在门诊与患者接触最多的就是门诊护士。因此，门诊护士的工作态度、礼仪修养，往往也就成了医院形象的代表，加强门诊护理工作人员的礼仪培训显得至关重要。

一、接诊礼仪

（一）接诊礼仪的标准

接诊礼仪的标准主要体现在护理工作人员的主动性上，即主动问候、主动迎接、主动接诊、主动询问、主动帮助、主动导医、主动服务、主动配合。

病人来医院就诊，客观上存在一种被动、祈求的依赖心理，由于患病和环境陌生，易产生孤独感和恐惧感，希望得到医护人员的重视、同情和关心。因此，护士应注意自己的言行举止，主动热情给病人提供优质的服务，使其得到及时的诊断和治疗。

（二）接诊礼仪的基本要求

1. 仪表文明端庄

护士的仪表应文明端庄，衣冠整齐。护士上岗着装要合适得体，工作服必须清洁平整，内衣、裙边、领边不应露在护士服外。胸牌佩戴清晰、端正，发饰素雅端庄。给病人以文明、大方、高雅的感觉，留下良好的第一印象。

2. 语言礼貌规范

护士与病人接触时，必须做到语言礼貌规范，态度热情诚恳，语气和蔼亲切，声调柔和悦耳。针对不同的对象使用相应的称谓，多使用礼貌性用语，如"请、您好!"等，有利于融洽护患关系。

3. 表情热情真诚

护士与病人接触时，应面带微笑，热情真诚，由衷地表达出对病人的关爱之情。如眼睛是心灵的"窗口"，护士可通过这个窗口向病人传递语言所不能充分表达的信息。亲切、和蔼的眼神，可使病人精神振奋，增加信任感和安全感，增强抗病的信心。

4. 举止文雅大方

护士的举止是一种无声的语言，站、坐、行的姿态，操作的动作等是护患之间非语言沟通的重要内容。门诊护士举止应端庄规范，文雅大方。在进行护理操作时，动作应熟练、轻、稳，协调准确。

（三）门诊导诊礼仪

1. 主动介绍，热情接待

对大多数病人而言，医院是一个陌生的环境，病人希望通过与护士的交流，了解医院环境、医疗水平、诊治医生的情况和其他相关信息。护士应主动、热情接待病人，可向病人介绍医院的概况，相关的专科特色，本院的服务宗旨，营造温馨友善、互助有序的就诊环境。

2. 指引方向，提供方便

门诊病人从挂号到就诊、做各项辅助检查、交费取药等要经过几个环节和几个不同的场所，需要护士引导和帮助时，护士应详细地说明行走的路线和方位。特殊情况可由护士全程带领，对病情较重或行走不便的病人，要主动用轮椅或平车协助护送。如见到年老体弱、行动不便的就诊者，护士应亲切招呼，"您好! 让我来帮您好吗?"在语言沟通的同时，配以副语言，如立即走到就诊者身边，搀扶或给予轮椅，必要时帮就诊者挂号，安排就诊，交费取药。

3. 沟通协调，化解纠纷

对前来投诉的就诊者稳定其情绪，耐心倾听诉说，向就诊者致歉，并做好解释工作，必要时请相关部门协助解决。如就诊者情绪激动来投诉时，护士可亲切称呼"您好! 请问有什么可以帮助您吗? 您请坐，先喝点水，别着急，慢慢说"在患者陈述事件后，可说"请您放心，您的建议我会转告相关部门，不断改进工作的"。最后可以对患者说："谢谢，请慢走。"配之以副语言，如给投诉者让座倒水，耐心倾听并记录他

（她）反映的情况，及时向上级汇报。

（四）门诊分诊礼仪

（1）门诊分诊要求做到及时、准确　对每一位来就诊的病人，应目视，微笑主动问候。

（2）病人有书写能力的，提供笔让病人填写病历本首页信息　可以指导病人如何填写，如："请您按病历本上的信息要求填写清楚"。当病人书写困难时，可以主动帮助病人填写。如："请把您的病历本给我，我帮您填写一下"。

（3）组织就诊，灵活机动　病人挂号后到各科室候诊、就诊，护士除按先后次序组织就诊外，应随时观察候诊病人的病情，对特殊病人要主动给予特殊照顾，如高热、高龄、急重症、临产妇、剧痛、呼吸困难等，可视情况给予提前诊治或送急诊科处理。必要时注意向其他待诊的病人做好解释，征得同意和理解。及时发现危、重、急症或病情变化的患者并积极配合医生抢救。

（4）维持候诊秩序，保持诊区安静有序　劝解大家到等候区时要适当运用目光语言、肢体语言，使候诊者理解配合。如"请您坐下来等候，待会显示屏会叫到您的名字"、"您好！请不要大声说话，保持诊区安静，谢谢配合。"

（5）护士看到候诊病人有不安或急躁情绪时，主动询问　护士要及时和候诊病人沟通，如"您需要我的帮助吗？"或"请耐心再等一会儿，今天病人确实很多，我们会尽快安排的"。遇有情绪激动的病人，根据不同的情况妥善处理，避免冲突，不能置之不理、冷漠对待。接待患者投诉时应耐心，诚恳地听取患者意见，解释得当。对于医护人员行为不当引起的投诉，给予道歉以得到谅解，不卑不亢，对患者的困难给予及时帮助。遇到挂号满后或医生停诊时，应主动为患者解决问题，不推托，尽量给出几种方法让患者选择。

（6）健康教育，形式多样　病人到候诊室等候就诊，护理人员可利用候诊时间，采用口头、图片、黑板报、电视录像或赠送宣传小册子等形式开展健康教育。由于病人在受教育程度、年龄、理解能力方面存在差异，护士语言要通俗易懂、语气温和，对病人提出的询问应耐心、热情地给予解答。

（五）检验单发放处服务礼仪

护士言语亲切、和蔼，耐心解释，掌握各种检验的分布和出结果的时间，熟悉常见检验结果的正常值，以便向就诊者解释，定期收集病人的意见，及时向上级反映。如看到就诊者向自己走来查找检验结果，语言沟通时可先亲切招呼："您好！您是来取检验结果的吗？请您将就诊卡或病历给我（可指导患者点击显示屏）"并向患者询问："请问您是什么时候验血的？验的是什么项目？"当找出患者的化验单后，交给患者，"请您拿好化验单，您的检验结果大致正常，您放心吧！"如检验单结果异常，告知病人到相关诊室找医生看结果。在此过程中，配和站起、微笑、电脑查询及打印化验单等动作。

如果患者来取化验单时，检验单尚未出结果，则向病人说明："您好！对不起，此项目检查需要×天才能出报告，麻烦您×号再来，好吗?"

二、治疗工作中的礼仪

对在门诊进行治疗的病人，要认真周到、关心体贴，合理安排秩序。在为患者进行护理治疗过程中，除了规范、娴熟的操作外，还应注意工作中的文明礼貌行为。

1. 进行治疗前

进行治疗前应礼貌地对患者做一些关于治疗措施的科学解释，要充分尊重患者的知情权，让患者了解治疗措施的意义。如要给一个发热患者进行肌内注射退热药时，可以这样向患者说明："××您好，您正在发热，长时间高热会损害人的大脑，同时会消耗体内大量水分，这对您的健康很不利，所以现在我要按医嘱给您注射退热药，我给您注射的是复方柴胡注射液，肌内注射，请您把裤带松开，做好准备……"注意在整个治疗操作过程中要求患者配合时一定要"请"字当先，不可以命令式的口气对患者说话。

2. 进行操作治疗时

进行治疗操作时既要严格执行操作规程，又要做到动作轻柔，神情专注，态度和蔼。当患者配合治疗结束后，还应当向患者致谢，并给予适当的安慰。如"谢谢您的配合。您现在需要好好休息，用药后一会儿就会感觉好些的，请不必担心。如果有什么不适可随时叫我。"整个治疗过程中都应注意保持举止有度，言谈有礼，即使遇上某些患者挑剔、为难也要保持冷静、耐心，始终以礼相待，要学习服务行业"顾客是上帝"的经营理念，把尊严留给患者。

3. 治疗结束患者离开前

患者在门诊治疗结束离开前，除了必需的医嘱交代外，还需礼貌地关心、嘱咐患者注意保重身体，给患者留下急需帮助时的联系办法，把患者送到诊室门外，说上几句祝福、送别的礼貌语，让患者来时痛苦、焦虑，去时舒畅、满意。如对于前来抽血的患者，可以先语言沟通，亲切称呼："您好! 请问您叫什么名字,"开始操作时，解释"我现在帮您抽血，会有一点痛，请您放松。我会轻轻地为您进针。"抽完后可交代"我已帮您抽完血了，需要按压进针口 10 ~ 15 分钟，请您不要移动棉签，谢谢! 请于××天后到检验发单中心取回检查结果。"如果就诊者已进食，而又需要采取空腹抽血时，可以向就诊者说明："对不起! 您的检查项目需空腹抽血，否则会影响检验结果，请您明天再来，好吗? 谢谢您的合作!"在此过程中，副语言包括熟练为就诊者抽血，操作过程中观察就诊者面色等情况以及正确指导取回检验结果的时间和地点等。

第二节　急诊护士工作礼仪

急诊科是医院的窗口，是抢救危重病人的第一线。急诊服务的对象是一个特殊的群体，当危重患者推进急诊科时，患者和家属焦虑、忐忑不安的心情交织在一起，他们把每一丝生的希望都倾注在医护人员的身上。所以,一名优秀的急诊护士,除掌握精湛、娴熟的护理操作技术外,优良的礼仪修养对完成急诊护理工作亦至关重要。

一、急诊护士素质要求

急诊室护士应具备精湛、娴熟的护理技术,健康的体魄、饱满的精神、高雅的仪态和积极向上的敬业态度,这对患者身心健康有着不可忽视的作用。

1. 娴熟的护理技术

急诊护士技术水平的高低不仅反映着医院的整体医疗水平,而且直接关系到患者的生命,对疾病转归起着至关重要的作用。因此,作为一名急诊护士,必须熟练掌握护理急救知识和护理操作技术,以应对复杂多变的急诊救护工作。

2. 健康的身体素质

急诊护理工作繁琐多样,节奏紧张,护理质量要求较高。护士除了完成全天正常的急诊治疗外,还需要有充沛的精力随时应付危急患者的抢救工作。因此,急诊科的护士必须拥有健康的体魄,才能有充沛的精力和充足的体力完成各项急诊救护工作。

3. 良好的礼仪修养

急诊患者是比较特殊的护理对象,对护士的仪表态度又十分敏感。在与急诊患者较短的接触时间里,护士洁净整齐的着装,高雅大方的仪表,端庄稳重的举止,体贴入微的言谈,以及良好的工作态度,对患者的心理有着明显的安抚作用,可以减轻患者紧张、恐惧心理,增强患者对医护人员的信赖感和战胜疾病的信心,使患者能配合抢救治疗工作,确保抢救的成功。

4. 沉着冷静、敏捷果断的工作作风

急诊科的工作具有很强的科学性和时间性,在紧张而繁忙的工作当中,护士必须有高度的责任心、熟练的操作技术、敏锐的观察力和处置应变的能力,养成沉着冷静、敏捷果断的工作作风,在抢救工作过程中,能够做到遇事不慌、沉着冷静、果断迅速地开展救护工作。

5. 团队协作精神

急诊科是风险最高的科室,患者及其家属多有情绪激动,甚至医护人员的安全受到威胁。在危急时刻,急诊护士要与医生配合,齐心协力抢救患者,及时沟通,分工合作。护士作为一个整体,积极做好家属工作,说明利弊,说明病情的危险性和重要性,使家属和患者的情绪得到控制,患者得到及时救治,尽快脱离危险。

6. 高度的法律意识

随着社会的发展,国家法律、法规的健全,病人的法律观念日益增强,对医疗服务质量、护理安全要求不断提高,护理工作稍有疏忽,就会造成病人的不满和投诉,甚至引起医疗纠纷。因此,急诊护理工作应严格遵循各项操作常规,牢固树立安全第一、质量第一的观念,增强法律、法规意识。

二、急诊接待礼仪

急诊护士面对的是紧急、危重的患者，因此，社会对他们的服务水准提出了更高的要求。急诊护士只有树立科学的服务理念，根据急诊护理工作的特点，针对病人不同的心理状态和实际情况，采取适当的接待和救护方式，提供及时、快捷的医疗急救服务。

1. 安慰解释，稳定情绪

急诊护士应针对急症病人紧张、惊慌和恐惧等情况，全力配合医生按急救程序进行救治。同时善于抓住时机，向病人及家属进行必要的解释和安慰，陈述利害，稳定病人及家属的情绪。

2. 抓紧时机，果断处理

急诊工作突出一个"急"字，时间就是生命，这就要求医护人员果断采取最佳的急救措施，始终保持急而不慌、忙而不乱。护士应迅速对伤病员进行救治处理。救治工作决策要果断，方法要正确，措施要得力，充分体现护理人员处理问题的及时性、针对性和有效性，以稳定病人和家属的情绪，增强病人及家属对护理人员的信任，争取得到更好的配合，有利于进一步的救护。

3. 急不失礼，忙不失仪

急诊护士必须有较强的应变能力。对急诊病人的接诊和处理应做到急不失礼，忙不失仪。急诊病人心理较为复杂，对医护人员的言谈举止非常敏感。急诊护士语言要把握分寸，语气要柔和礼貌，态度应和蔼热情，举止有度。为了有效地抢救生命，要有严格的时间观念，动作敏捷规范，判断情况准确，处理问题果断利落，言谈到位，注意简单明确。当遇到几位病人同时都有需求的时候，护士要根据轻重缓急，先解决最急需解决的问题，同时委婉有效地进行协调，避免病人之间的纠纷。

三、急诊救护礼仪

危重、急症病人入院后，争取在最短的时间内，用最有效的措施进行救护，为进一步诊治争取时间。此时，急诊护士就需要将平时学习、积累的知识和经验充分发挥出来，尽快为抢救工作铺设绿色通道。

1. 充分准备

急诊工作具有紧急性和不稳定性的特点，要求诊治物品的准备要做到"五定"，即定数量品种，定点放置、定人保管、定期消毒灭菌、定期检查维修。急诊护士在日常工作中要保证诊治物品的"五定"原则，熟悉抢救物品性能和使用方法。

2. 主动迎接

护士主动迎接病人并询问病情。"您哪里不舒服请告诉我好吗？"当病人病情严重不能回答时，可询问家属："您好，请简单说明一下病人情况好吗？"

3. 急而不慌、忙而有序、配合抢救

在病人的诊治过程中，护士要始终做到急而不乱、忙中有序。抢救就诊者时，由

于病情和时间不允许，护士应充分运用体态语言。脚步要轻快，表情应从容，表现出沉着、镇定的情绪，体贴关怀的神情，配合医生做好心肺复苏、吸氧、建立静脉通路、止血等操作。详细记录生命体征，及时发现病情变化，给予及时处理，动作轻柔、规范地执行相关的护理工作；果断而熟练的操作技能和争分夺秒的工作热情，在抢救过程中充分体现护理人员临危不乱，奋力抢救的行为举止。

4. 团结协作，文明礼貌

急诊救护工作涉及医疗、护理、检验、影像、收费、药房及行政等多方面，要求各科室人员要以救治病人为中心，护士应协助做好各科之间的协调工作；救治过程中护士应以大局为重，服从救护工作的安排，理解尊重，密切配合，全力以赴地投入工作。

5. 做好疏导、沟通交流

急诊病人的心理较复杂，承受压力较大。急诊护士要针对每个病人的具体情况做好心理疏导工作，用体贴、关心的语言缓解病人紧张、恐惧心理，减轻压力。在抢救的过程中，护士要随时做好沟通和安慰工作。应一边实施紧急抢救，一边对护理治疗过程及效果给予病人（家属）适当的解释和预告，来了解他们的需求，以精湛的急救技术和良好的沟通技巧来赢得病人和家属的信任。

6. 给予理解，获得支持

由于病人起病急、病情重，护送病人抢救的家属或朋友没有思想准备，表现为焦虑、坐立不安，担心能否抢救成功，想更多地向医务人员询问有关病情及抢救情况，甚至想进急救室目睹抢救现场等。护士要对这种焦急心情予以理解，耐心回答病人家属提出的各种问题，给家属适当的安慰和必要的心理疏导。对家属的过激言行，要冷静对待，充分理解，妥善处理好与病人家属的关系，从而获得家属对抢救工作的支持。如病人家属较多时，护士可以这样对家属说："这里是抢救室，为使医务人员能专心抢救治疗病人，请家属到休息室等待，这里有医生、护士在，你们请放心，我们也会及时与你们通报病人情况。"当正在抢救就诊者，有另一就诊者要求帮助时，应诚恳地说："对不起，我现在正在抢救病人，请稍等，我会尽快来的。"

第三节　病房护士工作礼仪

病区是病人在医院接受治疗、护理的主要场所，各病区护理工作既有共性，也有特性。护理人员的言行举止会对病人产生重要的影响。护士要掌握病人入院、住院和出院接待的基本工作礼仪，同时，针对不同病区病人的特点，在护理工作中做好服务工作。

一、病房护士工作礼仪要求

病房是患者接受诊治护理的主要场所，护士作为病房内主要的医务工作者，和患者的接触频繁而密切，其良好的礼仪修养，能有效地提高护理质量，营造良好的治疗环境，构建和谐的护患关系。

1. 病房护士礼仪规范基本要求 病房护士工作礼仪规范的基本要求有：①文明规范的服务。②安静整洁的环境。③和谐温馨的氛围。④正规过硬的技术。⑤严把规章制度。⑥优质满意的质量。

2. 优质护理服务要求 优质护理服务要求体现了礼仪的内涵，其主要内容有如下。①病区要求：安静、整洁、舒适、安全。②对病人做到"七声"：病人初到有迎声、进行治疗有称呼声、操作失误有歉声、病人合作有谢声、遇到病人有询问声、接电话时有问候声、病人出院有送声。③"八心"：爱心、热心、细心、关心、耐心、虚心、同情心、责任心。④"三化"：操作规范化、护理人性化、管理制度化。⑤"六满意"：患者满意、社会满意、政府满意、医院满意、医生满意、护士满意。⑥"六个多"：多一声问候、多一句解释、多一点同情、多一份关注、多一些笑容、多一声祝福。

二、患者入院护士工作礼仪

对新入院的患者而言，医院陌生的环境、沉重而宁静的气氛，多少会给他们带来不安和孤独感。护理人员在最初的接待工作中，如能表现出良好的礼仪规范，可减轻甚至消除患者的不良心理因素。护士给病人的第一印象是非常重要的，当病人和家属感受到你的热情接待时，就非常容易向你敞开心扉。

1. 迎接礼仪

当病人来到病区时，护士应放下手中的工作，起身而立，微笑相迎，亲切问候："您好"，这一声问候非常重要，它缩短了护士和病人的距离。安排病人就座，并自我介绍："我是护士×××，由我来接待您。"若其他护士在场，也应抬头面视病人，点头微笑，表示欢迎。同时双手去接病历，以示尊重，入院时的热情行为，给病人留下良好的第一印象。病人在护士站办理手续后，应该尽快地把病人带入病房。对于一些急症病人或者是一些不方便的病人，如年老体弱者、孕妇、小孩，应该尽快地使病人处于最佳舒适体位。接待护士不应该在护士站询问病史、测血压等，如此只会增加病人等候的时间，同时也会扰乱了护士站工作场所的秩序。

护士在引导病人进入病房的过程中，视情形协助患者分担重物。我们经常可以看到病人进入病区以后，护士对她说："阿姨，您好！请跟我来，我先带您到病房去，好吗？"。过程非常简单，但却让病人和家属感受到你的热情。护士在引导病人进入病区的时候，要采用稍微朝向病人侧前行的姿势，一边走一边介绍病区环境。在引导时应与病人基本平行，切忌只顾自己往前走，把病人甩到我们的身后。

2. 介绍礼仪

（1）自我介绍 接待护士带病人入病房后，应主动介绍："这是您的床位，您的主管医生是×××，责任护士是×××，医生马上过来为您检查，请稍等片刻。"责任护士接到通知，应立即带着必备的用物如血压计、体温计、入院介绍资料等来到病床前，与病人打招呼，"您好，我是您的责任护士，我叫×××，以后您就叫我小×就行了，有什么需要可随时找我，我会尽可能帮您解决的。您的主管医生是×××，他有多年治疗这种病的经验，人又很负责任，希望您能积极配合治疗，安心养病，我们会尽快使您早日康复的。"然后，给病人测量生命体征，做好记录，询问病人有什么需求和亟待帮助解决的问题。

（2）介绍同室病友　当患者在自己的病床上安顿下来后，将新入院介绍给同病室的其他患者，尽快消除彼此间的陌生感。

（3）介绍病区环境　视患者的情况而定，在引领患者去病房的途中，简略介绍本病区的环境及生活设施。到病房后，介绍呼叫器的使用方法、病房设施、住院的有关制度（饮食时间、作息时间等）。介绍时注意语气和措辞，尽可能用"为了您的健康，请您……"、"谢谢合作"等文明、客气的语句，避免使用"必须……"、"不准……"等命令式的祈使句。使患者在愉悦的心境中接受护士的介绍，消除患者紧张、恐惧的心理，逐渐适应患者的角色。

在护患交谈中，如果病人取的是坐位，那么护士要采取站位；患者如果取的是卧位，护士要取坐位，用基本平行的视线，这样更适合彼此的交流。新入院病人，无论是急症病人还是慢性病人，都非常希望尽早地知道自己主管医生和责任护士。所以病人入院以后，责任护士应该在第一时间内看望病人，安排病人的衣食住行，尽快地通知主治医生到场，做好自我介绍以及入院当天相关的检查治疗，使新入院的病人有归属感。

三、患者住院期间护士工作礼仪

在病人住院过程中，护士的行为举止会影响着病人的治疗护理效果，要求护士进行护理活动时必须做到：

（一）基本礼仪

1. 举止端庄，轻盈稳准

护士在工作中的站、坐、行应姿态优美、端庄，各种操作动作规范、舒展，如推车平稳，开、关门轻，进行操作时，动作熟练、轻、稳、规范，操作步骤有条不紊。

2. 语言亲切，关怀尊重

入院后，病人有一个适应新环境的过程，希望得到医护人员的认可、重视和尊重。因此，病区护士在护理和治疗前应先向病人问候。在与病人交谈时，应目视病人，以示对病人的尊重。主动给病人生活上的帮助，有时倒一杯水或搀扶病人，可使病人产生一种亲近、信任和感激之情，这样可有效地缩短与病人之间的距离，有些举止行为常常是"此时无声胜有声"。

3. 敏捷及时，体贴周到

护士在临床实践中，尤其是遇到病人病情突变时，应思维敏捷，判断准确，动作快、准，处理及时。如遇到上消化道大出血的病人时，护士应处事不惊，根据病情果断地按抢救程序实施抢救，并派人通知医生，置病人平卧位，头偏向一侧，保持呼吸道通畅等，为病人进一步的治疗赢得时间。

4. 知识丰富，技术娴熟

患者入院后都有一种安全感，他们渴望通过医护人员的诊断、治疗和护理减轻或消除病痛，恢复身心健康。护士娴熟的技术是消除患者顾虑，赢得患者满意的重要因素，同时也是完成护理任务的关键。因此，作为一名合格的护士，要熟练掌握护理技术操作，并不断钻研业务，掌握现代护理新理念、新技术、新业务。

5. 坚持原则，满足需要

住院期间，每位病人都会有不同的需求，护士应在把握原则的基础上，尽量给予满足。例如：病人住院后，往往急于了解自己的病情、治疗情况、预后情况等问题。如果此需要得不到满足，患者就会产生焦虑和不安，不利于治疗与康复。因此，责任护士应给予恰当的解释，满足病人知情权的需要。当然，满足病人需要时需坚持原则，遵守医院规章制度，遵守社会公德，不侵犯他人的利益，坚持医疗、护理原则等。

（二）各病区礼仪

病区是病人住院接受治疗、护理及休养的场所。在病区，病人接触最多的是护士，护理人员的言行举止将会对病人产生重要的影响。病区护理礼仪由于所属科室的特点不同，礼仪要求也有其各自的特点，现分述如下。

1. 内科护理工作礼仪

（1）内科护理工作特点　内科疾病病种多，病因较复杂，有些疾病至今尚不能完全治愈，还有一些内科疾病如心脏病、肾脏病、糖尿病、血液病等，病程长，疗效不显著，有迁延性和反复性。因此，内科护士服务的对象具有以下特征：①住院时间相对较长，心理问题比较多；②中老年病人较多；③反复住院病人较多，加之内科治疗用药复杂，使内科护理工作较繁重。

（2）内科护理工作礼仪有如下几方面。

①理解病人，真诚相待：病人对护士的信任程度取决于护士对病人的理解程度，护士理解病人越深入，越容易建立良好的护患关系，特别是对于患慢性病、反复长期住院治疗的病人显得更为重要。护士只有经常换位思考，"假如我是一个病人"，从病人的角度了解他们的痛苦，理解他们的要求，才能耐心、细致、主动、热情地护理病人，解决他们想要解决的问题。即使遇到病人的指责或不理解、不配合行为，也不会与病人发生冲突。只有真正理解病人，才能在医疗护理工作中，不论病人职位高低、病情轻重、亲疏远近、态度好坏都会一视同仁，真诚地对待每一个病人，建立起感情融洽、相互配合的护患关系。

②稳定情绪，增强信心：由于内科疾病的特点，病人往往易出现急躁、焦虑、愤怒或悲观、失望等不良情绪。不良情绪不仅会影响健康的恢复，作为一种压力源还可导致身心疾病。因此，在护理工作中，要根据病人的情绪状态，有针对性地做好解释、安慰的心理疏导工作，创造幽雅的环境和舒适的治疗护理条件，同时根据慢性病病人

空闲时间多的情况，组织必要的活动，如欣赏音乐、绘画、看电视、听广播等，活跃病房生活，转移病人的注意力。此外，通过介绍治疗成功的案例、善于观察病人病情的微小变化并给予鼓励，增强病人战胜疾病的信心。

③尊重老年病人：在内科患病人群中老年病人占一定比例。老年人的心理特点表现为对病情多为悲观，存在无价值感和孤独感；情感幼稚；要求被重视，受尊敬。因此，工作中注意对老年病人要给予特别尊重。如对他们的称呼要有尊敬之意，与病人谈话要有耐心，注意倾听，回答询问要慢，声音要大些。老年病人一般盼望亲人来访，护理人员要有意识地约家人多来看望，带些老人喜欢吃的食物。对丧偶或无子女的老人，护士要加倍关心，格外尊重。老年人生活方式刻板，看问题有时固执，在不违反治疗护理原则的情况下，尽量照顾他们的习惯，使他们有一个良好的心态接受治疗和护理。

④细心观察，及时护理：内科疾病病因复杂，病情变化也非常微妙，有些疾病表面看上去很平静，但随时都可能发生突变，甚至危及生命。因此，护理人员要有高度的责任感、广泛而扎实的理论知识、丰富的临床经验和敏锐的观察能力，经常深入到病人中有目的地利用感官全面观察病人，从症状到体征，从躯体到心理以及治疗后的反应等，及时发现问题，进行有针对性地处理，挽救病人生命，保证病人安全，满足病人需要。

⑤做好教育，鼓励参与：对患有慢性疾病的病人，除提供有关治疗和护理外，要积极做好健康教育工作。向病人介绍疾病发生的原因、目前治疗的方法、有关用药及饮食、锻炼注意的问题，教会病人如何自我检测病情，鼓励病人参与治疗护理的讨论和方案的制定等。这样不但体现对病人人格的尊重，权利的维护，而且还能充分调动病人的积极性，增强病人的信心，融洽护患关系，提高护理的质量。

2. 外科护理工作礼仪

（1）外科护理工作特点　外科的专业性强，手术是治疗外科疾病的主要方法，是具有创伤性的治疗措施，无论手术大小，都会给病人的身心带来不同程度的影响。外科护士的服务对象可分为两部分，一部分是择期手术治疗的病人，另一部分是创伤性急症病人，这部分病人病情急、变化快、病情观察难度要求高，护理中要求观察病情及时、准确、细心，判断迅速，连续性及预见性强。此外，外科的基础护理难度性和特殊性等，决定了护理量大和繁重。因而护理难度大、要求高，这就要求护士责任心强，技术全面。

（2）外科护理工作礼仪有如下几方面。

①术前教育，科学合理：恐惧和焦虑是手术前病人普遍存在的心理问题。幼儿害怕手术引起疼痛，青壮年对手术的安全性、并发症及术后康复问题担心等。护士应根据病人的不同情况，进行科学合理的术前教育，增加病人的信心和安全感。如鼓励病人倾诉自己的担心，向病人介绍一些手术治愈的实例，进行心理咨询。以适当的方式介绍术前、术后治疗护理方案及其目的、意义；介绍手术医生和护士的工作情况，树

立医护人员的威信等。

②术后效果，及时告知：手术后的病人，尤其是大手术后的病人，一旦从麻醉中醒来，便渴望知道自己疾病的真实情况和手术效果。因此，当病人回到病房或从麻醉中醒来后，医护人员应以亲切和善的语言给予必要的告之。即使手术效果不理想，病人病情较重，护理人员也要给病人支持和鼓励，告诉他（她）很坚强，术中配合很好，劝慰家属克制情绪，多做病人思想工作，使病人配合治疗和护理，以获得最佳的治疗效果。

③了解需要，给予满足：人有多种需要，包括生理、心理、精神和文化等，当个体需要得到满足时，就处于一种平衡状态，反之，个体则可能陷入紧张、焦虑、愤怒等负性情绪中。术后病人由于手术创伤、疼痛和治疗的限制，导致病人自理能力下降或缺失，许多需要不能自行满足。这就需要护士加强病房巡视，注意观察病人的情绪变化，多与病人沟通与交流，及时发现病人的需求和存在问题，如睡眠、饮食、排泄、伤口疼痛、肢体活动等，积极主动地为病人解决。

④鼓励病人，积极面对：有的外科手术可达到比较理想的效果，恢复健康。但也会有一部分病人术后效果不好或预后不良，甚至带来部分生理功能缺陷，如胃大部分切除、直肠癌术后人造肛门或躯体部分的残缺，如截肢、全身大面积重度烧伤、乳腺癌手术切除乳房等，给病人带来巨大的打击，使其产生自我形象紊乱。所以对已经或可能致残的病人，护士要给予同情、关爱和帮助，鼓励他们勇敢面对现实，接受现实，树立战胜疾病的信心，顺利度过人生的困难时期。

⑤科学解释，正确指导：手术后的病人常出现一些不适症状（如疼痛、腹胀、排尿困难等），要礼貌、科学地给病人及家属讲清道理，争取得到病人及家属的理解和配合，让病人认识到术后的恢复需要一个过程，以增强病人的信心。病人术后的适当活动对病人的康复是很重要的，护士应正确地给予指导，如鼓励并教会肺部手术后的病人有效地咳嗽、咳痰，保持呼吸道通畅；让腹部手术后的病人适当活动，以促进肠蠕动，加速血液循环，促进康复等。

3. 妇产科护理工作礼仪

（1）妇产科护理工作特点：妇产科主要包括妇科和产科。妇科住院病人多为需要手术治疗的病人，如子宫切除术、卵巢囊肿切除术等，具有外科工作的特点。产科主要涉及正常或异常妊娠及分娩，病人以年轻人为主。妇产科都是女性病人，女性病人具有周围事物感知敏锐、反应强烈、情绪不稳定、易波动等特点。

（2）妇产科护理工作礼仪有如下几方面。

①营造氛围，环境舒适：美好舒适的环境有助于稳定病人情绪，使病人保持良好的精神状态，对缓解病人紧张和焦虑的心理起到直接或间接的作用。如设立母婴同室的家庭式病室，室内布置突出家庭氛围，通过灯光、壁画和鲜花来营造舒适温馨的环境；有条件的病室，可播放一些轻松愉快的音乐；病室要保持安静，经常通风；周围环境及床上物品应避免单调的白色。

②细心观察，因势利导：病人的心理比较复杂，会因病情不同而有区别，在工作中护士要深入到病人中，细心观察病人的心理反应，给予相应疏导。如患有子宫或卵巢肿瘤需手术切除的病人，大都表现为情绪消沉、顾虑重重，精神压力大。未婚青年考虑术后影响婚姻、生育，已婚、已育女性虽无再育要求，但会担心术后影响夫妻生活。针对这些病人，应鼓励病人正视现实，鼓起生活勇气，今后的人生路还很长，使她们认识到治疗疾病是当务之急，身体恢复健康是家庭和事业的根本。同时，动员家属做好病人的思想工作，充分发挥其主观能动性，配合医护人员积极治疗和护理，从而恢复健康。

③尊重病人，防止伤害：未婚先孕的女性担心受到歧视，精神苦恼，心理自卑，非常希望得到医护人员的同情和理解，不使隐私外露。作为护理人员要理解病人的心理，尊重病人意愿，给予平等对待，以极大的同情心和责任感关心她们。不能随便议论病人个人隐私，态度上不能歧视，更不能使用伤害性语言对病人讽刺、挖苦、指责和训斥。未婚先孕者更需要护士的帮助，使她们感受到人间的温暖。对病人进行正确教育，使她们树立起正确的人生观、价值观，要自尊、自重、自爱。

④宣传科学，破除旧俗：通过健康教育，使病人和家属相信科学，正确对待有关产后的各种传统习俗。宣传产后营养的重要性，对病人的饮食进行科学指导；教育产妇注意个人卫生，可用温水刷牙、洗澡，注意室内通风；指导进行适当的活动和锻炼，以利于产后子宫的恢复，大力宣传母乳喂养的优点。

4. 儿科护理工作礼仪

（1）儿科护理工作特点　儿科接受的病人主要是从新生儿到14岁这一年龄段的孩子。特点是年龄小，生活自理差，活泼、好动，情感表露比较直率，比较单纯，注意力易转移，缺乏自控能力。病儿住院后，离开熟悉的环境和妈妈，又要面对治疗和护理，会出现一系列的心理反应。

（2）儿科护理工作礼仪有如下几方面。

①慈母般关怀病儿：孩子离开父母怀抱来到医院这个陌生的环境，焦虑、恐惧、不安全感笼罩着孩子幼小的心灵，作为儿科护士要有慈母之心，关怀、爱护、体贴每一个病儿，把他们当成自己的孩子看待。如在医院里，护士像母亲一样，对他们轻拍、抚摸和搂抱，使病儿的"皮肤饥渴"得到满足，心理上得到安慰，促进神经系统的发育和免疫功能的提高，产生如在母亲怀中的安全感。

②创造温馨环境：在护理工作中，不能忽视环境对病儿的影响，如墙壁、病床上被服和医护人员衣帽的白色，在某种程度上会增加病儿对医院的恐惧感。因此，要创造适合病儿的温馨环境，满足其心理需要。如将白色墙壁换成浅彩色（浅黄、浅绿、浅蓝、粉色），或在白色墙壁上绘彩色图案、卡通画；在病房或诊疗室摆一些儿童喜爱的装饰物和玩具、图片、儿童读物；在病房中经常播放轻松的儿童音乐，这样的环境给病儿一种亲切感，可以减少或消除病儿对医院的恐惧，安心住院治疗。

③理解病儿，尊重人格：患病儿童也有丰富的情感，也需要成人的理解和尊重。

因此，工作中护理人员要以礼相待，尊重他们的人格。如病儿尿床，要理解病儿的羞愧心理，为病儿保守秘密，使病儿心理自然放松，减轻精神紧张，不要训斥、恫吓或威胁。分析尿床的原因，做好心理疏导，同时在护理中注意夜间及时唤醒病儿，培养病儿夜里定时排尿习惯。此外，尊重病儿还表现在护理中使用文明用语，遇事多使用鼓励性言语，要用商量的口气与他们交谈，避免使用命令式语句，决不能在病儿面前处处表现出权威、指挥的态度。

④细心观察，注重沟通：不同年龄的儿童个性差异很大，对疾病感受的语言表达能力也不同。因此，护士在工作中要多接触病儿，一方面通过语言来了解病儿反应，另一方面还要细心观察非语言行为（表情、眼神、体态），仔细体会和理解所表达的信息，如婴儿的不同哭声代表了不同含义。饥饿时哭声婉转，婴儿平和，用手触其口周围时有觅食反应；疼痛或不适时，哭声急、声音大且表情痛苦。

（三）护理操作礼仪

护理学是一门实践性很强的科学，护理操作是护理工作中的重要内容。随着社会的发展，人们对健康需求的增加，加之法律意识的不断增强，对护理工作者也提出了更高的要求。在临床护理服务中，护理人员如果只注重完成护理操作，忽略患者的心理需求，容易造成患者对护理行为的不理解。因此，要求护士按操作规程和礼仪规范进行护理操作，给病人提供技术服务的同时，还要提供礼貌周到的言语和心理服务等其他服务，学会处理操作中发生的各种状况。

1. 操作前礼仪

①仪表端庄，举止得体　给病人进行护理操作前，要注意保持衣帽整齐，清洁无污；行走时轻快敏捷、无声；推治疗车（或持治疗盘）的动作规范，姿势美观；行至病房门口先轻声敲门，再轻推门而入，并随手把门轻轻关好；走进病房应先向病人点头微笑，并轻声地致以问候："你好"，"早上好"。然后再开始操作前的各项工作。同时我们的护士举止要端庄大方，热情友好，让病人能感觉到亲切和温暖。

②言谈礼貌，解释合理　护士在对病人进行各种操作前，要有一个操作前解释和人性化操作。在执行留置胃管、导尿、灌肠等操作前，我们应该处处为病人着想，如拉好窗帘，遮挡屏风，耐心给病人做好解释、安慰工作以取得病人的配合等，同时要给病人心理上的安慰。如输液前，护士要和颜悦色地用亲切自然的语气告诉病人："阿姨，您好，现在给你输液，你是否需要上厕所，需不需要去一下洗手间。"如果是卧床病人，我们还要问一下是否需要便器，同时给病人安排好舒适的体位，细心地选好血管。输液治疗的时候，病人往往因为活动受限，在床上卧床的时间过长，感到疲乏焦虑，希望尽快地接受输液治疗。有的病人甚至还自行地调节输液的速度。所以护士一定要提前告诉病人和家属输液的量和时间，让病人有心理准备，避免用命令式的语气强加给病人。我们要向病人讲解，输液的速度过快，可以给心脏带来负担的，请配合安全输液。在操作前护士应认真核对病人的床号、姓名（如药物治疗还需核对所用药

物的名称、浓度、剂量、时间、方法等），并简单介绍本次操作的目的，病人需准备的工作，操作的方法及病人在操作中可能产生的感觉。

2. 操作中礼仪

（1）态度和蔼、真诚关怀　在操作过程中，对待病人要态度和蔼，语言亲切，真诚地表现出对病人的关心。操作过程中注意与病人沟通，通过耐心地解释，动态地询问病人的感受，给予适当的安慰与鼓励，消除病人对操作治疗的恐惧感和神秘感，争取病人最大程度的理解与合作。

（2）操作娴熟，适时指导　过硬的基础知识、熟练的操作技术是作为一名护士最基本的职业要求，也是对病人的礼貌与尊重。所以在操作中护士要技术娴熟，动作轻稳，一边操作一边亲切地指导病人配合，如请张开口、用鼻呼吸、做吞咽等，并不时地用安慰性语言转移病人的注意力，使用鼓励性语言增强其信心，这样既可减轻病人的痛苦，又可降低操作难度，提高工作质量和效率。

3. 操作后礼仪

（1）诚恳致谢，尊重病人　一般护理操作完毕，护士应对病人的配合表示诚心的谢意，应当把病人的配合看作是对护理工作的支持，是对护理人员的理解与尊重。同时也让病人知道，他（她）们的配合也对自身健康的恢复具有重要意义。

（2）亲切嘱咐，真诚安慰　护理操作后不但应对病人的配合致以诚挚的谢意，还要根据病情给予病人亲切的嘱咐和安慰，这不仅仅是出于礼貌，也是护理操作的一项必要程序。嘱咐是指操作后再次进行核对，询问病人的感受，了解是否达到预期效果，交代相关的注意事项等；安慰则是对操作给病人造成的不适和顾虑给予合理解释、鼓励等。

4. 护理操作中发生状况的礼仪

（1）护理操作中最高的礼仪就是对病人的尊重，因此在操作治疗过程中要体现对病人的尊重和关心。例如：在操作的过程中有同事通知你接听电话，那你就应该请同事转告对方等一会给他回电话，先把电话挂断，按照原来的操作速度有条不紊地完成操作，让病人感到在你的工作中，他是最重要的。

（2）护士在操作中一旦失败，请不要紧张，应沉着冷静，查清原因及时处理。首先向患者或家属道歉，再次征求患者与家属的意见，如果得到允许方可采取措施进行弥补。否则另请高手补救。切忌固执己见，强行操作，再次失败，使护患矛盾激化，产生护患纠纷，难以收场。

护理工作的操作性很强，技能熟练程度关系着患者的治疗效果。而无言的技术操作，使患者不理解、不配合，会影响治疗。在沟通中，应尽量使用通俗易懂、简明轻快的语言，让患者听清楚。同时，态度要温和，尊重患者，使患者获得亲切感、信任感，从而能积极配合护士，顺利完成护理操作。护理操作的礼仪要求不是千篇一律的，应当根据操作的具体要求和操作对象的不同性别、年龄、职业、个性等，分别给予区别应用，因时、因地、因人制宜，做到触类旁通、举一反三，而不是机械地生搬硬套。要学会让每一个需要健康帮助的人都能享受到"白衣天使"诚心诚意的帮助。

（四）护士巡视病房礼仪

1. 护士巡视病房礼仪内容

巡视是临床护理观察的重要手段，巡视的效果如何反应了护士工作责任心和实际工作能力，也是衡量护理质量的重要标志之一。护理人员应做到主动巡视病房，多给予病人关怀和照顾，不允许在病区环境（工作时间）聊天、喧哗、嬉闹。主动热情，面带微笑，有针对性地了解病人的病情，做好病人的心理护理和健康教育，及时观察病人的思想动态，提供相关疾病知识。

在临床实际工作中，会出现这样的情况：护士由于工作忙，在巡视病房时忽略了与病人的沟通；或者进了病房没有向病人打招呼，病人只是看到了护士，却不知道护士是来观察他的；或者护士给病人更换液体时，眼里就只有液体，只机械地忙于工作，而没有对病人从身心各方面予以护理。

当病人传呼器响后，应及时来到患者床边并亲切询问；当病人需要下床活动时，应及时给予搀扶；当病人大小便排泄困难或有异常时，应及时给予处理；当病人对治疗、护理有疑问时，应及时给予解释；当病人床铺和衣服潮湿或弄脏时，应及时给予更换；当病人有某些不舒服时，应及时观察，并给予恰当处理；当病人情绪低落或哭泣时，应及时安抚病人，递予纸巾；当病人病情发上变化，应及时做好抢救准备。当病人救治无效病故时，要同情理解家属的心情，给予必要的安慰、开导；当病人出现高热时，应及时测量体温，倒杯热水，并进行物理降温，为病人盖好被子；当患者液体滴完时，应做到主动及时为患者更换液体。按病情（或遵医嘱）调节滴速，更换液体的同时巡视房间内其他病人情况；拔针后先帮病人按住针眼，没有出血方可离开。

2. 常用护士巡视病房用语

①（亲切称谓），您好，为了保持病房整洁，使您有一个良好的休息环境，我来帮您收拾一下物品，好吗？②（亲切称谓），您活动不方便需要什么帮忙吗？③对不起，您的手机射线会干扰医疗仪器，请您不要在病区内使用手机，谢谢您的谅解。④对不起，为了保持病房安静，请不能大声说话，或把电视机的声音调小一些，谢谢您的配合。⑤（亲切称谓）您的输液情况很好，我一会再来看您，有什么事请随时按铃叫我们。⑥您好，我是护士×××，今天晚上我值班，现在来看看您，感觉怎样？好，您先休息吧！一会儿再来看您！⑦您早点休息，我帮您把灯关上，如有什么不舒服或睡不着您可以叫我，晚安！

（五）护士的首问负责礼仪

首问负责指的是当病人对治疗有疑问或者对病情渴望了解的时候，无论问到哪位护士都不应推脱，或者让病人去找其他人去解决。

作为被病人首次问到的护士，虽然不是所有的问题都能够解决，但应设法和其他护士、护士长或者医生取得联系，并且把结果告知病人。例如，病人问："王护士，我今天的化验结果该出来了，我是两天前抽的血，你能不能帮我看一看。"那么我们可以告诉病人："好的，我去帮你看一下，待会告诉你，好吗?"、"你的血糖是……"事后应该对病人有个通报，把结果告诉病人。这个就是我们护士的首问负责礼仪，它充分体现了以病人为中心的护理理念。

四、患者出院护士工作礼仪

患者经过一段时间的住院治疗，大都能康复出院。这时他们关心的就是出院后要注意什么，如出院后要休息多久，饮食上要注意什么，还需要继续服用一些什么药物等等。出院时热情服务会给患者留下美好印象。

1. 出院前的祝贺

病人即将出院时，真诚地对病人的康复表示祝贺："张阿姨，您的身体恢复得很好，过几天就可以出院了，真为您高兴!"感谢病人在住院期间对医护工作的理解、支持和配合，表达对病人一如既往的关怀之情，随时都会为病人提供力所能及的帮助等。

2. 出院时的指导

在病人出院的时候，护士应该主动协助办理出院手续，对每位病人做好耐心、细致的出院指导。进行口头的健康宣教，或者提供书面宣教。而且要主动为病人提供专家复诊的时间，回答病人所咨询的问题，告诉病人要按医嘱定期来医院复查;如果有不适的话，要随时来医院就诊，或者打电话咨询等。还可以给病人留下他的（或科室的）联系方式，便于进行定期的电话或者上门随访。如"张阿姨，我给您一张我们科室的联系卡，如您有什么问题，请随时与我们联系，我们会尽力帮助您的"。

3. 道别时的礼仪

与出院病人礼貌地道别是对病人关爱的延续，可以表现出护士的素养，临别的时候表达友好祝愿，是增进护患关系的良好时机。病人办理好出院的所有手续后，责任护士可以协助病人整理个人用物，将病人送到病区门口。道别语一般不说"再见"，通常可说"记得按时服药"、"回去后多注意休息"、"请慢走，多保重"等，并目送病人离开。

第四节　其他临床护士工作礼仪

一、手术室护士工作礼仪

手术室是医院中一个特殊的医疗场所。手术室护士工作性质特殊，细微的差错都可能给病人造成伤害。工作中必须严格要求自己，养成严谨、认真、细致的工作作风，以最好的精神面貌、心理状态和工作态度，使病人获得最优质的服务质量和最佳的效率。

（一）基本服务礼仪

（1）手术室护士应着装整齐，举止文雅，沉着冷静，进行无菌操作时按要求洗手、戴口罩，动作轻柔。

（2）医、护、患相互尊重，使用礼貌用语，多说"谢谢"、"请"、"麻烦您"、"对不起"等尊重对方的语言，有效沟通，减少摩擦。

（3）在手术室等候区接病人，巡回护士应摘下口罩，微笑着向患者问候"您好"，或根据患者年龄、性别称呼"大伯您好"、"阿姨您好"，用和蔼、耐心的语言核对患者的姓名、性别、年龄及手术名称，并询问过敏史、皮肤状况等，核对无误后将手术病人送入手术间，按手术需要摆好体位注意保暖。不要过早暴露病人的身体。

（4）为病人实施各种操作时，动作要轻柔，严肃认真，耐心解释操作的目的、可能的不适、配合的注意事项；未接触病人体液、血液时不戴手套进行操作，以免引起病人误解，有嫌弃之疑。

（5）手术时态度严肃认真，不谈笑嬉戏；不讲与手术无关的事，不在手术间谈论病人或与手术无关的病史或其隐私问题，维护病人的隐私权。

（6）尽量满足手术医生的个人喜好，如手套的型号、特殊的缝线、特殊的手术器械等。当有疑问或与医生意见不一致时，应主动妥善解决，不能争吵与顶撞。

（7）手术结束时及时为病人穿好衣裤，保护隐私，尊重病人的人格。交代术后注意事项，用平车送回科室。

（二）手术前工作礼仪

手术对躯体是一种创伤性的治疗手段，对病人心理会产生较严重的刺激，引起不同程度的心理问题。这要求护士不仅要协助医生进行手术治疗，而且要自觉地以文明礼貌的言行关心、尊重病人，尽可能减轻或消除病人因手术而引起的紧张、焦虑和恐惧的心理反应，确保手术的顺利进行。

1. 手术前疏导礼仪

手术无论大小，对病人和家属来说都是一次重要的人生经历，紧张、焦虑和恐惧是术前普遍存在的心理状态，如担心手术是否存在危险、能否成功、预后如何？这些都会影响手术效果。为此，护士要给病人做细致的疏导工作。

（1）亲切交谈，积极沟通　对预期手术，手术室护士要提前到病房，与病人沟通，了解病人的病史、病情。访视时注意服装整齐，仪表端庄，热情主动向病人做自我介绍，主动与病人交流，了解病人的社会背景、生活习惯、性格、爱好及对手术认识的态度。对病人提出的问题给予耐心解答，必要时可与病房护士一起进行心理疏导，给予病人激励与安慰。同时，要针对性地帮助病人熟悉手术的各项准备和需注意的事项，让病人放心地接受手术治疗。

（2）讲究技巧，满足需要　护士与病人交谈应注意选择适宜的时间，交谈时间不宜过长，以不引起病人疲劳感为宜。语言应通俗易懂，交谈内容精练，避免使用"癌症"、"死亡"等病人忌讳的语句。通过交谈，疏导病人心理，以积极配合手术及术后的治疗与护理。

2. 接病人的礼仪

手术前，病人由手术室的护士负责接到手术室。虽然接病人的过程很短，但它是病房护理工作向手术室护理工作过渡的重要阶段，需要手术室护士以和蔼亲切的语言，严谨可信的工作作风，使病人心理放松，获得安全感，配合手术。在接病人时要做到"三个一"：一声亲切的问候，一辆整洁的平车，一次认真的查对。

（1）安慰鼓励，减轻压力　虽然手术前病房护士已为病人做了术前教育，手术室护士也做了心理疏导，但病人还是会有紧张、恐惧、焦虑等心理问题，因此，手术室护士到病房接病人时，要态度温和，语言亲切，首先道一声问候，"您好，您昨晚休息得好吗？我来接您去手术室，手术时我会陪伴在您身边。""您的手术医生很有经验而且对病人又非常负责，您就放心好了。"使病人能以平静的心态面对手术。

（2）仔细核对，防止差错　手术前护士到病房接病人时，要用礼貌的语言仔细核对病人科室、床号、姓名、性别、年龄、诊断及手术等，查看手术标识及术前管道留置情况，防止接错病人造成医疗事故。

（三）手术中工作礼仪

病人在手术过程中处于高度应激状态下，非常敏感，医护人员对待病人的态度、言谈和举止等都要遵守礼仪规范，容不得半点疏忽。

1. 礼待病人，视如亲人

护士对待每一位病人，无论贫富贵贱、地位高低、年龄长幼等，均应一视同仁，视病人如亲人，始终以高度的责任心、细心照顾手术病人。送病人进入手术间时，护士可以主动向病人介绍手术间的布局、设备，以消除病人对手术室的陌生感和恐惧感。进入手术间后，病人安置在手术床上，注意遮盖，轻稳地帮助病人摆好麻醉体位，向病人介绍正确体位对手术、麻醉的作用以及减少并发症的意义。手术过程中，要细心观察病人的各种体态语言，如面部表情、手部动作等。对处于清醒状态的病人，主动询问有何不适，多用亲切、鼓励性的语言安慰病人，如"请放心，我就在您身边，可随时为您服务"等等。手术将要结束时，病人进入麻醉苏醒期，护士用手抚摸病人的面部，小声而亲切地呼唤病人的名字，轻声对病人说："××先生，您醒醒，手术已经做完了，您感觉怎么样？伤口疼吗？"

2. 举止从容，言谈谨慎

手术中，由于麻醉方式不同，病人心理反应也不同。局部麻醉时，病人处于清醒状态，对医务人员的表情、行为举止和器械的撞击声非常敏感。因此，医护人员语言要严谨，举止从容、动作轻稳，避免讲容易造成病人误会的话语，如"太糟糕了"、"完了"等，更不能议论一些加重病人负担的话或与手术无关的话。此外，还要做到不显露出惊讶、可惜、无可奈何的表情，以免病人受到不良的暗示，增加心理负担。

（四）手术后工作礼仪

手术完毕，要密切观察病情，将病人安全送回病房，与病房护士做好交接工作，保证护理工作的连续性。对患者的家属要和蔼可亲，告知效果，病人送回病房后，认真交接，鼓励安慰。

1. 和蔼可亲，告知效果　手术结束，等候的家属和朋友会十分焦急地前来询问术

中情况，护士要给予充分的理解，耐心地解释，告之手术结果。

2. 认真交接，鼓励安慰 病人被送回到病房后，手术室护士要全面、详细地向病房护士介绍术中、术后生命体征，目前用药、手术情况、皮肤状况、管道留置情况、注意事项等，做到交接认真、全面、细致，以利于病房护士对手术病人病情的掌握，利于术后护理。另外，手术室护士在离去前也应给予病人和家属一些嘱咐，告之术后的有关注意事项，鼓励病人及家属树立信心，战胜疾病，祝病人早日康复。

（五）手术后访视礼仪

术后随访有助于我们客观评估手术中的沟通效果，了解患者手术后的心理状况，以利更好地沟通。随访最好安排在术后患者身体基本恢复、能够配合的时机，如大手术后的第三天。随访可以亲切询问患者切口恢复情况并告诉其手术进行得很顺利，现在已经安全地度过了手术关，要安心养病，争取早日康复；诚恳征求患者对手术工作的评价及建议。如"××先生，您好！我是手术室护士××，今天我来做术后回访，您现在感觉怎么样"、"您对我们（手术室）的工作有什么意见或建议吗……"、"您好好休息，祝您早日康复！"

护理礼仪在手术室中的应用，使病人在接受手术时得到关怀，充满了信心，在心理上获得安全感，减轻了术前紧张、焦虑的情绪，为手术顺利完成创造了良好的条件，同时也提高了手术室护士的业务素质和护理服务质量。因此，护理礼仪在手术室中的应用是一项不可忽视的重要内容。

二、ICU 护士工作礼仪

ICU（重症监护病房）不同于普通病房，是直接面对面进行监护、治疗、护理管理模式的病房。整个护理管理实施过程中，因无家属的陪护，护士的护患情感沟通如何，不仅充分体现了护患关系的融洽与否，护理质量的好坏，而且直接影响患者病情的转归。护患情感沟通是通过语言和非语言行为来完成的。

（一）ICU 护士基本服务礼仪规范

（1）穿着整齐，语言亲切，行为规范，态度严肃认真。

（2）掌握护理急救技术及各种急救仪器设备，随时做好各种急救前的准备工作。

（3）严密观察病情变化，详细做好病情记录，积极、主动、有效地进行医护抢救配合。

（4）不管患者意识是否清醒，用安慰、体贴、关心和有爱心的语言来缓解患者的紧张恐惧心理，减轻精神痛苦，稳定患者的情绪。

（5）抢救患者期间注意与家属沟通交流，及时通报抢救情况，关心安慰家属。

（二）病人入 ICU 时礼仪用语

接待护士要亲切，用爱的眼神、适当的触摸和语气来增加护患之间的亲和力，增加信任感。ICU 护士要与病房或急诊室护士认真交接病人（姓名、诊断、生命体征、病情、各种引流管、用药等），并对病人家属做好解释："您好，请在门外耐心等候，监护室内都是危重病人，非工作人员不能随便入内，如果您有什么事情请按门铃，谢谢配合。"

责任护士与病房护士、医生做好交接班工作，观察病情，注意各种管道和全身皮肤等情况，接好各种管道和监护仪器，固定好病人以防坠床。

（1）ICU护士对清醒病人解释："（亲切称呼），您现在在监护室，我是您的主管护士。这里有许多监护和治疗的仪器，我们时刻能观察到您血压、心率的变化，有什么情况我们会及时给您处理，请您尽管安心休养，有什么不舒服随时告诉我，好吗？"

（2）"（亲切称呼），您好！监护室有许多仪器，您身上还带有几根管子，这些仪器对您的治疗非常重要，您可能感觉会有些不舒服，但希望您能配合治疗。我们在操作时会动作轻柔一点，尽可能减少您的不适。"

患者病情危重时，护士应向患者家属交代，指引家属到监护室外等候并加强沟通，告知探视时间及相关注意事项。

（1）"监护室的病人病情都很重，抵抗力较低，有切口和检查治疗的管道，需要环境清洁才能防止感染，希望家属理解和配合，需要探视时我们会通知您，穿隔离衣、戴口罩才能进来。探视时间是每日下午的3:00~4:00"。

（2）"为了让病人好好休息，请探视病人时间不要太长"、"请您尽量克制一下自己的情绪，以免影响病人的情绪"。

（3）"监护室是24小时特别护理，医生、护士会随时在床旁观察病情，请你们放心。"

病人入ICU前，应将随身携带的贵重物品带走，以免遗失，特殊情况下可两人一起取下病人的贵重物品做好登记后一起交给家属。

与病人交流时，要用礼仪用语。对于不能用语言交流，书写或识字困难的病人，加强非语言交流，如手势语交流。

（三）病人转出ICU礼仪沟通用语

（1）ICU护士　"（亲切称谓），您好，经过这段时间的治疗，您的病情基本稳定了，今天就要转出监护室，一会儿我们就把您送到普通病房。"

（2）"请您对我们的护理工作多提宝贵意见，希望您好好休养，祝您早日康复。"应保证转运过程中病人的安全，向相关科室医护人员交接转出病人的病情、治疗、物品。

三、传染科护士工作礼仪

传染性疾病具有病程长、难根治的特点，所以患者在治疗期间易产生急躁情绪、悲观情绪及敏感、猜疑等心理。他们往往因其病情不能迅速好转而烦躁，也常因病情反复而苦恼。因为传染病患者被隔离，与社会交往减少，因而与传染病患者建立良好的护患关系更为重要，护士应当给予极大的理解和同情。

1. 缩短沟通距离

患者被确诊患传染性疾病后，不仅自己要蒙受疾病折磨之苦，更痛苦的是自己成了对周围人造成威胁的传染源。人是社会的人，都有社会交往的需要。隔离就是这些需要的限制与剥夺，这在患者的心理上必然要引起剧烈的变化。有的护理人员在护理操作过程中，自我保护意识过强，穿戴层层设防，完成常规的操作护理之后匆匆离开，当着患者的面反复消毒，很少主动与患者交谈，造成护患沟通缺乏。有鉴于此，护理人员应培养良好的职业道德品质，适当"淡化"自我保护意识，主动缩短与患者的距离，理解患者的痛苦和感受。要采取适当的沟通距离，善于发挥非语言交流中空间效应的作用。给患者操作时，保持最佳距离为 30～50cm，也可以采取必要的、适宜的体触行为，如握手、拍肩等，以示对患者的尊重和亲密。沟通时注意目光专注，言行举止不能有任何轻视、嫌弃传染病患者的表示。

2. 引导病人配合治疗

传染病，特别是慢性病毒性肝炎由于疾病的特点，需要长期观察、治疗，因此，病人的依从性对疗效和预后影响很大，一定要争取到病人的积极配合，以期达到治疗目的。

传染病病人在社会上往往已受到别人的歧视，如果再得不到护理人员的理解和关心，将会使他们更加悲观。因此，在护理操作过程中，护士要充分尊重理解病人，平等对待病人，要有意识地通过语言（柔和的、缓慢的）和非语言（一个会意的眼神、一个微笑、一个表示理解的神态、动作等）的沟通方式，拉近护患之间的距离，让病人感到亲切、温暖，能够敞开心扉，取得病人的配合，及时反映自己的想法和病情。

3. 加强病人之间的联系

病人住院期间，护理人员可有意识地安排那些心情开朗，对自己疾病有正确认识的病人主动和其他病员交流，患者之间的相互帮助常常能起到减轻和消除病人心理压力的作用。出院之后，在患者互相理解的基础上，时机成熟时，慢性肝炎患者可以考虑成立"肝病之友协会"，让患者之间能够相互交流，相互鼓励，护理人员给予定期指导。

4. 健康教育

传染病患者最怕的就是传染，既害怕自己的病传染给家人、朋友，又害怕别人的病传给自己。因此，无论在门诊还是在病房，健康教育应贯穿始终。告诉患者疾病的传播途径及防护知识，平日的饮食起居如何与他人正常相处。我们常见的慢性乙型肝炎和慢性丙型肝炎主要是通过输注血液和血制品，或者通过不洁注射方式而感染的，慢性乙型肝炎还可通过母婴传播而感染。至于日常生活的接触，只有密切接触，如性接触以及各种分泌物的接触，才有可能感染肝炎病毒，一般接触如握手等，是不会感染肝炎病毒的。再如，艾滋病主要是通过输血或血制品、药瘾者静脉注射方式、性接触、母婴传播等方式侵入人体，谈话、握手等根本不可能传播艾滋病病毒。当然，也要教育传染病患者要尊重和保护他人利益。传染病患者应该意识到，自己在特定的条件下是会构成对别人的传染的，因此，在日常生活中，应尽量避免与别人共有餐具、牙具、剃须刀等日常生活用品，同时也要学会理解别人对传染病患者存在的恐惧心理。

【思考与实践】

一、课后思考

1. 护理操作的礼仪要求有哪些?

2. 在门诊、急诊室分别观察 2~3 例病人,根据门诊、急诊护患沟通原理写出具体沟通方案并运用于实践。

3. 护士语言礼仪规范学习。

当陪护人员在病房内吸烟时,护士应说:

当患者随地扔纸屑、果皮时,护士应说:

当患者向护士提意见时,护士应说:

二、案例思考

案例1 病人陈某,女,46 岁,教师,因贫血原因待查入院,护士 16:00 为她测生命体征。护士如何向病人做好护理操作的解释与指导沟通?

案例2 一门诊分诊台护士,看到候诊的患者挤满了候诊室,还看到一些患者拿着病历要求护士先让他就诊。这位护士眉头紧锁,一脸的不高兴,嘴里喊着:"坐下,坐下,等着叫号,你们这么乱,我什么也听不见。"请分析以下问题。

思考提示

1. 这位护士哪里做得有欠缺?

2. 在这种情况下,护士应该做什么?应注意什么?

(史清秀　冯小梅　彭莉莉)

第七章

人际关系

☞ [学习目标]

1. 掌握人际关系的概念。
2. 掌握一般人际认知效应。
3. 掌握建立良好人际关系的策略。
4. 熟悉人际认知的类型。
5. 熟悉人际吸引的一般规律。
6. 了解人际印象的形成。

第一节 人际关系与护理人际关系

一、人际关系

（一）人际关系的概念

人际关系是与人类起源同步发生的一种极其古老的社会现象，也是人类社会最普遍、最常见的一种关系。人在社会中不是孤立的，人的存在是各种关系发生作用的结果，人正是通过和别人发生关系而发展自己，实现自己的价值。一个人自出生以来，从一个自然人逐渐发展为一个能够"立身处世"者的过程是一个与他人相互依赖、相互作用、相互促进的社会化的过程，也是一个逐渐发展人际关系的过程。作为一种社会关系，人际关系的本质在于它是组织、集体、社会的构成要素，并以此促进社会个体的成熟与完善。人际关系与心理因素、文化因素、道德因素、传播因素等都有着难以割舍的联系，这就使得它与其他社会关系有着诸多的不同，其中根本的不同点在于人际关系具有鲜明的个性化特征，人际关系在很大程度上取决于个体个性心理和情感的发展水平，取决于人的社会化程度。

广义的人际关系，是指人和人之间的相互联系。狭义的人际关系是指在一定的社会条件下，人们在交往过程中通过人际认知、人际情感与交往行为形成的心理关系。

作为人与人之间的相互关系，人际关系存在于人际认知、人际情感和人际行为中。也就是说，相互认知是人际关系的前提，情感互动是人际关系的重要特征，而交往行为则是人际关系的沟通手段。人际关系既是一种物质关系，也是一种精神关系，它表现出的是一种人与人之间的心理关系与距离。人际关系反映了个人或群体寻求满足其社会需要的心理状态，因此，人际关系的变化发展决定于双方社会需要满足的程度。

要理解人际关系，我们要理解以下 4 个方面内容。

第一，人际关系作为一种心理关系，通常由 3 个相互联系的成分构成：认知成分、情感成分和行为成分。认知成分主要涉及认识活动有关的心理过程，比如，交往双方的相互感知和理解，彼此是相互肯定还是相互否定，它以认识上的一致为相互选择的标准；情感成分指人们彼此之间在思想感情上的距离，这种情感上的距离取决于交往双方需要满足的程度，它涉及到人际交往中各方情感状态，以及对自我、对方以及双方心理情感状态的评价态度，表现为交往双方是相互喜爱还是厌恶，它以情感上的倾慕为相互选择的标准；行为指一个人的言谈、举止、作风、表情、手势等外部动作，是能表现一个人个性的所有外显行为的总和，表现为交往双方是相互交往还是相互隔绝，它以行为上的共同活动为相互选择的标准。行为成分是建立和发展人际关系的交往手段。

在三者的关系中，认知是人际关系的前提条件，人际关系总是从对他人的认识开始的，彼此根本不认识、毫不所知，就不可能建立人际关系的。另外，对人际关系的调节也是和认知过程分不开的。情感是人际关系的主要调节因素，人际关系在心理上总是以彼此满意或不满意、喜欢或不喜欢等情感状态为特征的。行为是人际关系的交往手段。在人际关系中，不论认知因素还是情感因素，都是通过行为表现出来的。

第二，人际关系作为个体与个体之间的心理联系，它是社会关系的具体体现，并具有高度个性化的特点，由交往双方彼此间的认知度、好恶感等心理因素决定，其中情感、情绪起重要作用。

第三，人际关系作为人和人之间心理上的关系，它体现了个体之间情感的交流，反映了人们彼此寻求满足需要的心理状态。人际关系的重要特征是具有情感基础，因此，心理距离的接近与疏远，情绪状态的积极与消极，交互作用的冲突与融洽，评价态度的满意与不满意等等，是人际关系学的重要范畴。

第四，良好的人际关系通常表现为交往双方的相互认同、情感相容和行为近似。相互认同是通过知觉、表象、思维等认识活动而实现的，它是形成良好人际关系的最基本的、首要的心理成分。情感相容是以相互喜爱、同情、亲切、友好的形式表现出来的，结合性情感越多，彼此之间情感越相容。行为近似是指彼此在言谈举止、风度礼仪等行为模式方面的雷同性，它也是构成良好人际关系不可或缺的重要方面。

（二）人际关系的建立和发展过程

1. 人际关系产生的直接前提

人际关系是在交往中实现和展开的。借助于各种媒介进行的人际交往是人际关系产生的直接前提。这里包含着两层意思：其一，双方没有任何接触与交往的两个个体之间是不存在什么人际关系的；其二，只有单向的信息发送，而无双向的信息、情感交流与沟通的两个个体之间仍然算不上交往，因此也无人际关系可言。人际交往在各种人际关系中，在人际关系发展的各个阶段都始终存在着。交往的状态与人际关系的密切程度是成正比的。良好的人际关系表现为良好的交往状态，不良的人际关系，表现为交往状态的恶化，而交往的中断，则往往标志着人际关系的终止。

2. 人际关系的社会心理学基础

作为具有社会属性的个体，人需要与他人交往并建立良好人际关系的具体动机很多，但从社会心理学的角度看，所有这些复杂的动机，都可以归结为人们对于确立自我价值和安全感的需要。

（1）自我价值肯定需要　人是社会的动物，其自我意识是在社会化的过程中形成和发展起来的。一个人用来自我评判的价值标准，也是在社会化过程中获得的，是社会性的。因此，人只有将自身置身于社会的背景当中，通过将自身与他人进行比较，才能确立自己的价值。当自我价值受到肯定时，人在主观上就会产生一种自信、自尊和自我稳定的感受，这就是所谓的自我价值感。一个人必须不断地通过社会的比较获得支持性的信息，使自己相信自己是有价值的，才能保持其稳定的自我价值感。如果社会比较的机会被长期剥夺，则会使人因缺乏自我状况的社会反馈信息，而导致个人自我价值的危机，并使人产生高度的自我不稳定感。为了使自己的人生具有价值，获得明确的自我价值感，人需要同他人进行交往，建立并保持一定的人际关系。

（2）安全感确定的需要　获得明确的安全感的需要，是人们需要同他人交往，并建立和维持一定人际关系的另一个基本的社会心理原因。人的安全感的需要包括生物安全感和社会安全感。为了获得明确的安全感，人需要在面临危险的情境时有他人在场，需要在自己不确定的情况下有人指引，需要在自己烦恼、忧伤或痛苦的时候，有人来安慰和排解。所有这一切，导致了一个人对他人的依赖，导致了人们对交往和稳定人际关系的需要。

人作为有机体，同样遵循生存是第一要义的生活法则，自我保存是其根本的原发性需要。因此，人需要自己所处的情境能够为其提供充分的安全感。研究揭示，与人交往，是获得安全感的最有效的途径。当人们面临危险的情境而感到恐惧时，与他人在一起，可以直接而有效地减少人们的恐惧感，使人们感到安宁与舒适。同生物安全感的建立相似，获得社会安全感的最有效途径，同样是与人交往并建立稳定的人际关系。当一个人的社会安全感出现危机时，进行社会交往的需要就十分强烈。不过与生物安全感的建立不同，一个人要获得充分的社会安全感，仅有他人的伴同或表面交往还不够。社会安全感的本质，是人与人之间的情感联系，只有在人们通过交往并同他人建立了可靠的人际关系，亦即稳定的情感联系和支持之后，人们的社会安全感才能得到确立。

3. 人际关系的发展过程

人际关系发展的过程，包括注意、表层接触与亲密融合三个阶段。

（1）注意阶段　在日常生活中，我们每天接触许多人，但一般对旁人并不会加以注意，不会建立某种人际关系。但当两个人互相注意，并可能以对方作为知觉对象和交往对象时，这就说明，双方已进入人际关系的注意阶段，这是人际关系建立的准备阶段。注意阶段有时非常短暂，产生注意的原因也许是偶然的，但它是人际关系发展的必经阶段。作为准备阶段，它可能是良好人际关系的开端，也可能由于对方缺乏吸引力而未发生交往，最终也没有建立关系。

（2）表层接触阶段　这是人际关系建立的初级阶段。因为相互之间开始了接触和交往，如打招呼、聊天，工作上的联系及学习、生活上的相互交往等。在这一阶段，交往双方在一起时，能友好相处，离开了也就不再有交往的欲望和需求，没有相互间强烈的吸引力。可以说一个人与绝大多数人的关系都处于这一阶段。因此，表层接触阶段也是普通的人际关系阶段。一旦由于某种原因交往双方在此间发生了强烈的人际吸引，交往的频率和深度有了新的发展，人际关系就会进入第三个阶段。

（3）亲密融合阶段　随着双方接触频率的增加，彼此间了解的加深，交往双方心理距离越来越小，并逐渐产生一种情感上的依恋和融合，一旦分离后，会产生某种焦虑、牵挂的情绪，这标志着人际关系已发展到了亲密融合的阶段。

当然，从进入亲密融合阶段，到达到这一阶段的最高层次，仍然有一个逐步深入的过程。在其低水平的层次上，主要表现为双方的合作和适应。所谓合作水平是双方在相处中能互相帮助，以共同完成某项活动，并以此成为进一步发展双方关系的动力。所谓适应水平，比前者又进了一层，即开始调节自己以适应对方，另一方也试图接受并同化对方的行为和个性。这时为了适应关系，双方或一方可能会有某些变化，例如在服饰上力图向对方的喜好靠拢，在情感上有一定的依赖感，彼此以能在一起学习、工作与娱乐而感到精神上的愉悦。到这一阶段，双方关系十分亲密，但两颗心尚未达到融合。

知交与融合，则是这一阶段的高水平层次，也是人际关系发展的最高层次。双方表现出强烈的情感依恋，彼此间无话不谈、心心相印，相互的了解达到知心的程度。在这时，相互之间往往还会采取赠送礼物或制定某种契约等措施，以巩固这种关系。

（三）人际关系的种类

按照不同的标准，人际关系可以有不同种类的划分。

1. 血缘关系

血缘关系是指以血缘的或生理的联系为基础形成的人际关系，是人类最早形成的人际关系。比较重要的血缘关系包括种族、氏族、宗族、家族、家庭等。不同时代以及不同社会制度，会使血缘关系联系的紧密程度以及表现的地位和作用有所不同。在原始社会中，血缘关系是社会组织的基础，地位非常重要。而随着社会化程度的不断提高，血缘关系的地位和作用开始下降和减弱。

2. 地域关系

简单说就是以地理位置为纽带，形成的人际关系，如同乡、邻居等。它是指人类社会的区位结构关系或空间与地理位置关系，即直接建立在人们空间与地理位置关系基础上的人际关系。人类要生存就必须占有一定的空间和位置，由此形成了人与人之间的地缘关系。地缘关系可以维系社会的稳定，相对固定的地缘关系能够保障人们生产与生活的正常秩序，但同时也容易把人们约束在一个狭小的范围内，束缚人的发展。

3. 业缘关系

以职业、行业、专业为纽带，形成的人际关系，如同事、同学、上下级等，它是以人们的社会分工为基础而形成的社会人际关系。如行业内部的领导与被领导关系、上下级关系和同事、同级关系，行业外部的合作关系、伙伴关系等。与血缘关系和地缘关系不同，业缘关系不是与人类社会俱来的，而是在血缘和地缘关系的基础之上，由人们广泛的社会分工形成的复杂社会关系。护理人际关系中的护患关系就属于一种业缘关系。

4. 趣缘关系

因情趣、志趣相投，交往而建立的人际关系，如棋友、牌友、球友等均属此类。

（四）人际关系的特征

1. 社会性

荀子曾经说过"人以群居"。社会性是人际关系的本质属性，是人际关系的基本特点。

2. 复杂性

人际关系的复杂性表现在它是由多方面因素联系起来的，而且这些因素都是处在不断变化的过程中，另外人际关系还具有高度个性化和以心理活动为基础的特点。因此，在人际交往的过程中，由于人们交往的准则与目的不同，交往的结果可出现心理距离的拉近与疏远、情绪状态的积极与消极、交往过程的冲突与和谐、评价态度的满意与不满意等复杂现象。

3. 多重性

多重性是指人际关系具有多因素和多角色的特点。如每个人在社会交往中都扮演着不同的角色，在工作时是为患者解除痛苦的护士，在家庭中是相夫教子的妻子或母亲，在与同事相处时是乐于助人的朋友，在下级面前是领导，在领导面前是下属等。在扮演各种角色的同时，又会因为物质利益和精神因素导致角色强化或减弱，这种集多角色因素的状况，使人际关系具有多重性特点。

4. 多变性

人际关系的建立、发展是一个不断变化的过程，一个人，在少年、青年、成年、老年等不同的人生阶段，其人际交往的目标、兴趣、倾向以及人际互动的方式都是随着年龄、社会心理、文化环境以及交往的条件而不断发展变化的，因此人际关系具有多变性的特点。

5. 目的性

由人际关系的定义，我们知道，人际关系是个人或群体寻求满足其社会需要的一种心理状态，是基于交往双方心理需要而产生的心理关系或心理距离。当然，因为交往个体的需求层次不同，在人际关系中，交际的目的也呈现出不同的形态，有的是为满足经济利益等物质的需求，有的则是为满足友谊、理解、支持等情感的需求，而有的则是为了满足其获得爱、尊重甚至自我价值实现等较高层次的需求。

二、护理人际关系

（一）护理人际关系的内容

护理人际关系是护理人员在护理工作中建立和发展起来的人际关系，其状况的好坏不仅对护理工作质量、患者疾病的诊治与康复有着重要意义，它对于护理人员自身的职业体验、情感需求以及权利与利益的实现同样意义重大。

护士在护理工作中建立起来的人际关系，包括护士与患者之间的关系、护士与医生之间的关系、护士相互之间的关系以及护士与其他医务人员之间的关系。处理好这些人际关系，是建立护士良好社会支持系统的一个重要条件，也是提高护理工作质量的重要保障，这种人际关系需要护士具备一定的知识、技能和健康的心态去应对，以构建良好的工作氛围和人际环境。

护理人际关系，作为人际关系在医疗护理情境中的具体体现，其发生和发展过程遵循人际关系的一般规律，但由于在护理人际关系中，交往双方的角色、地位和交往情境具有独特的属性，因而其发展过程和交往状况也将呈现出不同的特征。

（二）建立良好护理人际关系的意义

在现代社会，人际关系已经成为一种开放性的多维网络结构，每个护士都必然地置身于各种各样的关系网络之中。科学地建立和调节好各种人际关系，不仅是开展护理工作和发展护理事业的需要，也是每个护理人员的愿望，谁也不愿意因为人际关系的矛盾和冲突而影响自己的学习、工作和身体健康。建立良好的护理人际关系有非常重要的意义。

1. 有利于患者早日康复

良好的护理人际关系是开展护理工作的基本保证，护理人员通过与患者、护士同事、医生以及其他医务人员建立良好的信任和密切协作，使患者能够积极主动地参与到治疗护理中，使医生能够更加及时地了解患者病情的变化，有利于医疗护理活动的顺利进行、患者的早日康复。

2. 有利于提高护理工作的效率

和谐的护理人际关系，对于提高护理工作效率有重要的作用。护士在工作中能够同心同德，互相帮助，互相学习，可以大大提高护理团队的工作效率。试想一下，如果护士之间关系冷淡、相互猜疑、缺乏协作精神，甚至相互拆台，必然会影响护理治疗。一个科室、病房或单位所创造的业绩来自于成员的协作与配合，成员之间的有效沟通和良好的人际关系也会大大促进工作效率的提高。一个团队中的每个护士，都各有所长，只有不断地把自己的所想所得和他人进行沟通，相互学习，相互促进，才能获得高效的工作业绩。

3. 有利于陶冶护理人员的情操和性格

人际交往的过程，是人与人之间在认识上相互沟通、情感上相互交流、性格上相互影响、行为上相互作用的过程。护理人际关系的建立同样遵循上述基本过程。广泛的、正常的人际交往，能够陶冶护理人员的情操，丰富和发展护士健康良好的个性，改掉自身的不足，同时也能通过和他人交流，满足自己的精神需要，学习到更加先进的知识技术，培养自己更加稳重、坚强和成熟的性格。

4. 有利于新的医学模式在临床实践的广泛应用

传统的医学模式对于疾病和健康的理解，只限于从局部和单纯的生物因素去考虑，而忽视了人的心理及社会因素的重要影响，具有很大的局限性。随着社会的发展，医学科技的进步，人们逐渐认识到心理社会因素对人类健康和疾病的影响。于是，传统的医学模式被新型的生物－心理－社会模式所取代。良好的护理人际关系要求护理人员必须以患者整个人为服务对象，熟悉和掌握患者的心理活动和社会需求，能够积极进行沟通和交流，在日常护理实践中更好地将理论模式应用实践。

三、影响人际关系的因素

（一）邻近性

邻近性是指人与人之间由于居处相邻，或者是由于工作和活动等空间距离上的邻近，彼此之间可以增加相互吸引，这有助于建立与促进相互之间人际关系的发展。比如生活在我们身边的邻居、同事、同学等人，所谓远亲不如近邻。

在我们的社交发展中，邻近性表现为一种规律，对人际关系发展具有促进作用。弗利兹·海德（E. Heider）曾经提出这样一种观点，即在团体里有某种驱动力，驱使我们去喜欢必须在一起的人，以及试图与喜欢的人接近。之所以邻近性能够促进人际关系的发展，原因在于：第一，接近能够增加熟悉感，而相互熟悉了解是建立密切关系的前提。第二，接近可以容易寻找到共同的语言、兴趣和观念等。第三，彼此之间距离上的接近，可以使人消除羞怯感，容易产生沟通。第四，邻近性容易在彼此之间达成认知上的一致。

但是，邻近的人就一定会建立起比其他人有更好的人际关系吗？有些人觉得他们的人际关系还远不如与其他人的关系，这到底是怎么回事？这是因为，邻近性对人际吸引的作用是有条件的，距离并不是越近越好，距离过近也可能更容易产生消极的作用。比如，我们的矛盾对象不是远的人，而是一些身边的人，一些同事和邻居也常可能会发生摩擦和冲突。

（二）交往的频率

交往频率是指人们相互接触的次数的多少。一般来说，交往的频率越大，越容易形成密切的关系。人们之间关系的建立和发展需要常常沟通，在沟通中找到相互了解的途径，对那些"鸡犬之声相闻，老死不相往来"的人，良好的人际关系就无法建立。

所以，人际关系的建立和发展，需要一定的交往频率，因为人际关系没有一劳永逸。当然，交往频率也并非越多越好，俗话说"久聚难为别，频来亲也疏"。

（三）背景的相似性

根据社会心理学的有关研究，交往双方如果有较多类似的地方，那么相互之间的吸引就容易产生，同时也就会促进其人际关系的发展。相似性包括交往双方的年龄、性别、地位、职业、观点、态度、行为、爱好等，以及民族、文化等方面所具有的共同特点。

日本心理学家古钿和孝分析了为什么会出现这种现象，他认为有 3 个因素。第一，一般情况下人们都希望自己在态度上与大多数人保持一致，从而使内心获得一种稳定的感觉。第二，交往的相似性，是使我们的预期目的得以实现的关键。因为在一个与自己相似或类似的团体中活动，阻力就比较小，活动容易进行。第三，类似的东西常作为一个同一体而感知，从而使自己与其他类似的人组成一个团体。因此，多培养爱好和兴趣，就会有更多与别人背景相似的方面，也就有可能建立更多的社交关系。

（四）性格的互补

在现实生活中有一种现象，就是性格不同的人，他们的友谊比性格相似的人更牢固，如脾气暴躁的人和脾气温和的人、主动型和被动型的人都可以成为好朋友。这是为什么呢？因为每个人都有从对方获得自己所缺乏的东西的需要，这就是社交的互补性。具体来说，互补性就是指在需要、兴趣、气质、性格等方面存在差异的人，可以在活动中相互吸引的关系。它是以双方都得到满足为前提的，正是有了互补性，社会生活才更加丰富，充满着生机。

我们常用"志同道合"的标准去找友谊，有时，性格相似的人并不一定能成为真正的朋友，相反有时还一山容不下二虎。同样有竞争意识的人，他们之间可能存在的是敌意，而不是友谊。

（五）容貌和仪表

心理学家在研究中发现，外表漂亮者在社交情境中占上风，容易引起异性的注意和喜爱，交际较广而容易成功。同时，容貌漂亮的人也比较容易说服和影响他人。这就是为什么我们一些商业活动或安全工作需要容貌漂亮的人。尽管我们知道以貌取人是一种偏见，也都认为人不可貌相，但实际上，人们还是在不知不觉中受它的影响。

当然，人们对容貌与仪表好坏的认可与否，还与一个人的职业联在一起，如果你是一位公务员，但你的仪表让人觉得是位商人；或你是位医生，打扮有如歌女般的漂亮，人们也不一定会接受他（她）的容貌，有时甚至起反作用。

另外，绝不能夸大容貌与仪表的作用。一般说来，在社交之初，容貌的因素较大，但随着相互认识的加深，容貌的作用则不断降低。也就是说，在实际的社交和人际关系发展的过程中，容貌与仪表的作用是有限的。

（六）能力大小

人际交往理论中，有一种说法很有道理，就是"让人与你交往很值得"。这就要求你有一些让人"值得交流"的东西，人们才会与你交往，这"值得的东西"就是能力。

事实上，那些有才能、有智慧、有所成就的人，其交往的朋友比那些没有能力、无智慧、无成就的人更多，社交范围更广。心理学家发现，与能力有关的一切，在实际的社交和人际关系发展的过程中所起到的作用，犹如容貌和体态魅力所散发出来的光环，其吸引力的强度，甚至比容貌和体态更为强烈。

（七）品质特征

心理学家发现，想要维持和提高自己的持久吸引力，一个重要的方面就是培养自己的良好品质和品性。人与人之间能否相互吸引，归根到底取决于一个人的品质好坏，真正的朋友关系，可以是君子之交，可以以茶代酒，而有些人的朋友，只能是"酒肉朋友"。

四、建立良好人际关系的意义

（一）人际关系与健康

世界卫生组织（WHO）根据联合国宪章明确界定："健康不仅仅是没有疾病，不体弱，而是一种躯体、心理和社会功能均适应良好的状态。"《中国心理健康量表》项目组对健康的定义则是，心理健康是指个体内部心理过程和谐一致，与外部环境适应的良好的稳定的心理状态，它包括认知效能、情绪体验、自我认识、人际交往和环境适应5个维度。认知功能正常、情绪积极稳定、自我评价恰当、人际交往和谐、环境适应良好是心理健康的标志。从这些对健康的界定中，可以看出，人际关系的和谐与适应是健康的重要组成部分。

而同时，由于人的社会性是其本质特征，因而，与他人交往并建立一定的人际关系就成为人的与生俱来的需求和生存手段与生存技能。据说，每个人在一天中大约有60%～70%的时间是与人在一起的，完全自己一个人的时间是比较少的。那些社会孤立者较容易罹患癌症、呼吸系统疾病、循环系统疾病、心脏病，也较容易发生意外。而当个体在面对学校功课压力、亲人死亡、家庭贫困等等压力事件中，拥有较好的人际关系（包含有友谊与亲情）的人，往往能较好地适应。

（二）人际关系与信息沟通

一句众所周知的话能很好地表明人际沟通的意义："如果你有一个苹果，我有一个苹果，彼此交换，每人只有一个苹果；如果你有一种思想，我有一种思想，彼此交换，我们每个人就有了两种思想。"这是英国作家萧伯纳说的。通过社交建立良好的人际关系后，人就能以各种方式迅速地获得信息，实现沟通。

（三）人际关系与成功

美国训练大师卡内基说：一个人的成功，15%取决于专业技能，85%取决于其人际关系。同样，团结、互助、平等、友爱的人际关系可以创造良好氛围，可以增强群体的凝聚力，有助于群体目标的实现。人际关系协调，对工作达成共识，彼此感情融洽、行动协调，可以促进工作的顺利开展，有助于提高工作效率。因此，工作和生活中人际关系的好坏，对工作的开展和效果都有很多影响。

（四）人际关系与自我认知

古人讲"人贵有自知之明"，认识自我是个体成长和成熟的重要内容。个体不断认识自己，了解自己的生理机制、心理特征、才能特长、自己与他人的关系，以及自己的社会角色和在群体中的位置，这就是自我意识不断发展成熟的过程。但这一过程并不是自然成熟的，而是通过人际关系，在与他人的相互作用中发展的。通过与他人交往并建立一定的人际关系，个体就可以以他人为镜，从与别人的比较中认识自己。同时，人们还可以在交往中，通过他人对自己的态度和评价，以及他人与自己的关系中获得对自己的评价。因此，人的成长与发展是在人际关系中展开并完成的。

第二节　人际关系的基本理论

一、人际认知理论

（一）人际认知的概念

人际认知是个体对他人的个性特征、心理状态、行为动机或意向以及人与人之间关系进行推测与判断的过程。包括主体根据以往的经验和最新获得的印象所进行的信息加工、归纳、分析、判断、推理的过程。人际认知的目的在于认识他人、解释他人、预测他人。人际认知是个体社会行为的基础，是决定人际关系的重要环节。

（二）人际认知的类型

1. 对自己的认知

对自己的认知也叫自我认知，就是对自己的需要、兴趣、能力、个性、行为、心理状况及自己与周围事物的关系的认识。个体在人际交往中，首先要客观地认识自己，对自己做出恰当的评价，才能确定自己在交往中采取恰当的交往策略。所谓"知己知彼"，不知己，也难以知彼。自我认知是人际认知的基础和前提。自我认知的基本途径是从社会交往中认识自己。自我认知离不开人际交往，离不开他人。与他人交往是个体从社会获取知识和经验的源泉，是形成自我概念的手段。一方面，认知自我要以他人为参照系，在与他人的社会比较中认识自己；另一方面，人又是通过他人对自己的态度与评价及对自己的行为的反馈中找到真实的自我的，并且，自我认知的结果还要经受与他人交往的检验。因此，客观而深刻的自我认知是在交往过程中逐渐实现的。

2. 对他人的认知

对他人的认知是指与他人交往时通过他人外部特征的知觉，进而判断他人的需要、动机、兴趣、情感和个性等心理活动的过程。个体为了使自己在人际交往中作出正确的判断，找到行为的合理依据，就必须对交往对象有正确的认识，对他人的认知是以自我认知为基础的，是在自己与对象的交往过程中获得的。

对他人的认知一方面可以通过外貌服饰、言谈举止了解他人的仪表特征，另一方面可通过分析他人的表情、目光、姿态等获得他人情绪、情感认知和性格认知。对他人的认知不能仅仅停留在表面的言谈举止上，必须深入到他人的内心世界，由表及里，了解他人的个性品质、思想观念，才能有效地确定自己与其交往的态度和行为方式。

3. 对人际情境的认知

人际情境的认知是指对交往的环境、空间和双方的心境进行有目的的观察，也包括自己与他人之间的关系以及他人与他人之间关系的认知，即对人际关系的认知。人际关系认知是人际认知的关键所在，是对双方已有交往活动的总结和概括，是对交往双方之间的情感交往、行为交往以及心理影响的认识，它是进一步发展关系、深入交往的基础。

在一个团体内，交往双方相互关系绝不仅仅受双方个体的特点的影响，同时也受到彼此与双方之外第三者的关系影响。在人数较多的团体中，这种交错的情景将更加复杂。一个人要得心应手地处理好这种复杂的人际关系，就要首先对团体内外的各种复杂关系有一个正确的认识和了解，这是协调人际关系的依据。

人与人关系的认知是个相互感知的过程，人们按照自己的动机、价值系统去知觉他人，同时观察他人对自己的看法和态度，并以此来确定并修饰自己的行为和反应。此外，人们在交往中还会形成一定的态度，产生各种各样的情绪表现，如愉快、友好、喜欢、厌恶等，以及与之相应的行为方式，如相互吸引、相互排斥、相互攻击等。对人际情境的认知必须以自我认知和他人认知为基础，先知己知彼，然后判断相互之间的关系。即首先比较两个人之间的共同点和差异点，决定两个人是否交往下去；其次是反省"至今为止"两个人之间的关系发展到了什么程度，达到何种地步；再次是规划"从今往后"两个人之间如何交往，怎样发展关系，前景如何。在一个团体内，要得心应手地处理好复杂的人际关系，就要对人际情境有一个正确的认识，这是协调人际关系的必要条件。

（三）人际认知的特点

1. 认知选择性

一个人在社会生活中，每天要遇见无数的人，在纷杂的人群中，人们往往根据自己交往的需要、兴趣及价值标准从人群中选择少数人作为认知对象。然后，有意识地对认知对象进行观察、了解，从而作出自己是否与其交往的决定。认知的选择性受认知者的主观状态，即需要、兴趣、知识、经验、情绪等的影响，也受认知对象的刺激强度和新异度的影响。刺激强度指认知对象社会意义的性质和价值的大小，新异度指其与众不同的特征。心理学家研究表明，认知对象与众人的差别越大，就会越清晰地呈现出来。当然，认知的选择性是相互的，是认知双方的互动，是能动的主体相互间的选择，当甲认知乙时，乙也在认知甲。

2. 认知的偏差性

由于在人际认知中，受到刻板印象、个体所受教育、拥有社会生活经验、知识以及人与人之间交往时间的长短等因素的影响和制约，加上人们在人际交往中的掩饰行为等原因，人际认知过程中常出现偏差，从而影响人际判断的正确性。

3. 认知的防御性

认知的防御性也称心理的排斥性，即对认知交往对象有不愉快的感觉后，产生戒备提防心理，不愿深入而完全地介绍自己的情况或有意回避认知对方。在人际交往过程中，由于某些误解、矛盾和冲突，双方产生不愉快的情感体验，于是出现相互心理排斥，不愿继续认知对方，也不愿让对方认知自己，这种状况是很常见的。认知的防御性在交往中，既有积极作用，又有消极作用。就积极作用而言，它可以使认知者慎重、稳妥，而不是轻率地与人交往，避免上当受骗。就消极作用而言，它容易形成认知障碍，不利于交往的顺利进行。

4. 认知的报偿性

人的认知常受情感倾向的制约和影响。在认知过程中，由于认知一方给对方以较高的评价，也导致另一方对他相应的好评，人们在相互认识过程中相互报答，这就是认知的报偿性，认知的报偿性会掩盖认知双方的真实面貌，以致影响人际交往的持久性和人际关系的真诚与纯洁。

5. 人际认知与人际相互作用的统一性

人们在相互认知的同时又产生相互的影响和作用。人们的认知过程就是一个相互了解、相互学习的过程。人们在认知对方的同时，受对方的感染和暗示，常自觉不自觉地学习对方的行为方式和人格特征，也就是平时所说的"近朱者赤，近墨者黑"。在人际认知中，人们总是会把自己与对方联系起来认识，发现对方的优点和不足，并以对方为参照物来评价自己，使认知双方自我改造、自我提高，并以此影响双方的心理状态和行为方式。

（四）人际印象的形成与心理效应

1. 第一印象的形成

第一印象是指在人际认知、人际交往活动中形成的对他人的最初印象。第一印象并非总是正确的，但却总是最鲜明的和最牢固的，并且影响着以后的交往。

（1）第一印象的成因　人的外表特征是第一印象形成的主要依据。其内容包括双方初次见面时亲眼所见到的对方谈吐、表情、相貌、仪态、身材、年龄、服饰等等。同时，人的才华也是形成第一印象的重要资料。人们在交往中，通过获取的这些信息对对方的职业、身份、兴趣、爱好、能力、气质、性格等情况作出初步分析与判断。间接材料也可以为认知者提供第一印象。有时，关于认知对象的信息也可能来自看材料、听汇报等间接方式从而在未接触对方时已形成对其第一印象，即间接第一印象。当然，在间接第一印象的形成中，所提供的材料不同，自然形成的印象也不同。

（2）第一印象的特点　在人们的人际交往中，由于初次接触时双方相互认识的时间有限，彼此之间的认知程度也不可能十分准确、清晰、客观，而是大致的、朦胧的、零星的，甚至主观片面的。第一印象的特点主要有以下几点：首先，第一印象往往给人印象深刻。人们往往受先入为主的信息所影响，而对第一印象记忆尤深。其次，第一印象获得的往往仅仅是对象的表面印象，是由主体的认知因素和情感因素相结合而得出的结论。人们最初认知他人，时间短暂，认识难免会有片面性，从而可能存在以偏概全的情况，甚至认知的只是某些假象。所以，人们都知道不能"以貌取人"，但实际上却很难避免。第三，第一印象是人际认知发展的起点和基础，对以后人际认知起导向作用。第一印象往往决定了人们对对方的态度和兴趣，如果第一印象好，就会对认知对象感兴趣，并采取肯定性评价和态度。进而在进一步认知中，会选择他的优点和长处，甚至把缺点看成优点。相反，第一印象差，会较多注意其弱点，甚至把优点也抹去。第四，人们对一个人各方面的评价，常常依赖于他的第一印象。因此，第一印象往往给人的印象特别深刻，而且对以后的人际认知和交往以及印象的最终形成具有重要的作用。

（3）印象整饰　在人际交往中，人们往往会采用一定的方式，来左右他人对自己印象的形成。个体选择适当得体的语言和非语言行为，使别人对自己形成良好印象的过程，我们称为印象整饰。

人们在现实的社会交往的中，自己的态度与行为并不遵循同一模式，而是随交际情境和角色的变化而变化的。处于不同的交际情境和角色地位时，个体都要选择相适应的交往和行为模式，以期给对方留下好印象，并保持人际关系的协调。所以，印象整饰在人际交往中就显得特别重要。

个体对自己形象的整饰，一方面受到自我意识的制约，但另一方面很大程度上取决于自己与对方的人际关系，即要受对方的影响和制约。个体的印象整饰过程，也就是个体在自我认知基础上不断地完善、修正自我意识，同时不断认知对方，了解对方对自己的期望，并以此来调节自己行为的过程。

2. 常见的人际认知效应

人际认知活动是一种特殊的社会认知活动，它比一般认知活动更容易受个体需求、动机、心理发展水平及生活经验和认知实践的影响，可能产生各种错觉和偏差，成为建立良好人际关系的障碍。

（1）首因效应和近因效应　首因效应和近因效应是指在一定条件下，认知信息的顺序对认知评价和效果的影响作用。首因效应指人们在交往中比较重视最先得到的信息，并据此对别人下判断，而在最初的印象形成之后，人对后来的信息就较不重视的现象。首因效应在人际交往中处处可见，如"新官上任三把火""恶人先告状""先发制人"等，都是想利用首因效应占得先机。

近因效应是指在一定条件下，最近的、最新的某种信息对于认知评价具有主导作用。近因效应往往是在有足以引起他人注意的新信息刺激下才会出现。事物给人留下的最后印象往往非常深刻，难以消失。对一个事物或对一个人接触的时间延长以后，该事物或人的新信息、最近的信息就会对认识和看法产生新的影响，甚至会改变原来的第一印象。

首因效应和近因效应两者不是根本对立的，它是一个问题的两个方面，在人际交往中，第一印象固然重要，但最后印象也不能忽视。研究者指出，当两种信息连续出现时，首因效应明显；而当两种信息断续出现时，则近因效应较为突出。在人际的交往中，一般来说，在对陌生人的知觉中，首因效应较明显；而在对熟人或分别很久的人的交往中，近因效应所取得作用更为明显。这就告诉我们，在与他人交往时，既要注意给人留下良好的第一印象，也不能忽略平时的印象和最后的印象。

（2）社会刻板效应　社会刻板效应也称社会刻板印象或社会偏见，指的是人们对某一类人或事物产生的比较固定、概括而笼统的看法，是我们在认识他人时经常出现的一种相当普遍的现象。刻板印象反映了大脑对巨量复杂信息进行简约化处理加工的特性。在人际交往中，人们常常按照预想的类型，对交往对象按年龄、性别、民族、职业等分类，并套上自己头脑中的固定看法，以此作出判断某人的依据。社会刻板印象不是一种个体现象，而是一种群体现象，它反应的是群体的共识。实际上，就是人们在社会认知的过程中，对一些人和社会现象形成的一种笼统而固定的看法。

社会刻板印象是普遍存在于人的意识之中的，与人的认知选择有关。在人际交往中，社会刻板印象主要包括：①国民刻板印象，即对于某一个国家的人民，有一个概括的印象。如认为美国人是天真的、民主的、乐观的、热情的；英国人是保守的、有教养的、庄重严肃的。②区域刻板印象，即对一定区域（如南方与北方、沿海与内地）不同省份的人固定的一般的看法。如人们往往认为南方人聪慧、狡猾、善言谈、灵活；北方人耐劳、憨厚、寡言、不太活跃，沿海地区的人开朗、好客、会做生意、花钱大方；内地人墨守成规、自尊、清高、勤俭。山东人豪爽正直、能吃苦耐劳；浙江人聪明伶俐，善于随机应变等等。③角色刻板印象，即人们对不同的社会阶层、社会地位和职业的人的一些固定看法。如一般人都认为老年人保守、尊重传统、好谈历史、着重经验、好安稳；青年人思想解放、愿意改革、讲时髦、感情冲动、勇敢大胆、勇于创新，领导干部严肃、正经、紧跟形势。男子重事业、粗心、大胆敢为；女子重生活、性情柔弱、安于现状，经理们是大腹便便、西装革履的；学生则穿戴随意，文质彬彬，好高谈阔论等。

刻板印象形成的原因有以下几点：①每一个群体确实都有自己独特的特征，也有许多相似之处，这就给知觉者形成刻板印象提供了可能。②知觉者总是希望通过较少的信息作出全面的推论。③交往双方彼此接触机会很少，通过间接印象形成的刻板印象。④刻板印象可以满足人们的某些需要，常常与人们的利益和价值发生关系。

社会刻板印象对于人们的社会认知有一定的积极作用。因为它将不同社会群体的主要特征典型化，反映了群体的共性，所以有助于帮助人们对各群体差异的认识，简化人们的认知过程，有助于人们迅速把握并适应社会生活环境。但是，人们形成社会刻板印象依据的信息大多数来源于道听途说，并非自己直接所获。因此，社会刻板印象并不一定符合实际。在同一类人之中，尽管每个人都具有类的特性，但是各人又有各人的个性，并且类的特性与个性是有差异的。社会刻板印象过分强调类的特性而忽视个性，因而是片面的。每个人的角色都是交叉的，同一个人具有多种不同的角色，随着角色的交换，表现出不同的特性。一个人的特征及其表现随着角色和情境的不同而千变万化，我们不可能死板而僵化地以某个固定的模式来对待一个人。所以社会刻板印象并不一定正确，我们不要只依据刻板印象来认知他人，而要多做调查研究，在交际实践中去发现和理解一个人。

（3）晕轮效应　晕轮效应，又称光环效应或者光环作用，在社会心理学中，是指人们对某人的某种印象影响对这个人的整体评价。在人际认知中，评价者对一个人多种特质的评价往往受其某一特质高分印象的影响而普遍偏高，就像一个发光物体对周围物体有照明作用一样。这是一种在人际认知时形成的以点概面或以偏概全的主观印象。

晕轮效应最明显的表现之一是以貌取人。一个外表特征优秀的人，往往被认为有其他很多优点。相反，一个其貌不扬的人，其优点会被人们忽视。在人际交往中，一个人态度的好坏也容易导致晕轮效应。外表是一个人的招牌，是最先被人知觉的特性，往往成为第一印象的材料，而态度则是一个人的内在情绪情感的直接表露，使人感受最深，它在某种意义上能更正外表所造成的印象。一个态度十分热情、友好的人，会给人愉快的感觉，使人认为他还有其他更多更好的特点。一个人态度十分冷漠或高傲，则会给人不好的印象。比如，对患者态度热情、友好的护士，患者往往会认为她技术、职业道德甚至人格、修养都是好的；而态度冷淡的护士，患者则往往对其护理操作技术产生怀疑。由此可见，在交往中态度是门户。热情、友好的态度会给人以良好的印象，令人信任、喜欢。

晕轮效应是一种明显的从已知推未知、由片面看全面的认知现象，其结果很可能是以偏概全。一个人的长相和风度与其思想品质和内在素质并没有必然的联系，外表美与内心美有时是分离的；一个人的态度也不一定能真正反映出它的内心世界和思想水平，有时虚伪的善良态度背后可能隐藏着可怕的动机。因此，晕轮效应往往歪曲一个人的形象，导致不正确的人际评价。所以，在人际认知中，我们要掌握比较全面的信息，进行比较全面而深刻的分析考察，不要以一当十，以偏概全，凭一时的主观印象办事。

（4）自我投射效应　在人际认知过程中，认知者有时会出现"以己度人"、"将心比心"，从而产生认知幻觉。这就是自我投射效应。自我投射的实质就在于"强加于人"，即把自己的特性、爱好、情感和愿望投射到认知对象身上，以为对象也是如此，从而作出不合乎实际的评价。

首先，在交际活动中，我们有时会以为别人与自己好恶相同。比如喜欢热门音乐的人，以为别人也爱听；爱吃鲜鱼的人，以为别人也不嫌鱼腥味；自己不抽烟的人也往往没有想到别人会抽烟等。在与陌生人交往时，投射效应特别容易发生，因为相互不了解，自然而然地从自己出发来估价别人，总是以己度人。这种投射作用的主要机制就在于忽视自己与对方的差别。对对方进行自我同化，认为他人也跟自己一样。换言之，就是在意识中没有明确地把自我和对象（他我、非我）区别开来，而模糊地使之混为一谈。

第二种投射效应是把自己的主观愿望强加于人，以为对象正如自己所期望的那样。愿望的投射效应在人际关系上表现得很突出，比如一个自我感觉良好的学生，希望并相信导师对他的论文给予好评，结果他就会把一般性的评语都理解成十分赏识的评价。一个小伙子要是看上一个漂亮的姑娘，并且希望对方爱自己，则很可能把对方一些无意的行为和言语看成寓意深刻而富有情意的爱的举动，以为对方爱上自己。总之，把希望当现实，是希望迫切的人所常有的。

第三种投射作用是把自己的主观看法或怀疑强加于人，从而认为对方符合自己的看法，证实了自己的怀疑。古人有一则寓言十分形象地说明了这种投射效应：有一个樵夫丢失了一把斧子，他怀疑是隔壁邻居的儿子偷了，于是，他看对方走路，听对方说话，见对方的样子都像小偷，似乎对方真偷了自己的斧子。可是，不久后他在自家角落里发现了这把斧子，再一看邻居的儿子根本就不像偷东西的样子了。在这个樵夫的认知中，心里想的和眼里看到的是一回事，当他认为别人偷了自己东西时，看上去别人就真像小偷，当他的怀疑被否决了时，别人又不像小偷了。在人际交往中，这种疑心投射也经常发生。它把怀疑当作事实，不利于人际交往和人际关系的发展。

以上几种自我投射效应的共同特点就是从自我出发认知他人，抹煞或无视自我与非我、主观与客观、认知者与认知对象的区别，以主观统摄客观、自我统摄非我。然而，认知对象与认知者之间的差别是客观存在的。世界上找不到两片相同的树叶，更找不到两个完全相同的人。因此，在人际认知中，我们应该从认知对象的实际情况和特点出发，具体地分析情况，客观地认知他人。

二、人际吸引理论

（一）人际吸引的含义

对于何谓人际吸引，很多社会心理学家和社会学家从不同的角度做了探讨和解释。例如，有的学者把人际吸引看作为个体以一种积极的方式评价另一个人的倾向，是一个人对另一个人所持有的态度，诸如尊重、喜欢、爱情等；有的学者则认为，"喜欢"这个词可以和友谊换用，它指的是一个人愿意接受的那种感情和趣味，包括任一性别之间的亲密关系。总之，一般认为，人际吸引是指在人际交往过程中形成的、以情感为主导的对他人的一种特殊形式的社会态度，是个体对他人给予的肯定性评价的倾向。

这一定义主要包含两层意思：一是人际吸引是以情感为主导的，有无情感投入是判断人际吸引亲疏的重要标志。没有情感的人际关系就不可能达到人际吸引的高境界。二是人际吸引是对他人做肯定性评价的倾向。肯定性评价，也即积极的或正面的评价，它是人际吸引的前提和基础，喜欢、友谊、尊重、爱情等都是在肯定性评价的基础上发展起来的。

人际吸引根据其性质和程度不同，可以分为友谊和爱情两种类型。友谊包含的最主要因素有两个，一是行为相似的认知；二是对对方的积极评价和信任尊重，它是人们之间一种纯洁真挚的感情。由于友爱的双方能够相互认同，并且在需要的时候提供帮助，失败的时候报以同情，成功的时候赋以赞扬，孤独的时候给以支援，因此彼此之间有着强烈的吸引。爱情包含的因素主要有 3 个，一是亲密，即与伴侣亲近和相联系的感觉；二是激情，即爱情关系中强烈的情绪体验；三是承诺，维持关系的倾向性。爱情不仅具有友爱还包含了激情与承诺，因而男女之间爱慕之情所产生的吸引力比友谊的吸引力更强烈、更丰富。

人际关系反应了个人寻求满足需要的心理状态，不论是友谊还是爱情的产生和发展都与交往双方各自从对方获得需要满足的程度有关。一般来说，相互满足程度越高，心理关系就越密切，人际吸引力就越大；相互满足程度越低，则心理距离就越大，人际吸引力就越小。

（二）人际吸引的形成和发展过程

人际吸引的形成和发展过程可以分为注意、认同、接纳和交往 4 个阶段。

注意是指对某一交往对象进行人际感知后，对其产生了一定的兴趣，将其从人群中选择出来给予关注，首先从物理方面缩短了双方的距离。它一般是由初次见面中的某一句话、一件事或某个信号引起的。注意实际上是个体根据自己的需要、兴趣和价值观对交往对象的选择，是对某一对象感兴趣、喜欢的初始。

认同是指对选择出来的对象进行更进一步深入的人际认识，接纳和内化交往对象的行为及表现，并对其给予积极和正面的评价。认同使交往双方心理上的距离也缩短了。当我们专注于某一个个体或团体并对其产生兴趣时，就会总想接近他，对与其有关的信息倍加关心，从而通过信息传递增加了彼此的了解和共识。

接纳是指情感上与对方相容，常以喜欢、同情、关心、好感等形式表达与对方之间的情感联系。凡是能驱使人们接近、合作、联系的情感，都称之为结合性情感。结合性情感越强，彼此间越容易相互吸引。越是从情感上完全接纳对方，越相互吸引。当我们在捕捉对方的信息，获得对其初步认同的同时，会油然而生向往和接近之情。这实际上是潜意识一直在寻找对方，当对方一旦重新出现时，就会与潜意识一拍即合，产生强烈的吸引。

交往是在吸引后的必然行动，它不仅反映了人际吸引已经形成，而且使人际吸引进一步发展。交往的初期，双方尽力约束自己，并努力通过行为显示自己的诚意，证明自己愿意与对方真诚相处。随着交往水平的提高，双方的关系便发展到心理上相互依附的高级阶段，即形成了良好的关系，相互的吸引力进一步增加。交往既是人际关系的前提，又是相互吸引的外化，也是人际吸引的发展，良好的人际关系正是通过人际吸引、人际交往而建立起来的。

（三）人际吸引的基本规律

要提高和增强人际吸引力和交往能力，必须了解和掌握人际吸引的运行机制及其规律。按照其基本规律来预测行为、引导行为和控制行为，就能建立良好的人际关系。根据社会心理学家的大量研究及人际吸引的实际经验，可将人际吸引的主要规律概括为以下几个方面。

1. 接近吸引律

接近吸引律是指人际交往的双方存在着诸多的接近点和共鸣点，这些接近点和共鸣点能够缩小相互之间的时空距离和心理距离，因此彼此之间容易相互吸引。为什么接近性会产生吸引作用，原因在于：一是人们面对某一刺激越多，就越可能对其产生好感；其二是人们对一个新刺激的重复接触通常会迅速提高对这种刺激的正面评价。接近吸引可分为三类。

（1）时空接近　人们生活的空间距离越小，则彼此之间越容易接近，也越容易相互吸引。如人际吸引往往较多地发生在同乡、同学、同事、邻居之间。人们总是习惯在自己的生活空间当中选择和结交朋友，常言道："远亲不如近邻"，说明了时空上的接近点是友谊形成的重要因素，也是影响人与人之间产生好感、彼此喜欢的先决条件。空间上的接近会增进人际吸引的原因是：首先，空间上的接近为人际交往提供了机会，增加了交往的频率，使人们相互间有更多的了解和体验，更易于发现彼此的共同点，从而导致亲密关系的建立。其次，与自己邻近的人进行交往，发展关系，可以很快满足自己多方面的愿望，如社交的需要、感情的寄托、信息的获得、生活的关照等。最后，邻近的人是"抬头不见低头见"，处好同邻近人的关系，对于自己的身心发展和工作、学习的进步都有较大的影响。另外，时间上的接近，如同龄的、同期毕业的、同期入伍的、同期进单位的人之间，也容易在感情上相互接近，产生相互吸引。

不过，总的说来，时空接近因素对人际吸引的作用是有条件的，它可以促进良好关系的建立和发展，但不一定必然导致良好的关系，只有初次交往后，双方产生了积极的印象，才会有助于建立融洽和睦的关系，并且，随着时间的推移，时空接近因素对人际吸引的作用会逐渐减弱。

（2）价值观、兴趣接近　在人际交往过程中，如果双方志趣相投，价值取向相同，态度观点一致，彼此就容易互相吸引。俗话说的"物以类聚，人以群分"及"情投意合"就是讲的相似性所产生的吸引效应。为什么价值观相同、兴趣接近的人易相互吸引呢？美国社会心理学家纽考姆认为，人们在生活的过程中，不断地寻求他人的赞同和认可，当发现他人与自己持同样的态度，追求相似的目标时，立刻感受到相知和被理解，从而获得心理上的安全和平衡，当个人遇到与他本身观念和态度不相同的人，就会产生内心的不适或紧张的感受。因此，一旦找到赞同者，他立刻会被对方释放的吸引力引导过去，纽考姆曾在密执安大学做过一项大规模的实验，观察那些素不相识的大学生在4年集体生活里，影响彼此交往的因素。结果发现，在交往初期，空间距离是决定谁与谁有来往的重要因素，但到了后期，彼此间的态度、价值观的相似超越了空间距离的重要性而成为建立友谊的基础，愈相似者彼此间的吸引力愈大，喜欢的程度愈高。

在实际交往中，我们可以发现，交往双方在价值观和兴趣上的相似性，使彼此在交往过程中，对所交流的信息有相似或相同的理解，有共同的情绪体验，易产生心灵的共振，使彼此的思想、感情和行为得到相互强化，从而导致相互吸引。也就是说，如果人们发现彼此之间"英雄所见略同"便会油然而生"好汉爱好汉"而吸引力增加，使彼此相互接触愈加频繁，了解认知愈加深刻，从而吸引力随之继续递增。这种状态，称为交往的均衡状态。

（3）熟悉性 在人际交往中，如果他人具有让自己感到熟悉的特性，那么这个人就更容易产生吸引力。研究人员发现，我们喜欢与自己相关的事物，不但包括姓名中的字母，还包括潜意识中与自己有关的人、地方和其他东西。为什么熟悉导致人际吸引？这是因为一个人的重复出现会增加我们辨识出这个人的可能性，因而减少不确定、不安的感觉，而增加了对这个人的正向感觉。其次，对一个人熟悉时，我们可以预测对方的行为。再有就是对一个人熟悉时，越可能发现或假设对方与我们相似，因而增加对此人的好感。

2. 互惠吸引律

在人类的交往互动中，如果交往双方能够给对方彼此带来报偿、收益、效用，就能增加相互间的吸引。追求奖赏、幸福、收益、效用，这是人的本性，已成为个体或团体潜意识或显意识的社会行为动机。这种报偿或效用包括生理的、安全的、知识的、心理的（喜欢、尊重、信任、赞扬、认可等）、经济利益和政治权利地位等需要的满足。人们追求目标不同，需要层次和程度也不同。一般只要在交往中预示了行为可能得到报偿的趋向，即显示出吸引力。越接近预期的报偿，估计得到报偿的概率越大，吸引力就越大。互惠、互偿吸引力表现于人际交往活动中的各个方面，其主要的表现形式有以下几种。

（1）情感相悦 情感相悦是指交往的双方，都以自己的言行、举止给他人带来愉快的情感体验，从而增加彼此的相互吸引。如相互奉献真诚和热情，就可使人得到快慰和愉悦的酬赏，从而使人心理相通、相近、相亲。情感相悦是双方交互影响的，若在交往中一方真情实意，另一方却心怀戒意，态度冷淡，则会使对方产生失信之感，而造成心理隔阂，使彼此疏远。情感相悦之所以会增加人际吸引，是因为人际关系作为人与人之间的心理关系，情感是主要成分。交往中人与人之间的相互赞赏、尊重、信任与接纳，可以减少各自的心理冲突，双方都可以从对方那里得到积极的强化，从而提供了建立、维持和发展良好人际关系的心理动力。

（2）目标互促 人们之间的交往如果有助于双方有关目标的实现，则双方的吸引力就能增强。如通过行为接触和思想交流，彼此感到受益匪浅，那么交往的水平就会提高。目标是人们因某种需要而有意识设立，并努力去争取达到的。目标的实现过程，实际上是人的需要的满足过程。因此，交往双方若能对彼此的目标实现有所帮助和促进，也就有益于对方需要的满足，从而使彼此得到收益和报偿，这就会增强双方的吸引。

（3）困境互助 帮助他人是增进吸引的有效途径，而在困境中助人其效用则更大。当一个人遇到挫折，碰到困难，处于逆境之中时，往往对人情世态最为敏感，最需要友谊和帮助，此时若能伸出一只热情的手，无疑是给了他力量和信心。正如俗话所说"患难识知己，逆境见真情"。很多人在困境中受到别人真诚的帮助后，总能以更真诚的感激报答别人。如果对朋友的困难冷漠麻木，束手旁观，就必然会使对方产生失望之感、怨恨之情而中止交往。

另外，互惠吸引力还表现于物质的"礼尚往来"，利益上的"价值交换"，道义上的"知恩图报"等方面。互惠吸引律启示我们，要增强自己的人际吸引力，在人际交往中不能只求索取，不愿付出，而必须力求使自己的所作所为能满足他人的需要和效用。

3. 喜欢回馈吸引律

喜欢回馈吸引律是指人们都喜欢那些同样喜欢自己的人。因为人人都愿意被人肯定、接纳和认可。获得他人的社会赞许是一般人都具有的强烈社会动机之一。他人的喜欢是满足这一需要的最好奖赏。依照喜欢的强化理论，我们会喜欢以"表达喜欢"酬赏我们的人，而不喜欢以"拒绝"或"表达不喜欢"处罚我们的人。社会心理学家据此在研究中又发现，喜欢具有"往返回馈"的特征，即别人的喜欢，对我们构成酬赏，引起我们的相应反应，也喜欢对方；而我们喜欢他人，从而推论对方一定也会喜欢我们。这一观点与古语所说的"敬人者，人恒敬之"，"爱人者，人恒爱之"是相一致的。

喜欢回馈是按照得失原则变化发展的。喜欢不仅仅是一个人获得肯定的报酬的量，还涉及到这些报酬的量是增加还是减少，就是说，是不断增加喜欢，还是不断减少喜欢。实验表明，一般情况下，我们最喜欢那些对我们的喜欢显得不断增加的人，而最不喜欢那些对我们的喜欢显得不断减少的人。也就是，同一个始终对自己报以肯定态度的人相比，人们更喜欢那些开始对自己予以否定性评价，以后转变为肯定性评价的人；同一个始终对自己抱以否定态度的人相比，人们更讨厌那些开始对自己予以肯定评价，以后转变为否定性评价的人。这是因为，喜欢逐渐减少，使人感到失落；喜欢逐渐增加，往往使人觉得成熟和满足。根据这个规律，我们在人际交往中，一要注意对方的心理承受力，使关系建立在充分了解认识的基础上；二是良好关系一旦建立，就要用积极、肯定的态度去巩固和深化。

4. 诱发吸引律

诱发吸引律是由自然的、人为的或环境的某一因素而引发的吸引力。在人际交往的过程中，如人们受到某种诱因的刺激，而这种刺激正是投其所好，就会引起对对方的注意和交往兴趣，从而相互吸引。诱发的因素和形式大致有自然诱发、蓄意诱发、情感诱发等。

（1）自然诱发 自然诱发是指由人的外貌气质、风度等自然因素而诱发的吸引力。在初次交往时，一个人如五官清秀，举止从容，风度优雅大方，衣着整洁得体，就会对他人产生很强的吸引力。这种第一印象诱发的吸引力促使人们进一步接触，从而结成良好关系。美貌在异性之间更能引起相互吸引。为什么美的外貌、风度能产生吸引力呢？这是因为，爱美是人的天性。美的外貌、风度能使人感到轻松愉快，构成一种美的酬赏。

（2）蓄意诱发　蓄意诱发是指有意识地设置某些刺激因素，以引起对方的注意和兴趣，从而产生吸引力。如出席某种宴会，可以通过得体适宜的打扮、妙语惊人的谈吐、风趣幽默的故事等增强自己的吸引力。但是，蓄意设置诱发因素应注意：一是投入要适度，诱发因素过量或不足都可能适得其反，产生不良后果；二是应瞄准对方的需要和兴趣，使诱因刺激的放射进入对方的接收弧度，如果发射方向过于分散，就会影响接收效果；三是应含蓄自然，使对方没有矫揉造作之感。

（3）情感诱发　情感诱发是通过真诚的关怀、帮助、信任、容忍等因素而激发对方的情感，缩小双方的心理距离，从而相互吸引。如不失时机地帮助困难者，安慰失败者，祝贺成功者，都可以使对方产生强烈的情感体验，从而使双方的心灵更亲、更近。

5. 能力吸引律

一般聪明能干、富有才华的人总比平凡庸碌的人更讨人喜欢，更具有吸引力。这是因为人们都有一种追求自我完善、崇尚能力、寻求补偿的欲望。同聪明能干的人交往，往往能得到某方面的帮助，给人以某种力量或精神上的享受。因此，能力是吸引人的重要因素。然而，社会心理学家经研究发现，能力导致喜欢并不总是呈正相关的，也就是说，并不是越有能力，越聪明的人，人们就越喜欢他。在一个实验小组里，那些被认为是最有能力、最有才干的组员往往不是最受喜欢的人。而我们在日常生活中也常会体会到，一个团体里，大家都一致喜爱、赞赏的人往往并非是能力超群的人。这是因为，能力非凡、极其聪明能干的人，容易使他人感到不安，产生不平衡感和嫉妒心理；同时，也容易使他人产生屈尊感，从而敬而远之，降低了其吸引力。但是，如果一个才能超群的人略有一些缺点或失误，则会比完美无缺的人更讨人喜欢——这就是能力吸引中的"差错效应"。

一个才能超群的人略有缺点或失误之所以会更吸引人，是因为聪明能干的人稍有失误，会使人感到他不再是超凡脱俗的圣人，而是有血有肉的人了，因而更亲近他，更喜欢他。在现实生活中，我们常看到许多才华卓越的人，有时显得不拘小节，略露瑕疵，反而会使人感到更可亲可敬。总之，在能力吸引律中我们必须记住，聪明能干的人比平凡庸碌的人招人喜欢；能力超群的人略有差错会更招人喜欢；能力低下又犯错误的人会更使人不喜欢。

6. 个性品质吸引律

个性品质吸引律是指具有内在的优良个性品质的人，会使人产生崇高感、敬重感和亲切感，从而产生人际吸引力。对于哪些个性品质更具吸引力，哪些个性品质阻碍人际吸引的问题，中外学者都做了深入的研究。心理学家安德森普曾做了一项调查，列出555个描写人的个性品质的词，让被试的大学生给予评价，并指出他们喜欢具有哪些特征的人。其调查的部分结果表明受到高度欢迎的个性品质有：真诚、诚实、善解人意、忠诚、真实、可信赖、聪明、可靠、体贴；介于稍微喜欢与稍微不喜欢之间的个性品质有：固执、循规蹈矩、大胆、谨慎、追求完美、易激动、文静、冲动、害羞；而最不受欢迎的个性品质有：欺诈、不友善、恶意、自私、粗鲁、虚伪、不真诚、贪婪、做作。

我国学者黄希庭教授也曾对大学生中的人缘型学生和嫌弃型学生的个性特征做了调查研究，其结果如下。人缘型的个性特征：①尊重他人，关心他人，对人一视同仁，富于同情心。②热心班级集体活动，对工作非常负责。③持重、耐心、忠厚老实。④热情、开朗、喜欢交往，待人真诚。⑤聪颖，爱独立思考，成绩优良，乐于助人。⑥重视自己的独立性和自治，且有谦逊的品质。⑦有多方面的兴趣和爱好。⑧有审美的眼光和幽默感，但不尖酸、刻薄。⑨温文尔雅，端庄，仪表美。嫌弃型的个性特征则为：①以自我为中心，只关心自己。②对班集体的工作缺乏责任感，敷衍了事。③虚伪、固执、爱吹毛求疵。④不尊重他人，操纵欲、支配欲强。⑤对人淡漠、孤僻、不合群。⑥有敌对、猜疑和报复的性格。⑦行为古怪，喜怒无常，粗鲁、神经质。⑧狂妄自大，自命不凡。

从上面我们可以看到，中外学者对个性品质的吸引力问题的研究结果是基本相似的。应该说，真诚和热情是吸引他人的核心品质。这是因为真诚和热情地为人处事，是对他人喜欢、接纳、尊重的表示，会使人感到温暖、愉快、踏实，从而产生吸引。最妨碍人际吸引的个性品质可以说是虚伪和自私。与虚伪的人交往，常使人担心会受骗上当，缺乏安全感；而自私自利的人，则只顾自己，不管他人的处境和利益，自然不可能有吸引力。

（四）人际行为的八大模式

人际行为，是指具有一定关系的个体在交往中所表现出来的相互作用。人们在交往中的相互作用，一般遵循交换的规律，奉行互惠的原则，也就是说，一方的行为总是会引起对方相应的行为反应。人们的相互吸引和关系正是依赖于相互的受益和需要的满足而形成和发展的。那么这种人际行为有无模式呢？社会心理学家利瑞通过研究几千份人际关系的报告，概括出8种人际行为的模式。①由管理、指导、教育等行为，会导致对方的尊敬和顺从等反应。②由帮助、支持、同情等行为，会导致对方信任和接纳等反应。③由合作、赞同、友谊等行为，会导致对方协助和友好等反应。④由怯懦、礼貌、服从等行为，会导致对方骄傲和控制等反应。⑤由反抗、怀疑、厌倦等行为，会导致对方惩罚或拒绝等反应。⑥由尊敬、赞扬、求助等行为，会导致对方劝导、帮助等反应。⑦由攻击、惩罚、责骂等行为，会导致对方仇恨、反抗等反应。⑧由夸张、拒绝、自炫等行为，会导致对方不信任或自卑等反应。

综上所述，人的相互作用是交换和对应的。只有真心喜欢、尊敬、信任他人的人，才能获得他人的喜欢、敬重和信任；只有不指责他人的人，才不会受到他人指责；只有热心帮助他人的人，才能在困难的时候得到他人帮助。正如俗话所说，你要别人怎样对待你，你就应先怎样去对待别人。

第三节 护士建立良好人际关系的策略

一、表达热情

任何时候，当你想和另外一个人关系更密切、更加和谐时，表达热情是一个很好的方法。Ann Landers 说过，"热情、善良、友谊是这个世界上人们最渴望拥有的东西，拥有它们的人将永远不会感到孤独"。在护士的人际交往中，学会恰当地表达热情和关心，是建立良好人际关系的重要策略之一。友善、热情可以使人与人之间变得亲切，它是人际沟通的催化剂，可以使人感到舒服、放松、愉悦，觉得自己受欢迎。在护士和患者及其家属的交往中，患者常常是通过护士的热情和关心来评价其服务态度和服务质量的。恰当地表达热情可以使患者感到温暖和理解，从而更愿意和护士进行沟通，并告诉护士更加充分的病史资料和更详细的健康问题，而这些能够帮助护士做出更好的护理诊断、制定更好的护理计划，并进一步评估患者的护理进展。在护士群体中，同事间相互关心和照顾，可以使工作环境变得更加舒心，人际关系更为亲密。这些护理工作对于良好的护理人际关系的建立具有很好的价值。在人际交往中，热情的表达，不仅涉及态度和心理，也包含心甘情愿为他人奉献的精神。当人们对另一个个体表达热情时，意味自己愿意和他在一起，从这种意义上说，热情也是对他人的尊重和接受。

热情可以用语言和非语言的方式来表达，但更多是通过非语言的方式实现，如细微的面部表情、肢体语言、身体的姿势以及空间距离等。嗓音的大小、语速的快慢都将关系到热情的表达，温和的、充满感情的声音要比干枯的、刺耳的声音更能表达出说话者的热情；慈爱、柔和的话语要比严厉、轻率的话语显得更热情。

二、尊重

尊重对方在人际关系的建立中，具有重要的意义，在护士的人际交往中，尊重他人是维护其个人尊严的重要组成部分。被尊重可以使人们感到自身的重要、被关注和有价值。相反，当人们得不到尊重时，他们会感到伤心和被忽视、被怠慢。护士在与患者的交往中，尊重主要通过为患者服务时，对他的疾病和痛苦给予理解和回应而表现出来。虽然尊重是一种态度，这种精神层面的态度需要转化为表示尊重的行为，才能拉近自己和患者间的距离。表达尊重的行为包括：注视患者；注意力集中；保持目光接触；适当微笑；恰当称呼病人并介绍自己；保护患者的隐私等。在人际交往中，语言和非语言行为都可以表达尊重。护士对患者尊重的表达方式同样也适用于和同事的交往，谦虚、周到地对待每一位同事，可以使得整个医疗护理团队传达着相互尊重的氛围。

尊重体现了自信，意味着通过了解他人的需要，并给予足够的重视，在自己的能力和时间范围内提供帮助。一方面，护士要用尊重和关怀来对待他人。同时，也不要轻视自己的需要，能够有效管理自己的时间和完成自己的工作。

三、真诚

在任何时候，真诚地对待他人，都是建立良好人际关系的基础之一。真诚最根本的特点就是向对方表达真实的想法和感受，展示一个真实的自己。作为护士，真诚是获得病人和同事信任的重要一步。当然，无论是对病人的帮助关系还是同事之间的相互支持关系中，真诚并不意味着对他人口无遮拦，冲动地想说什么就说什么。我们在表述真相时，需要评估对方的心理预期和接受能力，以及此时此地的需求，这样的真诚才是具有积极意义的。

通常真诚源于3个主要的因素：自信、对他人的感知和环境影响。在人际交往中，自信的人能够敢于向对方展示真实的自己，并会体会到因为忠实地表达了自己的思想和感受而感觉良好。因此，培养自己在人际交往中的自信，需要学习负责任地去相信自己的观点，并认真而平等地观察他人的反应，体会他人的感受，提高自我认知能力和对他人的认知能力，也将有助于个体更真诚地与他人进行沟通和交往。

环境因素也会影响到人们真诚交往的能力，有很多人会在与他人面对时，感到害羞，从而不敢表达自己的真实想法与感受。而交往的时间、地点以及我们所能感知到的双方的心境，都会影响到真诚的表达。在人际交往中，细微的行为往往都会体现出真诚，如记住对方的名字或小小的嗜好，一个对对方富有意义的日子等。真诚地对待他人，将会获得他人的真诚相待，而这些恰是良好人际关系的开端。

四、移情

移情是通过沟通理解他人内心世界的行为。在人际交往中，移情是承认和接纳他人的能力，是建立良好人际关系的催化剂。通常移情包含着对他人内心体验的理解以及对这种理解的恰如其分的表达，这种表达包括语言的和非语言的。移情之所以是良好人际关系的基础，是因为具备移情特质的人能切身感受到别人的需要与苦恼，并提供适当的帮助。移情意味着摆脱自我中心，关注他人的需要；具有移情能力的人，具有较好的情绪感受能力，能够体验自己的情绪，同时也能很好地体会和识别他人的情绪，并能够在人际互动中换位思考。因此，移情既是一种态度，也是一种能力。作为态度，它表现为一种对他人的关切、接受、理解、珍惜和尊重。作为一种能力，它表现为能充分理解别人的心事，并把这种理解以关切、温暖、尊重的方式表达出来。

在人际交往中，有移情习惯的人很少与别人发生冲突，因为他总能最大限度地理解别人，并以平和的心态与人相处。即使与他人产生矛盾，具备移情能力的人也能平和地以建设性方式去处理。移情不等于对他人的感情表示遗憾，移情也不是表达慰问，它是一种中立的价值观，温暖的移情传达的是关怀而不是伪善。在护理人际关系中，护士的移情有助于帮助患者解决问题，并有效促进护患关系的协调发展。

五、恰当技巧

尽管在良好人际关系的建立中，热情、尊重、真诚和移情是至关重要的，但是，还有一个不可忽略的要素，那就是一些必要的行为技巧，这些技巧对于一个交往者所期望的人际关系同样是具有重要的意义。

1. 使用恰当的非语言沟通

在人际交往中表现出恰当的非语言行为可以促进良好人际关系的建立，如目光接触、面部表情、姿势、位置、肢体动作以及包括语速、音量、声调等在内的声音线索，护士在人际交往中，一方面要恰当运用这些非语言沟通方式，同时也要提取对方的非语言线索，验证并适时予以认可。

2. 建立和谐氛围

和谐的人际氛围有助于良好人际关系的建立。它包括：①接受，即接受对方的观点和感受的合理性，而不是批判。②设身处地，即设身处地地和对方沟通，对其感受和处境表示理解，坦诚地认可对方的观点和感受。③支持，即表达关心、理解、帮助的意愿。④敏感性，即慎重处理在交往中出现的令人尴尬和不快的话题。

3. 促使对方积极参与

人际沟通与交往的过程是一个互动的过程，双方的积极参与对于良好关系的建立至关重要。促使对方积极参与到交往中的技巧包括：①分享想法，真诚地分享对方的想法有助于促进其交往的热情，提高参与度。②积极反馈，不管是语言的，还是非语言的，对对方的积极反馈，将成为鼓励其沟通行为的有力措施。③适时称赞，对对方在沟通过程中的表现给予肯定和赞扬，将有助于使其获得成就感和价值感，从而更加主动并自信地参与沟通与交往。④关注对方兴趣，根据人际交往中接近吸引的规律，人际交往必须寻找双方的共同点。交往的双方往往对事物有不同的理解和情感，对生活有不同的兴趣和关注点，只有当双方的兴趣和关注点会聚在一起时，才能真正起到有效沟通和加强相互关系的作用。⑤肯定对方价值。每个人都有强烈的自我价值保护倾向，当人们的自我价值面临威胁时，机体就会处于强烈的自我防卫状态，即一种焦虑状态，这与人们的不愉快情绪直接关联。因此，人们对否定自我价值的人有着强烈的排斥情绪。称赞是对他人的肯定，每个人都有得到他人肯定和尊重的需要，因为它是对个人价值的发现和承认。选择恰当的时机和适当的方式表达对他人的赞许是增进彼此情感的催化剂，与人交往时，要注意经常给予他人恰如其分的肯定，能够很好地促进良好人际关系的建立和维持。

【思考与实践】

一、课后思考

1. 思考你所学的移情知识，在移情能力培养上，你是怎样变得成熟的？你将如何在临床工作中实践这一技能？

2. 讨论在日常学习、生活和工作中建立良好人际关系的策略。

3. "情人眼里出西施"是一种人际认知效应，找出人们在生活中的人际认知效应，并分析它。

4. 你如何使自己变得更有吸引力？运用所学的知识来讨论。

二、案例思考

护士小王刚刚 22 岁，这是她参见工作的第二年，她感觉自己人生的帷幕正缓缓展开，生命鲜活有力。然而小王最近调到了一个特殊的科室。一天，一个和她同岁的女患者对她说，"我从来没有想过我会患艾滋病。我不是同性恋，我不吸毒，我只有和我男朋友一个人有过性行为，我的生命就要结束了。"

思考提示

1. 请你体会护士小王和患者的感受。

2. 小王应该怎样和患者沟通？

3. 小王和患者沟通时所面临的挑战是什么？

（郭记敏）

第八章

人际沟通

☞ [学习目标]

1. 掌握沟通、人际沟通的概念、人际沟通的要素及特征。
2. 熟悉影响人际沟通的常见因素。
3. 了解人际沟通在临床工作中的作用。
4. 阐述人际沟通护士应具备的素质。

第一节 沟通概述

沟通无处不在。纵观当代社会生活，不论是上街购物，还是去餐厅吃饭，或是与别人交谈，看电视，还是去医院，无处不与沟通有关。沟通是人与人之间发生联系的最主要形式。而在当今社会，沟通已是我们在这个日益竞争激烈的时代中立于不败之地的关键。有效的沟通会给我们带来成功和快乐，有助于我们改变他人的表现和行为方式，帮助我们建立良好的人际关系。

一、沟通与人际沟通

沟通是一个过程，是指信息发送者凭借一定渠道，将信息发送给既定对象，并寻求反馈以达到相互理解的过程。沟通的结果不但使交流的双方能相互影响、达成共识，也可使交流双方建立起一定的关系，形成友好的往来。

沟通的渠道很广泛。它可以是通讯工具之间的信息交流，如相互打电话、电报、发传真等；也可以是人与机器之间的信息交流，如上网浏览等；还可以是人与人之间的信息交流，如交谈、讨论等。本书所指的沟通是人与人之间的信息交流，是信息、思想、情感在个人或群体间的交流过程，即人际沟通。

人际沟通是指人们运用语言或非语言符号系统进行信息交流的过程，这种信息包括思想、观念、动作、情感等，人际沟通是人际关系建立和发展的基础。

二、沟通要素

沟通是一个由多个要素组成的、动态的和多维的复杂过程。整个沟通过程由以下六大要素组成：发信者、接信者、信息、通道、反馈、背景。沟通过程模式如图 8 – 1 所示。

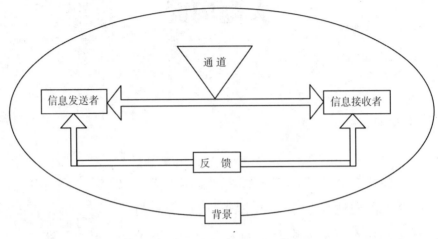

图 8 – 1　沟通过程的基本要素

1. 发信者

发信者指发出信息的人，也称为信息的来源。信息发出者将自己的想法通过语言、文字、符号、表情和动作等形式表达出来。发信者是控制沟通主动权的人，也是沟通成败的关键人。

2. 接信者

接信者指接收信息的人，即信息的对象。接信者对信息的理解，受个人文化背景、愿望、情绪、态度等影响。只有当接信者对信息的理解与信息发出的信息含义相同或近似时，才能形成有效的沟通。

3. 信息

信息是指沟通者传递给别人的思想、情感、观点和意见等具体的内容。发出信息包括语言和非语言。信息内容可能会带有信息发出者的背景因素及沟通风格，同一个体向不同的两个人发送同样的信息，然而这两个人对信息也可能有不同的理解。在护患沟通过程中，护士可以通过清楚、直接地表达自己及使用信息接收者熟悉的方式向病人发送有效的信息。

4. 通道

通道是指信息由一个人传递到另一个人所通过的渠道，是信息传递的手段或媒介。如视觉、听觉和触觉等。例如：面部表情是通过视觉途径传递的，语言是通过听觉途径传递的。与病人交流时，把手放在病人手上、肩上或背上是使用触觉渠道把关心和安慰等信息传递给对方。一条沟通渠道也可以同时传递多种信息，如电视电话会议和其他多媒体技术可以同时传递声音、文字、图像和数字等。在信息传递过程中，如果沟通渠道选择不当，有可能导致信息传递中断或失真，如选用书面报警传递火警显然是不合适的。可见，有效的沟通离不开有效的信息传递途径。

一般来说，信息的发出者（如老师、护士）在传递信息时使用的途径越多，对方越能更多、更快、更好地理解信息内容。美国护理专家罗杰斯1986年的研究表明，对于个体来说，单纯听过的内容能记住5%；见到的内容能记住30%；讨论过的内容能记住50%；亲自做的事情能记住75%；教给别人做的事情能记住90%。由此可见，护士在与病人沟通中，应尽最大的努力，使用多种沟通途径，以便使病人有效地接收信息，促进交流。

5. 反馈

反馈指信息接收者返回到信息发出者的过程，即信息接收者对信息发出者的反应。反馈可以显示信息发出者的信息意义是否被理解了。只有通过反馈，信息发出者才能判断和确认信息传递的有效性。为了保证产生良好的沟通，信息发出者需要去寻找反馈的信息。只有当信息发出者所传递的信息与信息接收者所接到的信息相同时，沟通才是有效的。一般情况下，面对面的沟通反馈较为直接迅速，而通过辅助沟通手段进行沟通的，反馈环节易被削弱。因此，护士在工作中应加强病房巡视，不能单纯依靠传呼器、监护仪等观察和了解病情。

6. 背景

背景指沟通发生的场所或环境，如办公室、病房等；沟通的时间和参与者的个人特征，如情绪、知识水平、经历、文化背景等。信息的背景可能是清晰的，也可能是模糊的。海因（Hein）认为：一个信息的产生，常受发出信息者过去的经验、对目前环境的领会感受以及对未来的预期等影响，这些都称为信息的背景因素。因此，要了解一个信息所代表的意思，不能只接受信息表面的意义，还必须考虑信息的背景因素，注意其中的真实含义。

三、人际沟通的特征

1. 人际沟通是有目的的

沟通都是有目的的，可能是传递信息或是表达情感。人们总是希望自己发出的信息能正确地被对方理解并得到回应。不管接收信息者是否能正确理解，不管最后信息发出者是否得到满意的回应，沟通的目的总是客观存在的。

2. 人际沟通随时随地都会发生

无论你是否愿意，自觉与不自觉，沟通随时随地都会发生，这是不以人的意志为转移的。即使你没有开口说话，他人也能从你的表情、眼神、动作中了解你的一些心思。如一个初来门诊就医的病人，尽管还没有来得及问诊，但从他痛苦的表情、特殊的手势和动作，医生就可以大概判断出什么系统出了问题。实际上，人与人在感觉可及的范围内自然发生的沟通是任何人都无法阻止的。

3. 人际沟通是双向互动的

人际沟通是信息的给予和收集以及发出和反馈的双向过程。信息发出者期待接收方的回应，并在信息交流过程中不断进行角色的互换，并相应调整沟通的内容和形式。一旦沟通的一方停止互动，沟通就失效了。英国作家萧伯纳有一个很好的比喻：假如你有一个苹果，我有一个苹果，彼此交换后，我们每个人都只有一个苹果。但是，如果你有一种思想，我有一种思想，那么，彼此交换后，我们每个人都有两种思想。甚至，两种思想发生碰撞还可以产生两种思想之外的思想。

4. 人际沟通具有象征性

人际沟通总是借助一些社会约定俗成的语言、动作、表情、习俗等来完成。这些信号系统作为沟通的工具，在一定的社会环境中，均具有一定的象征意义。如探望病人要说吉利的话语，忌讨论死亡、悲伤的话题；女孩收到99朵玫瑰一定会展开爱情的遐想；深深的鞠躬和微微前倾的坐姿，代表恭敬和谦逊。因此，理解并正确运用所处社会、环境通用的信号系统的意义，对有效沟通至关重要。

5. 人际沟通是不可逆的

俗话说"说出去的话，泼出去的水"。沟通的信息一旦发生就无法回收，事后的弥补往往事倍功半。因此，沟通过程既要积极主动，更要谨言慎行，充分考虑后果。

6. 人际沟通是受情境制约的

生活中许多因素制约着我们的沟通行为，如沟通的时间、空间、沟通者的情绪、性格、文化程度、宗教信仰等，而这些相关因素都有可能制约和影响沟通的效果。

7. 人际沟通信息失真性

人际沟通在信息传递的过程中，信息接受者的加工和转换容易使沟通前后信息在表达形式上和含义上完全不一，导致信息失真，使沟通功能和结果受影响。其原因主要是由于信息接受者个人的态度、经验、期待等不同及对信息的理解、知觉带来的选择性和倾向性，使其容易按照自己的理解进行信息传递，从而造成信息失真，或者是由于信息接受者遗忘造成的信息失真。

四、人际沟通的意义

沟通是在人的社会生活中极为重要的部分，沟通的质量也是现代生活的标志之一。无数实践证明，良好的组织中必然存在着良好的沟通。作为一名合格的护士，除了具有渊博的专业知识外，还必须具有一定的沟通能力，从而建立良好的人际关系。

1. 沟通有利于建立良好的人际关系

良好人际关系的前提是组织内人际间良好的沟通。在临床工作中，良好的沟通，能促进医护之间、护患之间的和谐和信任，减少团队内的冲突与摩擦，减少工作的重复和脱节；避免人力、物力、财力以及时间上的浪费。有效的沟通有助于提高医疗团队的凝聚力和战斗力，提高医护人员、病人及家属的满意度，从而建立良好的人际关系。

2. 沟通是护士职业的需要

在护理工作中，护士需要用较多的时间与各层次的人员进行沟通，包括与医生沟通、与护士沟通、与其他后勤服务人员沟通、与病人沟通、与病人家属及亲友沟通等。护士通过沟通收集资料了解病人，更好地满足病人的需求。随着医学模式的转变，护士不仅要有扎实的理论知识和娴熟的实践技能，也要有与他人沟通的能力。

3. 沟通有利于事业的成功

人们要在社会的群体中生存和发展，离不开沟通。沟通能力是决定一个人成功的必要条件。越来越多的人已经意识到人际沟通在个人生存与发展中的重要作用。美国哈佛大学的一项调查结果表明：1995 年，在 500 名被解雇的员工中，82% 的人因人际沟通不良导致工作不称职而被解雇。由此可见，沟通是决定个人生存与发展的主要因素。

4. 沟通有利于获取知识

人们在生活工作中，个体之间通过交谈、讨论、授课、演讲等互通信息，交流思想获取信息。有专家分析研究，现代科技人员的专业知识中，有 50% ~ 80% 是从朋友、同行、老师的聊天、讲座和联欢聚会中获得的。沟通可以令人们获取信息、交流思想、表明态度、表达愿望、开阔视野和增长知识。

第二节　人际沟通的类型和层次

一、人际沟通的类型

（一）按沟通符号分类

按沟通使用的符号系统分为语言沟通与非语言沟通。

1. 语言沟通　是指通过语词符号实现的沟通。语言沟通是一种最准确、最有效、运用最广泛的沟通方式。语言可以记载、研究和撰写人类的历史与现状，也可以将先进的思想和知识与更多的人分享。语言根据其表达形式，又可分为有声语言（口语）和无声语言（书面语）。

2. 非语言沟通　是指借助于非语词符号，如服饰、表情、动作、气质、体触、空间距离、类语言等实现的沟通。非语言沟通通常与语言沟通一起进行，相辅相成。

（二）按沟通渠道分类

按沟通的渠道分为正式沟通与非正式沟通。

1. 正式沟通　是指通过正式的组织程序，按组织规定的线路和渠道进行的信息传递与交流，如会议制度、汇报制度、文件的下传与呈送、组织之间的公函往来等。其优点是沟通渠道比较固定，信息传递较为准确，受重视程度较高，信息具有权威性，约束力较强；缺点是沟通速度慢，互动性不足。

2. 非正式沟通　是指正式沟通渠道之外进行的信息交流和传递。非正式沟通是建立在日常人际关系基础上的一种自由沟通，没有明确的规范和系统，不受正式组织体制的约束，不受时间和场合的限制，没有固定的传播媒介，如组织成员的私下交流、朋友聚会、小道消息的传播等。其优点是沟通方便，速度快，内容不受限制，更能体现情感交流。缺点是信息容易失真。因此，人们要对来自非正式沟通渠道信息的真实性进行甄别，不要轻易相信。

（三）按沟通流向分类

按沟通的信息流向分为纵向沟通与横向沟通。

1. 纵向沟通　是指沿着组织的指挥链在上下级之间进行的信息传递，又可进一步分为下行沟通渠道与上行沟通渠道两种形式。

下行沟通渠道是指上级机关按照隶属关系自上而下进行的沟通。主要用于上级对下级传达政策、下达任务与目标，提供关于组织程序和行动的情况，即"上情下达"。它具有指令性、法定性、权威性和强迫性等特点。

上行沟通渠道是指自下而上的信息交流，即"下情上达"，也称反馈。它具有非命令性、民主性、主动性和积极性等特点。

2. 横向沟通　是指在组织内部横向部门和人员间进行的信息传递，进一步又可分为平等沟通渠道与斜行沟通渠道两种形式。

平等沟通渠道是指在组织内部同一层次的人员之间进行的沟通，具有非命令性、协商性和双向性的特点。

斜行沟通是指在组织内部既不在同一条指挥链，又不在同一层次的人员之间的沟通，具有协商性和主动性的特点。

（四）按沟通方向分类

按沟通有无信息反馈分为单向沟通与双向沟通。

1. 单向沟通　是指一方只发送信息，另一方只接收信息的沟通过程，如作报告、讲课、演讲、观众看电视、听众听广播、领导布置任务等。在进行单向沟通时，应该特别注意沟通渠道的选择、接受者的接受能力、信息发送的完整性和表达的准确性。单向沟通具有接受者面广，信息传递速度快，不易进行反馈，容易形成误解等特点。

2. 双向沟通　是指沟通双方同时互为信息发出者和接受者，如谈心、讨论、病史采集、健康指导等。双方的信息可以通过反馈环节形成一个循环往复的过程。因此，双向沟通具有信息内容较为准确，有利于联络双方感情，增强信息接受者的信心，信息传递速度较慢等特点。

二、人际沟通的层次

（一）按沟通信息分

Powell 提出沟通有 5 个层次，随着相互信任程度的增加，层次逐渐升高，信息量逐渐增加。

1. 一般性交谈　是指一般性社交应酬的开始语，属于沟通中的最低层次。如"你好!""下班了?""你吃饭了吗?""有空来家里坐坐"等招呼语。这类交谈方式有利于在短时间内打开局面和帮助建立关系。但是,护患之间如果长期停留在这个沟通层次上,将不利于引导患者说出有意义的话题。

2. **陈述事实** 是指不参与个人意见,不牵涉人与人之间的关系,仅报告客观事实的沟通。在沟通双方还未建立信任感时,交谈多采用陈述事实的方式,以防止产生误解或引起麻烦。护士要充分利用这一层次的沟通,鼓励病人叙述病情。护士尽可能不要用语言和非语言行为影响病人说出自己所有的看法和意见。

3. **交换看法** 是指沟通双方已经建立了一定的信任,可以彼此谈论看法,交流意见的沟通。在此层次上,双方容易引起共鸣,获得认可或产生同情感。护士和病人之间可以相互交流对某一问题的看法或者探讨对某疾病的治疗护理意见。护士在沟通时应注意不要流露嘲笑的表情,以免影响患者的信任和继续提出自己的看法和意见,应以关心、同情和信任的语言和非语言动作鼓励病人说出自己所有的想法和意见。

4. **交流感情** 是指沟通双方彼此无戒心,有了安全感时进行的沟通。在这一层次上,人们自然会愿意说出各自的想法和对各种事件的反应。为了给患者创造一个适合的感情环境,护士应做到坦诚、热情和正确地理解病人,帮助病人建立信任感和安全感。

5. **沟通高峰** 是一种短暂的、完全一致的、高度和谐的感觉,是人际沟通中的最高层次,也是沟通交流希望达到的理想境界。沟通双方不易达到这一层次,只在情感交流达到一定层次后,才会达到共鸣沟通。

由上面5种沟通层次可以看出,沟通层次的主要区别是每个人希望与他人分享自己真实感觉的程度,而这种希望又取决于沟通双方的信任程度。护士在与病人沟通过程中,应让病人自主选择交流方式,不要强迫病人进入更高层次的沟通。护士自己本身也要加强对护患沟通或周围人群沟通层次的评估,即是否与所有人都只能进行一般性交谈,以及是否存在因为自己的语言行为不妥而使患者不愿意与自己进入高层次沟通的情况。

(二)按沟通效果分

按沟通效果分为沟而不通、沟而能通与不沟而通。

1. **沟而不通** 是指花了很多时间却没有达成有效沟通的沟通。也就是说花了时间沟通,但没有取得沟通效果,这种现象称之为"沟而不通"或无效沟通。造成"沟而不通"的原因很多,如不善于倾听、自以为是、存在偏见、缺乏反馈、缺乏技巧等。

2. **沟而能通** 是指沟通渠道畅通的沟通,即沟通双方能在和谐的气氛中畅所欲言,交流感情。正如人们常说的只要关系够,交情深,场合适宜,就能有话直说,有话实说,沟而能通。

3. **不沟能通** 是指人与人之间在高度默契时形成的沟通。它是一种特有的高效而快速的沟通,一种难得的美景,即人们常说的"心有灵犀一点通",甚至不用说话就知道对方的体验和感受。不沟而通并非一般的人际关系所能达成的沟通情境,是一种将心比心,通过心与心的感应进行能量传输的沟通。

第三节　影响人际沟通的因素

一、客观环境因素

1. 物理环境

指沟通的场所，包括环境的安静程度、光线、温度、湿度、布局、装饰、氛围等。沟通场所的选择会影响沟通者的心情和沟通效果。

（1）噪声　是影响沟通的重要因素。沟通环境中的噪声，如汽车喇叭声、电话铃声、门窗开关撞击声、邻室的音乐声及与沟通无关的谈笑声等，都会影响沟通的效果，造成信息传输过程的失真，或令沟通者心情烦躁。所以，护士在与病人进行交流前要尽量排除一些噪声源，安排好交谈环境，避免噪声的干扰，为护患沟通创造一个安静的环境，以达到有效的沟通。

（2）隐秘性　在护患沟通过程中，可能会涉及一些病人不希望被其他人员知晓的个人隐私，这时护士就应考虑环境的隐秘性是否良好。条件允许时可选择无人打搅的房间，或请其他人暂离开，或注意压低说话声音等，以解除病人的顾虑，保证沟通的有效进行。

（3）距离　心理学家研究发现，根据沟通过程中保持的距离不同，沟通也会有不同的气氛背景。在合理较近的距离内进行沟通，容易形成融洽合作的气氛。而沟通距离较大时，则容易形成敌对或相互攻击的气氛。护士在与病人沟通时，应注意保持适当的距离，既让病人感到亲近，又不对其造成心理压力和形成敌对。

此外，室内的光线明暗、是否通风、温度是否舒适、室内摆设的风格等都会对沟通效果产生影响。

2. 背景因素

背景因素是指沟通发生的环境或场景。沟通总是在一定的背景中发生的，任何形式的沟通都会受到各种环境背景的影响，包括沟通者的情绪、态度、关系等。如学生正在自由交谈时，突然发现学校领导或老师在旁边，就会马上改变交谈的内容和方式。据研究发现，自己的配偶在场与否，夫妻各自在与异性沟通时会表现出明显的不同；同样道理，严厉的老师、强劲的竞争对手在场都会使我们的措辞、言谈举止与平常大不相同。由此可见，在某种意义上，与其说沟通是由沟通者自己把握的，不如说沟通由背景控制的。

二、主观个人因素

1. 价值观念

价值观念是人们对事物重要性的判断，并用以评价现实生活中的各种事物、指导自己行动的根本观点。价值观念是人们在一定社会的意识形态中，通过生活经验和知识积累而形成。人们的价值观念不同，对事物的态度和反应也不同，对问题的判断可能会产生重大差异，从而成为沟通的障碍因素。大多数人能够相互沟通，相互交流，友好相处，原因在于相互尊重并充分理解对方的价值观。护理工作对象的地位、身份、贫富各不相同，甚至差别很大，如果护士以貌取人或存在偏见、成见，往往会引起病人的不信任和不满。这样，就会限制护士与病人之间的沟通范围和水平，影响护患沟通效果。

2. 文化习俗

不同种族、民族、文化、习俗及不同的职业和社会阶层，由于地域及民族文化不同，在长期发展中会形成许多具有鲜明的地域或民族性的特征，从而形成特定的文化传统，这种文化传统总是在左右每个人的行为，影响制约着人们的沟通形式和内容。一般来说，文化传统相同或相近的人在一起感到亲切、自然，容易建立相互信任的沟通关系。当沟通双方文化传统有差异时，理解并尊重对方的文化将有利于沟通。

美国的文学家作过一些调查后认为东方人注重人际关系的和睦、谦恭、好客、尊老爱幼、感恩报德、群体观念强；而西方人注重金钱、时间效率、个人价值、男女平等。这点在人际交往中是有体现的，如中国人作报告或发言前，总喜欢说一段谦虚词，如"准备不充分"、"水平有限"等，而美国人喜欢一上场就先进行一番自我表扬，特别说明自己准备得如何充分。

我国地域广阔，有道是"十里不同俗"，人们总是受到所处群体形成的文化习俗影响和制约的。如我国大多数地区都有独特的产妇"坐月子"的民风民俗，这些习俗以现代医学观点来看，不尽科学。护理人员一方面需要提供正确的健康教育，另一方面也要注意尊重习俗，不要轻易全盘否定。

3. 个性心理

日常生活中，沟通常受到人的性格、情感、情绪、兴趣等多种心理学因素的影响，严重不良影响时可引起沟通障碍。一般来说，性格热情、直爽、健谈、开朗大方、善解人意的人易于与他人沟通，而性格孤僻、内向、固执、冷漠、狭隘、自我为中心的人，很难与人沟通。一般情况下，性格内向的人愿意一个人独处，不善于人际沟通，与他人沟通的愿望也不强。但也有少数性格内向的人可以与知己建立长期稳定的沟通渠道，形成深厚的感情和友谊。而性格外向的人愿意与人共处，善于与人沟通，与人沟通的愿望较强。护士作为一个主动的沟通者，应对性格类型有一定的认识，并尽可能做到知己知彼、扬长避短，不断纠正不利于沟通的个性心理，逐步成长为沟通高手。

4. 生理因素

影响沟通的生理因素包括：生理缺陷，如弱视、聋哑、盲人、痴呆等；暂时性的生理不适，如疼痛、饥饿、寒冷、疲劳等；年龄因素，如幼儿、老人等。这些因素不同程度地影响沟通效果。我们在沟通时要注意评估生理影响因素，并主动寻找对策。

5. 情绪因素

喜、怒、哀、乐等各种情绪渗透于人们的一切活动中，可对沟通的有效性产生直接影响。轻松愉快的正面情绪能增强一个人的沟通兴趣和能力，而生气、焦虑、烦躁等负面情绪可干扰一个人传递或接收信息的本能。当沟通者处于不良的情绪状态时，常常会对信息的理解"失真"。如当沟通者处于愤怒、激动的状态时，对某些信息出现淡漠、迟钝的反应，也会影响沟通效果。作为护士应有敏锐的观察力，及时发现隐藏在患者心灵深处的情感。同时也要学会控制自己的情绪，以确保自己的情绪不妨碍有效的沟通。

6. 认知能力

认知是指一个人对待发生于周围环境中的事件所持的观点。由于每个人经历、教育程度和生活环境等不同，每个人的认知深度、广度和类型都不尽相同。一般来说，知识面广、认知水平高、生活经历相当的人，比较容易与不同认知范围和水平的人进行沟通，因为信息发出者把自己的观点编译成信息符号的过程是在自己的知识和经验内进行的。同样，信息接受者也只能在自己的知识和经验范围内对信息符号进行解译。如果传递的信息符号是在对方的知识范围之外，就会影响沟通效果，甚至造成无法沟通的局面。护士在与患者沟通时，要充分考虑对方的医学知识的认知水平，避免使用难懂的医学术语，同时避免表现出居高临下的态度。

三、社会文化因素

1. 社会文化背景

沟通双方因社会背景不同，如文化、语言、社会地位、民族、职业不同，常常造成认识上的不同。而信仰、价值观等的不同，决定着人们对事物的态度和处事的方式方法，表现出不同的行为方式。在护患沟通中，护士应理解并尊重患者的文化背景、民族习俗，以利于沟通。

2. 角色和关系

不同的社会角色关系有不同的沟通模式，只有符合社会所认可的沟通模式，才能得到人们的接纳，沟通才可能有效。如老师可以拍拍学生的肩膀说："好好学习！"但学生绝不能拍老师的肩膀说："认真上课！"护理人员在与儿童、老年患者交流时，可以适当运用抚摸的方法，但与异性病人沟通时则应慎重，以免产生不必要的误会。

第四节　人际沟通在护士工作中的意义

一、人际沟通在护士工作中的作用

1. 实施生物－心理－社会医学模式的需要

新的医学模式提出了"以病人为中心"，要求护士在治疗护理过程中，不仅要了解患者的生理特征和病理状态，还要在沟通中了解患者的心理人格特征和社会环境因素。只有深入患者的深层次心理及社会生活等各方面去认识、揭示病症和病因，才能满足病人的需要，完成护理工作，实现护理目标。

2. 推进整体护理模式的需要

整体护理是以现代护理观为指导、以病人为中心、以护理程序为方法，对病人进行全方位的护理。传统的护理技术服务已不能满足病人的需要，他们希望得到更高层次的服务，即健康促进的需要。而护理程序的第一个步骤是护理评估。护理评估需要进行护患沟通，才能系统地收集有关患者的资料、全面了解患者情况。若没有沟通，护理人员就无法评估病人、确定护理诊断、为患者制定护理计划或给予照顾或评价护理效果。成功的沟通使双方均可获得重要的信息，没有沟通，护理就不易达到具体目标，实施整体护理更是一句空话。

3. 开展常规护理工作需要

护士在实施从病人入院评估、确立护理诊断、制定护理计划、落实护理措施、进行护理评价的护理行为中需要得到病人的支持。无论执行任何技术操作，沟通在护理过程中都是不可缺少的要素。所以在护理人员与病人互动中所发生的任何事件，如倾听家属的抱怨、给予病人护理指导、卫生宣教、进行护理活动等均包含沟通的成分。有效的护患沟通既维护了病人利益，又有利于护理工作的开展。

4. 有利于建立良好的护患关系

沟通能建立良好的护患关系。良好的护患沟通，能缩短护患间的心理差距，能创造和谐氛围，使患者感到被理解、被尊重和支持，能建立护患之间的信任，为以后治疗护理活动的开展奠定基础。通过护患沟通，患者可以向医护人员倾诉，以保持心理平衡，促进身心健康，可增进彼此间的情感，建立良好的相互信任、开放性的护患关系，为实施护理工作计划奠定良好的人际工作环境。

5. 提供护理人文关怀

现代护理以人为本，人文关怀在护理中体现在护理人员以人道主义的精神对病人的生命与健康、权利与需求、人格与尊严的真诚关心与关注。人文关怀是护患沟通的重要思想基础，护理沟通是人文关怀在临床护理中的具体应用。

6. 防止护患矛盾的冲突

在医院这个特殊的环境下，护士、医生、病人相依共存，彼此的交流紧密不可分。尤其是护士，接触病人最早，也最多，其一言一行都为病人所深深关注。病人可从护士的说话内容、表情等方面产生喜悦或厌恶、满意或恐惧等不同的体验；人们常说："语言可治病，语言也可致病"。相当一部分的护理纠纷，不是护理技术的原因引起的，而是护患之间沟通不畅或语言用词不当造成的。成功的沟通可以增强与病人和家属间的亲和力，避免许多护患间潜在的冲突，防止护患纠纷的发生。

二、护士在人际沟通中应具备的素质

（一）职业道德素质

1. 热爱护理事业，具有奉献精神 护士有了这种精神，才能摆正自己和病人的位置，才能和病人进行平等的沟通。了解病人真正的心声，使护士能有的放矢地解决病人的问题。

2. 关心患者，热情负责 关心患者，热情负责，体现了护士热爱护理事业、爱护护理对象，体现了护士全心全意为人民服务的精神。在护理工作中，护士为了患者的健康，必须对患者怀有深切的同情心。这种同情心不同于怜悯和仁慈心，它不是护士对患者的个人恩赐，而是护士应尽的义务和职责。

3. 尊重人格，平等待人 护士在为患者服务时，必须尊重患者的人格。不论患者的职务高低、年龄大小、病情轻重、容貌美丑、关系亲疏、经济贫富等，都应一视同仁、平等待人，切忌以貌取人，以贵贱待人；切忌对有的患者关怀备至，对有的患者却冷若冰霜。

4. 品格诚实，做到慎独 诚实和慎独是护士应具备的美德。慎独是加强护士职业道德修养的优良传统方法。古人云："君子慎其独也"、"古之成大器者，无不慎独"。慎独，意思是在独立工作、无人监督或在做了坏事也难以被发现时，仍能坚持自己的道德信念。依据一定的道德原则去行事，不做任何对国家、对社会、对他人不道德的事情。慎独的最基本特征是以高度自觉性为前提，要求护士在独立工作、无人监督的环境也能一丝不苟自觉按操作规程进行工作，自觉地做好自己的本职工作，服务于患者，使病人的健康不受损害。护士只有具备在职业道德指导下的诚实和慎独，才能取得病人的信任，顺利地进行沟通。

（二）专业素质

1. 有扎实的专业知识 护士应具有一定的专业知识和必要的人文、社会及行为科学知识，了解最新的护理理论和信息，积极开展和参与护理科研，为培养和提高护患沟通能力奠定人文底蕴。护士提高自我的专业素质不仅是在求学期间，而且贯穿在整个职业生涯中，一个优秀的护士应利用一切机会充实更新知识、提高技能。病人来源于社会的各个阶层，其知识、年龄、病情、心理活动和需求都会有差别，护士只有具备丰富的知识，才能圆满回答病人提出的问题，才能在整体护理中，有的放矢地和病人进行沟通，对病人进行健康教育指导和心理护理，才能取得良好的沟通效果。

2. 有娴熟的护理操作技能 熟练的护理操作技术是一个优秀护士应具备的基本条件，即对岗位的护理技术能稳、快、准、好地完成各项护理工作。高超的护理技术不仅能大大减轻患者的痛苦，而且能增强自己的自信心，也是取得病人信任，建立和维持良好护患关系的关键环节。因此，护士必须努力钻研业务技术，奋发进取，不断丰富自己的知识，提高技能水平，以顺应复杂的护患关系沟通。

（三）心理素质

1. 心理健康、情绪稳定

由于护士的感觉和情绪反应会影响护患关系的建立，因此护士应把握自己的心理状态，并注意自己的情绪流露对病人的影响，只有这样才能有助于护患间的交流沟通。护士应具有积极向上、乐观自信的生活态度和稳定的情绪，在困难和复杂的环境中能沉着应对，学会调节自己的生活方式，会以平衡的以及有利于健康的方法来满足自己的基本需要，例如合理的饮食、适当的运动、必要的休息等。

2. 胸怀豁达、自我控制

护士的服务对象一般是身心均处于不健康状态的病人。在被病痛折磨的失去自控力，或情感变态的病人面前，有时甚至连亲人都表现出厌烦情绪，而护士都要带着关爱、体谅的感情去为之治疗护理及耐心地交谈。护士本身也有自己的喜怒哀乐，但护士的角色模式要求护士一旦上岗，就必须学会控制自己的情感，做到忧在心而不形于色，悲在内而不形于声。以自己健康的心理、乐观的情绪，以及对病人诚挚的关爱去感染病人而不被其情绪所左右。对那些被疾病折磨得失去理智并将疾病痛苦所导致的怨恨迁怒于医务人员的病人，要以宽阔的心胸去泰然承受。

（四）职业礼仪素质

在提倡"以人为本"的今天，提供全面的人性化护理服务，护士除了有扎实的专业理论基础和娴熟的操作技能外，端庄文静的外表、优雅得体的举止、温和亲切的语言更能赢得患者的尊重和认可，最终给病人留下美好的印象，获得他人的信任与好感，有利于护患关系的和谐，提高护理和沟通效果。护士在与服务对象交往时，都应礼貌相待，以诚相对、严于律己和宽以待人，表现出良好的职业礼仪素养，才能给予患者优质的护理。礼仪素养不是自发而成的，是靠后天在交往实践中不断努力学习和培养得来的。

【思考与实践】

一、课后思考

1. 根据自己现有的知识及耳闻目睹的感受，结合实例讨论人际沟通在护理工作中的作用。

2. 回想过去在你生活经历中，有哪些沟通成功或失败的案例？剖析主要原因，说出来与大家分享。

3. 护士应该怎样培养自己的沟通素质，提高沟通能力？

二、案例思考

案例1 小王是护理专业的学生，今天是她分配到市中医院实习的第一天。她见到科室主任护士长及带教老师时，因心里紧张而说不出话来，也不会打招呼，还忘了做自我介绍，老师亲切地向她问好，她只是木讷地点点头，患者看到病房来了一位新护士向她微笑并与她打招，小王也不知道该不该微笑，最后只是牵动了一下嘴角。晨会时老师请她站起来做自我介绍，由于紧张，她也不敢抬头正视大家，只是说了句"我叫小王，是护理大专班的学生"，就慌乱的坐下了，结果还碰到了椅子发出了响声，小王对自己的表现很不满意，她心想：只要我成绩好、技术精就行了，会不会说话并不重要，与人打交道很累。

思考提示

1. 小王的紧张和慌乱是什么原因造成的？她这样的想法对吗？她应如何培养自己的沟通能力？

2. 只要聪明成绩好、技术好就一定会有成就吗？

案例2 患者，女性，60岁，有冠心病史，因心前区剧痛而由家属护送急诊入院，心电图检查提示急性前壁心肌梗死。入院后患者表情痛苦，面色苍白，四肢寒冷脉搏细弱，血压偏低。患者家属在病房外焦急议论等待，新来护士小李负责接诊患者，她想详细了解患者的情况，以便找出护理问题，制定符合患者情况的护理计划，于是，她问了一个又一个的问题，患者却皱着眉头不想说话回答。

思考提示

1. 患者为什么不愿回答护士的问题？

2. 小李沟通失败的原因是什么？

3. 护士小李该如何与患者及家属沟通？

案例3 黄女士，某机关干部，48岁，因急性盆腔炎入院治疗，每日给予抗生素静脉滴注。现已住院三天，黄女士较敏感、细心，对护理要求较高。这天，新来护士E推着治疗车来到黄女士床边。

护士E：黄阿姨您好！今天由我来给您输液，请您准备。

黄女士：你是新来的护士吧，你来给我输液，你行吗？我是很怕痛的，我的静脉不好打，这几天都是有经验的老护士给我打的，她们都是一针打进去的，你有把握吗？

护士E：我不敢保证能一针见血，但我会很认真很小心的。

黄女士：那还是请你另找护士吧，我很害怕打针，也很怕痛的（边说边将胳膊放进被子，并把被子披紧）。

思考提示

1. 请分析黄女士当时的情感和愿望。

2. 遇到这种情况，你如何与患者沟通达到你期望的沟通效果。

（雷容丹）

第九章

语言沟通

☞ [学习目标]

1. 掌握治疗性沟通的概念及特征。
2. 熟悉语言沟通的原则。
3. 熟悉治疗性沟通的过程。
4. 了解语言沟通的技巧及实际运用。
5. 了解影响治疗性沟通障碍的因素。

《孟子》中说："良言一句三冬暖，恶语伤人六月寒。"在现实生活中，我们常会碰到这类情况：一句诚实、有礼貌的语言，可避免一场不愉快的争吵；一句粗野污秽的话，可导致一场轩然大波。使用文明用语，能使患者在心理上感到温暖、亲切。反之，用不文明、生硬的语言则会使患者产生反感和逆反心理。因此，每个护理工作者都应加强语言学习和修养，培养良好的思想素质和语言素质，要善于应用正确的语言进行有效沟通，帮助患者正确认识和对待疾病，增强战胜疾病的信心。

第一节 语言沟通的基本知识

一、语言沟通的概念

语言沟通是指沟通者出于某种需要，以语词符号为载体实现的沟通，包括口头语言沟通和书面语言沟通等。本章主要讲述口头语言沟通，书面语沟通在第十三章有相关表述。口头语言沟通是指借助语言进行的信息传递与交流，常见的形式有会谈、电话、会议、广播、对话等。

二、语言沟通的特点

1. 动机明确，具有目的性

任何语言方面的沟通，无论沟通的内容如何广泛，都是为了解决某个问题而产生。通过语言进行的沟通，都有明确的目的。而护理人员与患者进行的语言沟通与健康、疾病等有关，具有专业目的性，即为患者解决健康问题，促进治疗和康复，减轻痛苦或预防疾病。

2. 适时反馈，具有互动性

语言沟通作为一种交流思想、交换信息的双向沟通方式，通常发生在沟通双方面对面的交流活动中，属于双向交流。在交流中，双方作为信息的表达者和接收者总要采用一定的方式适时反馈和交换意见，因而沟通具有非常明显的互动特点。如果没有互动，那就成了"对牛弹琴"了。

3. 使用广泛，具有随机性

语言是维系人际关系的纽带，是人际交往的重要工具。人们在日常生活中会经常用到语言进行交际，因此语言沟通的使用非常广泛，也具有很大的随机性。护理人员在护理工作过程中，经常需要通过语言沟通采集患者病史、收集相关资料、核对信息，对患者进行心理护理、健康教育等。可以说，语言沟通贯穿于护理工作的始终。

三、语言沟通的原则

1. 道德性原则

各行各业都有自己的职业道德规范，护理人员的语言首先必须要遵循医务工作总的道德要求。医疗乃是道德的领地，护理人员在治疗和护理的过程中与患者沟通时要做到：

（1）目的明确　护理人员与患者之间的语言沟通是一种有意识、有目的的沟通活动。只有做到有的放矢、目的明确，才是有效的沟通。因此，护患双方沟通的内容要围绕患者的病情、健康问题和护理方面的问题等，不要涉及到与此无关的问题。

（2）保守秘密　在治疗和护理的过程中，护理人员与患者进行沟通时要注意保护患者的隐私，不主动打听与治疗、护理无关的患者隐私。已经了解到的隐私也不能告诉其他无关人员。护理人员还要注意保守医疗秘密，如诊断、化验结果、重大的诊治措施和决定等。不该告诉患者的事情出于保护患者，遵循医疗保密原则的目的，也不能向无关人员透露。另外，护理人员也要注意保护医院工作人员的隐私，不要随便跟患者谈论医护人员的私生活，例如婚姻、家庭及亲友等。

（3）准确稳妥　护理人员在语言沟通的过程中要注意做到表意准确、不含糊，要有系统性和逻辑性；不要为了引起患者的重视而将患者的病情夸大，也不能为了安慰患者而将病情随意缩小，必须如实告知。

2. 通俗性原则

护理人员在与患者交谈时，要根据患者的认知水平和接受能力，运用形象生动的语言和浅显、贴切的比喻，循序渐进地向患者传授健康保健知识。尽量使用口头语言，切忌使用医学专业术语或不通用的省略语，以免产生误解。护理工作者最好能熟悉一些当地方言以利于与患者交流信息和沟通思想感情。

3. 科学性原则

护理人员在与患者的交谈中所引用的例证或资料必须要有可靠的科学依据，不要把民间传闻、效果未得到确定或道听途说的内容纳入健康指导，也不要歪曲事实，不要把治疗效果随意扩大，也不能危言耸听。

4. 情感性原则

语言必须要伴随情感，亲善是护士语言的情感风格。在与患者交谈的过程中，要坚持真心诚意的态度和"以病人为中心"的原则，从爱心出发，待病人如亲人。说话时力求言语文雅、语音温柔、话语亲切、态度谦和。此外，还要特别注意，千万不要把负面情绪带到工作当中去。

5. 委婉性原则

为了使患者更容易接受自己的意见，有时护理人员需要以婉转的方式来表达语义。如在患者的诊断结果、治疗方案等问题上，表述要注意谨慎、委婉；在谈及死亡时，要尽量避免使用患者或患者家属忌讳的语言。运用什么语气，采用哪一种句式，使用哪一个词语或修辞手法等，都要考虑周全。

6. 严肃性原则

护理人员语言的情感表达应具有一定的严肃性，要使人感觉到端庄、大方、高雅，要体现出"工作式"的交谈，千万不要矫揉造作。说话声调不要过于抑扬顿挫或过于随便，肢体语言要避免过多或幅度过大。这些容易给人不严肃的感觉，使患者产生不信任感，甚至反感。

7. 幽默性原则

俗话说，"笑一笑，十年少"。有研究表明，幽默可以改善血液循环，激发免疫功能，增强机体抵抗力。护理人员可以根据沟通时的环境气氛、患者的病情、性格适当运用幽默，这样可以有效地表达护理人员的意见、调动病人的愉悦情绪，从而取得事半功倍的效果。

8. 尊重性原则

尊重沟通对象是人际交往的首要原则。护理人员要将对患者的尊重、恭敬、友好放在第一位，平等对待每一位患者。在交谈中切不可伤害患者的尊严，更不能侮辱患者的人格，如在称呼病人时要使用尊称，特别是对老年患者、来自农村的患者、自卑的患者、性格内向的患者等比较特殊的对象。

第二节　护理语言沟通的内容和技巧

一、护理语言沟通的内容

语言沟通的内容一般是根据交往双方具体的情况来定的，其涉及范围广泛，话题繁多，但是护理人员与患者之间的语言沟通内容是有特定要求的，具有职业性。大致可分为以下 3 个方面。

（一）信息沟通

信息沟通对患者很重要，护理人员要高度重视信息沟通。

1. 环境信息

患者在入院以后对医院的环境是陌生的，他们极易产生恐惧、焦虑等不良心理。这就需要护理人员帮助患者尽快熟悉病区环境，告知患者一些相关信息，例如：医院关于住院的相关规章制度、医院及病区的环境、可以告知的病友的相关情况等等。

2. 病情信息

每位患者在知道自己患病后，都急于想知道关于自己病情的详细信息，他们会进一步向护理人员询问，如病情的轻重程度、住院时间的长短、主管医生的经验和水平、用药情况以及同类疾病的治愈率和复发率等。护理人员应该站在患者的立场上尽量满足对方的要求。但是也要掌握保密原则，不该说的不能说，更不能乱说，以免增加患者的心理负担。

3. 知识信息

护理人员可以充当普及医学知识的宣传员。在与患者交流时，护理人员除了可以向患者宣传一些常见疾病的预防措施、注意事项和治疗方法等，还可以对患者进行有计划的健康教育，使者重视身心健康，进一步提高生命质量。

（二）情感沟通

心理学中的"马斯洛需要层次"理论说明，人的需要是多层次的。要想满足患者情感沟通的需要，调动患者的内在积极因素配合治疗，以达到较为理想的治疗效果，要注意从以下 3 个方面与患者进行情感沟通。

1. 尊重

要想形成良好的护患关系，首先要尊重患者，这样才会得到患者的尊重，从而提高患者的依从性。例如在做检查时，如果要暴露患者的身体，一定要做好解释工作，并要有相关动作，如拉好窗帘等，千万不可忽视患者的存在。

2. 激励

激励要从与患者建立护患关系开始。当患者做出一些有利于检查和治疗的言行举止时，护理人员应当给予鼓励和认同，特别是对于年龄小的患者。根据教育学的观点，激励可以通过物质、荣誉、情感、关注和赞同等方式实施，护理人员可以灵活运用。

3. 宽容

俗话说，"有容乃大"。宽容主要从宽厚、容让、大度等几个方面来体现。患者因为身患疾病，会呈现出以自我为中心、过度依赖、要求苛刻、过于敏感、情绪波动较大等心理和行为退化表现，他们期待医护人员能给予更多的照顾和关心。护理人员应充分理解患者的生理、心理和精神方面的改变，尽量满足患者的需求。但是，需要注意的是，宽容并不是对患者的无理取闹也要一味忍让。

（三）观念沟通

1. 科学健康观

护理人员在治疗和护理的过程中向患者介绍疾病知识等环节，实际上也是向患者推广、普及基本的科学健康观念的过程。其目的是提高患者的自我保健意识，增加防病知识，了解新的健康观念，提高生命质量。

2. 维护权力观

护士与患者都享有自己的合理和必要的权力。在进行关于权力观的沟通中，护患双方应该要学会换位思考，护理人员对患者的维权行为给予积极配合的同时，患者也应该理解护理人员的工作。

3. 医疗风险观

这指的是在诊疗过程中，医务人员和患者双方对医疗风险的认识和态度。尽管目前医疗水平发展非常迅速，但是现代医学对人类疾病仍然有难以攻克的难关，要完全治愈病症，医务人员的职业风险是不言自明的。护理人员同样也担负着与患者进行沟通，解释风险存在的义务，一旦出现意外，如果不是因为医务人员玩忽职守，患者应该宽容地对待医院和医务工作者。

二、护理语言沟通的技巧

（一）开场的技巧

在护理工作中，要重视与患者的初次交谈。如果初次交谈的效果不好，会给患者留下不好的印象，很难让患者信任。因此，与患者首次交谈的开场白就非常重要，因为"好的开始是成功的一半"。常用的交谈开场方式有：

1. 自我介绍式

这是最简单、最基本的开场方式，一般用在与患者初次见面时，可以让护患双方尽快互相熟悉。

2. 问候式

如果不擅长礼貌而又不能恰当地问候，那么就不能与他人形成一种对等的关系。无法形成对等关系，那工作中基本的双赢关系也就难以构建。护理人员在谈话正式开始之前向患者送上一句贴心的问候，会让患者觉得自己是被尊重的。

3. 关心式

"得到他人的关爱是一种幸福，关爱他人更是一种幸福"。一名护理人员更应该懂得去关爱他人、关爱患者。如当天气转凉时，说一句"今天天凉，多穿衣，别着凉了"，患者会倍感温馨。

4. 夸赞式

人都是需要被夸奖、被赞美的。学会夸赞别人，可以比较容易拉近人与人之间的距离。对于身患疾病的患者来说，更需要鼓励和认同，一句夸赞也是一剂良方。

5. 言他式

护理人员也可以根据环境、气氛、周围的物品等作为话题来开始与患者的交谈。如看到病床旁的柜子上放着很多食品，可以说："这么多好吃的，你要多吃一些，这样有利于你健康。"

（二）选择话题的技巧

话题的选择对交谈起着决定性作用。与患者交谈之前一定要明确话题，最好选择能满足对方心理需求或对方感兴趣的话题。例如，高血压患者关心的是如何将血压控制在正常水平，护理人员就应该选择高血压患者可以吃哪些食物、可以做哪些运动等相关的话题。

（三）提问的技巧

对于医护人员来说，提问是收集信息和核对信息的重要方式。有效的提问可以使护理人员获得更多、更准确的资料。保证提问的有效性及选择正确的提问方式很重要。常用的提问方式有两种。

1. 开放式提问

这种提问方式的特点是：所问问题范围广，回答主动、不受限制，信息多且真实可靠，但回答者费时多。

2. 闭合式提问

这种提问方式的特点是：效率较高，省时，只需回答"是"、"不是"或客观的数字，但缺乏全面性，回答者比较被动。

护理人员应视不同情况来选择相应的提问方式。

（四）阐释的技巧

在护理工作中，护理人员时常要解答患者提出的各种疑问，向患者解释该项护理操作的目的及注意事项等。在向患者进行阐释的过程中，要注意做到：①尽量为对方提供他感兴趣的信息。②将自己的观点、意见用简明扼要、通俗易懂的语言告诉对方。③使用委婉的口气向对方表明你的观点和想法并非绝对正确，对方可以选择完全接受、部分接受或拒绝接受。

（五）安慰的技巧

带有安慰性的语言对患者来说是心理和精神上的支持。对于护理人员来说，安慰病人仅凭热情和善良是不够的，还要讲究方式和方法。对不同类型的患者要采取不同的方式和方法。

1. 对身患绝症的病人

对此类病人，如何表达自己的情感确实是一件非常困难的事情。护理人员应现实一些，不要说一些无用的话，多给予病人问候和帮助，在他需要你的帮助时出现在他身旁。不要害怕与这类病人近距离接触，轻拍他的手背或主动拥抱一下，这些都是最好的安慰。

2. 对危重病人

对此类病人，护理人员千万不可再过多地谈及他的病情和治疗情况，这样会增加患者的精神负担。可以谈谈病人关心或感兴趣的话题，转移病人的注意力，使其精神愉悦。

3. 对老年病人

大多数老年人都忌讳谈及死亡，在安慰老年病人时不要涉及到相关的话题。对那些子女不孝的老人，尽量不要谈关于子女的话题。时时处处都要尊重他们，像亲人一样关心体贴他们。

4. 对残疾人

残疾人多伴有自卑、自怨、自弃、孤僻、性情急躁等心理，因此，在安慰他们时要特别注意，不要使其产生护理人员是在怜悯他的错觉。多说些积极向上、带有鼓励性质的话语，以那些与残疾和病痛顽强斗争的人为例，唤起他们对生活的信心和勇气。

（六）反馈的技巧

没有反馈的语言活动只是信息的单向输出，而交际是双向、互动的。对患者发出的信息，护理人员千万不能忽视，一定要及时、准确、妥当地给予反馈。

（七）赞美的技巧

赞美别人有助于发扬被赞美者的美德，推动彼此友谊健康地发展。但是赞美时不掌握一定的技巧，有时好事会变成坏事。赞美时要注意以下几点。

1. 因人而异

因每个人在性格、年龄、素质、接受文化教育的程度等方面都不一样。有特点的赞美比千篇一律的赞美能收到意想不到的效果。如同小患者交谈时，可以夸他勇敢、听话，比同龄孩子强等等，让孩子忽略对病痛的恐惧；与老年患者交谈时，就可以以他们年轻时干下的事业、取得的成就为称赞点，让他们鼓起面对病魔的勇气。

2. 情真意切

虽然人都喜欢听赞美的话，但是能引起对方好感的只有那些基于事实、发自内心的赞美。如果是无根无据、虚情假意的赞美，对方不但不会高兴，甚至会反感。真诚的赞美才能使被赞美者产生心理上的愉悦，才能真正达到赞美的目的。

3. 详实具体

在交往当中，如果能从具体的事件入手，善于去发现别人最微小的长处，并不失时机地给予赞美，而且赞美的语言详实具体，这说明赞美者对对方非常了解，让对方感到赞美者的真诚、亲切和可信。

4. 合乎时宜

赞美的效果如何，在于能否见机行事。如果能做到"美酒饮到微醉后，好花看到半开时"，那就是有效的赞美。

5. 雪中送炭

最需要赞美的不是那些功成名就的人，而是因各种原因长期自卑、自暴自弃或身处逆境的人。后者很难听到一句赞美的话语，一旦被别人真诚地赞美，就有可能重新振作精神，战胜困难。因此，最有效的赞美不是"锦上添花"，而是"雪中送炭"。

（八）批评的技巧

在工作和生活中，提出批评意见或建议必不可少，也是我们与他人进行沟通的目的之一。批评是讲究技巧的，方法不当，会影响双方的关系。护理人员在批评患者时要注意：

1. 把握时机、场合，注意控制情绪

要想对他人进行劝导和批评，并非在任何时候、任何地点都可以进行的。准备批评他人时要充分考虑对方是否具备接受批评的心境。一般来说，要考虑到以下几个方面：①尽量避免当众批评。②批评要及时。③要在双方情绪冷静时批评。④批评时语气不要过于严厉，用词要客观，不掺杂个人情感。

2. 从称赞和欣赏入手

心理学家经过研究发现，人们接受批评的一个重要心理保障是担心被他人批评之后，自己会很丢面子，或是会被别人看扁、看低。要打消对方的这种顾虑，最好的办法就是先赞美，后批评。被批评者会感觉批评者并非全盘否定自己，只是善意地提醒自己，自己没有理由不接受。

3. 用暗示、含蓄的方法表达否定态度

暗示是一种间接指出他人错误的方法。在很多情况下，不需要直截了当地告诉别人哪里做错了，而是可以通过某种暗示使他人意识到自己有错误并且应该自行矫正。这种批评方法既顾全了被批评者的面子，又启发了他人的自觉行为，是一种非常有效的方法。

4. 用激励和教育的方法批评

有时候我们对自己的缺点和错误是清楚的，但是缺少改进的勇气和信心。对这样的人，最好的方法就是激励和教育，即帮助他们分析错误的根源和危害，共同找出改正、克服的方法。

（九）拒绝的技巧

在与他人进行沟通的过程中，我们总会有被人拒绝或拒绝别人的时候。拒绝是对别人意愿或行为的一种间接否定，千万不要把话说绝，不要让对方下不了台阶。因此，在拒绝他人时，要选择合适的拒绝方法。比较有效的拒绝方法有：

1. 含蓄拒绝法

这种拒绝方法不是就事论事，直接拒绝，而是通过"顾左右而言他"的方法间接地、巧妙地、委婉地加以拒绝。

2. 先退后进拒绝法

不把自己的反对意见说出来，相反，先向对方表示同意他的看法，然后再提出自己的意见和看法。

3. 强调客观拒绝法

向对方强调说明自己主观上是愿意帮忙的，但客观上却有很多障碍，确实是爱莫能助。

4. 诱使对方自我否定拒绝法

如果对方提出的要求不合理，又不便向对方提出，不妨用一点小计谋，诱使对方自己否定自己。但是，运用这种拒绝法，必须反应灵敏、机智，才能成功。

（十）结束谈话的技巧

成功的交谈应该是意味深长而留有余地的，所以良好的交谈要适可而止。常用的结束交谈的方式有：

1. 道谢式

用客气的道谢语言作为交谈的结束语和告别语。如"谢谢您的支持和帮助！"

2. 关照式

双方已经交换了意见，再关照一些注意事项。如"明天一早要抽血检查肝功能，记得不要吃早餐。"

3. 道歉式

如果有特殊原因不得不打断或结束谈话，要向对方表示歉意。如"很抱歉，我临时有很紧急的事情，我们改天再谈好吗？"

4. 征询式

这种结束谈话的方式给人以谦虚大度、仔细周到的感觉。如"如果您没有别的意见，我们今天就谈到这里好吗？"

5. 祝颂式

在结束谈话时给对方送上祝福或赞美，能体现出你的礼仪修养，并带有一定的鼓动性。如"今天的交谈让我觉得很愉快，祝你有好的发展！"

6. 邀请式

向对方发出礼节性的邀请或正式的邀请来作为谈话的结束语。如"今天的谈话让我受益匪浅，以后有空常来坐坐！"

第三节 治 疗 性 沟 通

在现代医院质量评价体系中，评价护理质量的主要依据之一是有无护患纠纷。而目前大量的的临床护理纠纷是由于沟通不良或沟通障碍所引起。因此，只有提高护士的沟通能力，才能建立良好的护患关系，提高医疗护理服务质量和患者的满意度，确保医疗护理质量水平。治疗性沟通为护理的专业性沟通，是护士为解决护理对象健康问题，是满足护理对象身心需要所必须具备的专业技能，在护理操作实践过程中护士应熟练掌握和运用。

一、治疗性沟通概念

治疗性沟通 在医院里，指护士与患者、患者家属以及其他工作人员之间，以病人健康为中心，围绕患者的需求并对其治疗护理起积极作用的沟通。它是一般性沟通在护理实践中的具体应用，其信息发出者是护士，接收者是病人。其沟通的内容是属于护理范畴以内的专业性事物，不仅限于在医院范围内，也包括家庭和社区的所有与健康照顾有关的内容。治疗性沟通有别于一般性沟通，其具体区别见表9-1。

表 9 – 1　　治疗性沟通与一般性沟通的区别

项目	治疗性沟通	一般性沟通
目的	确定护理问题，进行健康指导	加深了解，增进友谊
地位	以病人为中心	双方同等
结果	解决护理问题，促进护患关系	可有可无
场所	医疗机构及与健康有关的场所	无限制
内容	与健康有关的信息	无限制

因此，凡可起到治疗作用，围绕病人的健康问题，具有服务精神，和谐、有目的的沟通行为都属于治疗性沟通范畴。如能较好地运用这种沟通技巧，会使护士与患者进行真诚地交往、和谐相处。在友好的氛围中，护士能为患者提供有针对性的心理和行为指导，使患者能获得全方位的优质服务。

二、治疗性沟通特征

治疗性沟通的特征体现在沟通的目的、作用和原则上。护士与护理对象进行治疗性沟通时，应达到其沟通的目的，起到沟通的治疗作用。

（一）目的

治疗性沟通的目的主要是为了更好地解决患者的健康问题。它也是向患者提供健康服务的重要手段。其沟通目的主要有：①建立融洽的护患关系，有利于治疗与护理的顺利完成。②收集患者资料，评估患者需要，明确健康问题。③共同商定治疗护理方案，使患者积极、主动地配合，达到事半功倍的效果。④明确治疗护理目标。⑤健康知识宣教，提高患者健康意识和自我护理能力。⑥了解患者心理社会问题，满足其身心需要。

（二）作用

治疗性沟通是通过医护人员的行为或语言，对服务对象进行有意识的、有计划的影响和帮助。一般有以下作用。

1. 支持和帮助的作用

由于所要沟通内容是事先通过评估而得到的，是患者急需要解决的健康和治疗的问题。这种目标明确的沟通，可以起到有针对性的支持和帮助作用。

2. 交通枢纽和桥梁的作用

在患者的求医行为和医护人员的行医行为间，建立起治疗性沟通的桥梁。在这种沟通桥梁的作用下，患者得到了实现健康需要的沟通，护理人员得到了实现职业理想的沟通，从而使护患双方的社会价值与人生价值得以实现。

3. 确定医疗护理方案的作用

制定医护方案，需要护患间的沟通。有成效的治疗性沟通，既维护了患者选择医护方案的权利，又维护了医护方案的行使权。

4. 遵医行为的指导作用

护理人员按照患者的需求进行沟通，指导患者的遵医行为，可充分发挥患者的积极主动性，使其自觉配合医疗和护理，不但有利于患者的康复、治疗和护理，更有利于医疗护理方案的顺利执行。如某尿毒症患者，不知道自身需要限制食盐及高蛋白质的摄入量，但在住院治疗期间经护理人员的饮食指导后，按医护方案进行了合理饮食，并限制自己的嗜好，自觉执行治疗护理方案，收到良好的治疗效果。

5. 战胜疾病信心的作用

由于疾病的痛苦和难以预料，患者往往失去治疗的信心，哭泣并表露出悲观、失望的情绪，甚至有自杀的念头，后果不堪设想。这对患者的治愈和康复十分不利，严重影响治疗和护理的效果。如果护理人员及早发现并进行有效沟通，会起到很好的治疗效果。

如某一年轻舞蹈演员因患乳腺癌，一侧乳房切除，形象被改变，加之化疗与放疗的作用使她身体极度消瘦与痛苦。不堪忍受的疾病折磨，使她想到自杀。护士发现后，立即对她进行了相应的心理沟通，了解到患者酷爱舞蹈艺术，认为失去舞蹈事业，人生没有价值，因此悲观失望。面对患者的心理问题，护士进行了针对性的心理护理，不但安慰患者的情绪，还指导患者树立战胜疾病的信心。护士主动与患者单位联系，单位表示她只要康复，还将继续从事她心爱的事业。护士热情诚恳的工作态度，正确的心理疏导，激起了这位乳腺癌患者的信心。从此，这位患者不再因患乳腺癌而悲观失望，树立起战胜疾病的信心，并为实现自己的人生价值，向病魔展开了抗争、拼搏。患者康复出院不久又活跃在自己喜爱的舞台上。治疗性沟通的作用很多，需要我们在临床实践中去发现，去挖掘，去运用。

（三）原则

1. 目的性、针对性原则　目的性、针对性原则是在了解患者大量需求的基础上进行有意识、有计划的沟通。治疗性沟通有着明确的目的和较强的针对性，它始终围绕着患者的身心健康需求而展开。

2. 治疗性原则　治疗性原则是在不违背医疗护理原则下的沟通，沟通应该起到治疗作用。

3. 融洽性原则　恰当的运用沟通技巧，可使护患双方融洽相处，意见一致。

4. 平等尊重的原则　护患双方沟通时应该是平等的、相互尊重的关系。在这种平等关系下、互相尊重的沟通，不但会带来应有的治疗性效果，而且还会给护患双方带来意外的收获。

三、影响治疗性沟通的因素

治疗性沟通障碍的因素主要来自医疗护理人员和患者 2 个方面。

1. 医护因素

医护的因素是影响护患间治疗性沟通的主要因素。其内容主要有：

（1）非技术因素　主要表现在以下几方面：①工作责任心不强，服务态度冷淡，语言生硬，难以让人接受。②无同情心，厌烦患者的病体和痛苦呻吟，对患者的痛苦和濒临死亡状态反应麻木。在行使护理操作时，缺乏必要的说明和解释。③爱病不爱人。个别护理人员抱有探索心理，把患者视为自己研究探讨的对象，喜欢患者患的病，不喜欢患病的人。

（2）技术因素　娴熟的护理技术是护士与患者无声的沟通，能起到非语言性沟通的作用。如果护理人员知识匮乏，临床经验不丰富，缺乏过硬的技术，那么在实施护理过程中，会给患者造成不必要的痛苦和麻烦，造成护患关系紧张和恶化，甚至使患者产生敌对情绪，拒绝护理服务，产生沟通障碍。

（3）管理因素　病房结构、布局不合理；生活设施陈旧，不配套；医疗护理设备落后，诊疗护理条件不具备，不能满足患者的治疗与休养的要求。环境管理制度的不完善，脏、乱、差，缺乏安全感，会造成护患之间的不信任感，使护患沟通难以进行。

（4）个人因素　护士经验不足，缺乏沟通技巧，造成护患沟通障碍。护士不良的沟通行为包括有：①转移话题。当患者集中精力与护士进行沟通，反映自己对疾病的真实感受时，护士随意改变话题。反而对一些无关紧要的内容反应过强。②评判性说教。当患者的话题内容与自己的看法或意见有分歧时，就擅自评判对与错。用说教的口气指责、埋怨患者。③虚假的安慰，不恰当的保证。④匆忙下结论或提出解决办法。不重视患者的需求，妨碍患者真情流露。⑤不适当的隐瞒实情，使患者不能正确对待自己的疾病，同时也会影响患者进一步谈出自己的感受和顾虑。

2. 患者因素

（1）患者对护患双方的权利与义务缺乏了解　患者可能会错误地认为交钱就医，得到医护人员的照顾和服侍是应该的。片面地强调护理人员的义务，而不认为自己也应有义务。具体表现在以下几个方面：①遵医行为不文明。个别患者不遵守就医规则，故意违反规章制度，不合理要求一旦遭拒或得不到满足，则表现得十分不满。②由于患者缺乏医学知识，不配合护士进行治疗和护理。

（2）对护理效果期望值过高　患者可能会认为药到病除，对不可避免的药物副作用不能理解，甚至对预后不好的急危重患者或疑难病例都不能正视等。

（3）动机不纯　当花费较高或疗效不佳时，患者可能会产生不良动机，故意制造矛盾，拒付医疗费，制造所谓的护患纠纷，扰乱了正常的医疗护理秩序，这种情况也难实现有效沟通。

四、治疗性沟通过程

治疗性沟通是整个医疗护理过程中的一个重要环节，加强治疗性沟通可以增加患者对医护人员的信任，增加医护人员与患者之间的信息交流和相互理解，取得患者最大限度的密切配合，使很多医疗纠纷得以化解或使医疗纠纷消灭在萌芽状态。实施过程包括以下 4 个阶段。

（一）准备期

准备期是护士与患者进行沟通时打开的第一扇大门。为收集患者病情资料、进行有效沟通奠定基础。为了使治疗性沟通能顺利开展进入下一阶段，护士在交谈前应做好患者信息搜集、个人及环境的准备。

1. 沟通资料准备 在进行沟通前护士首先要准备好以下工作：①明确沟通目的。②获取有关患者信息。③拟写沟通提纲。

2. 护士个人准备 沟通前护士需要做好以下准备：①良好的仪表。②沟通语言准备。在掌握患者有关信息的基础上，护士应准备好起始语言，也可向其他医务人员请教沟通方法和技巧。

3. 患者准备 护士应提前告诉患者沟通的目的、内容，让患者做好准备，与患者共同商量沟通的时间及地点等。沟通前帮助患者喝水、用便器或去厕所、取合适体位、姿势等。

4. 沟通环境准备 护士应尽量优化沟通环境，增进沟通效果：①保持环境安静。②避开治疗与护理的时间。③环境隐蔽。④谢绝探视。

（二）初始期

这是沟通的开始，护患双方都希望留给对方较好的印象，使以后的沟通能顺利进行。

1. 目的 通过初步沟通，给对方留下较好的印象，彼此有个简单的了解和信任。为将来进行实质性沟通打下良好的基础。

2. 方法 主要沟通方法有以下几方面：①护士可向患者主动打招呼、寒暄、问候。②向患者说明此次沟通的目的、大约占用的时间。③告诉患者有什么需要可随时提出，不明白的问题可随时提问。

3. 内容 可从一般性问题开始，如"张先生，您好！今天感觉怎么样？""您这样躺着或坐着感觉舒服吗？"或"占用点您休息的时间，我们谈谈有关您后天准备手术的事宜，您看可以吗？"当征得患者的同意，双方感到自然放松时便切入正题。如果与患者第一次交谈，还应该做自我介绍。总之，沟通的初始期应努力给患者留下良好的首次印象，这是交谈成功的重要环节。

4. 注意事项 ①问候恰当。②态度和蔼、自然。③称呼得体。④关系平等。⑤适可而止。要注意的是初始阶段主要是引导患者开口谈话，创造融洽的氛围，为后续沟通搭桥铺路。不能无休止的启动下去，否则会影响下一阶段主题交谈的展开。

（三）运作期

这是初始期启动以后的沟通过程，是沟通主题的切入与展开的重要环节。护士应有充分的准备。护士要有较全面的沟通知识，且保证沟通内容准备充分、时间安排恰当，充分发挥自己高超的专业技术，运用语言和非语言沟通技巧，协调好护患关系，使患者主动配合并参与其中。具体方法和策略如下。

（1）沟通策略灵活 根据患者实际情况如病情、体力、心理反应等采取不同的沟通策略，适当把握时机和尺度。引导患者主动诉说，护士可运用倾听技巧，认真聆听，全神贯注。重要问题可用核实技巧进一步核实清楚，没听清楚或患者描述不清楚的问题可用澄清或重复技巧进一步澄清。当患者悲伤、哭泣时，可用沉默或抚触技巧来安慰。总之，用适当的沟通策略，鼓励患者诉说。

（2）主题内容展开过程中，护士首先要想办法创造良好、融洽、和谐的沟通环境。其次护士将沟通的内容分清主次，调理好沟通程序，按沟通目的引导患者向主题交谈，鼓励患者倾诉，可无所顾忌地将自己的真实想法、感受、心理需要全部诉说出来。若新出现的问题是原来没有发现的重要内容或心理问题时，可适当调整沟通主题。护士应始终把握沟通内容，防止偏离主题。一旦患者要偏离主题，护士应具有良好的应变能力和丰富的经验，及时巧妙地转移话题。这并不是故意打断患者的谈话，而是使沟通过程按意愿和原定计划顺利进行，想方设法获取需要的信息和资料。

（3）把握沟通时间　一旦沟通过程展开，护士要有目的搜集自己所需要的话题内容，与患者正式沟通，如询问病史、症状、体征、诊断、治疗情况等，为下一步检查、诊断、治疗、护理收集资料，而不是漫无边际地谈论患者感兴趣的话题。要紧扣主题，控制沟通时间，使沟通内容与时间相适应，恰到好处。由于沟通内容受时间限制，护士在转移话题时，如果处理不当，患者容易误解，认为护士缺乏耐心和同情心。

（4）记录及时　对沟通内容认真及时记录，充分体现真实性与实用性，与病历同时保存，具有法律效应。

（四）结束期

结束期是沟通过程的最后一步，恰当巧妙的处理，会给沟通者带来美好的回忆和留恋。如果处理不当不但会使沟通者深感不快、失望，还会影响下一次的沟通。

1. 结束时机恰当　当护患双方感到所谈的话题已尽，需要的内容已搜集完整，沟通目的已达到，沟通即将结束时，护士应主动征求患者意见，是否结束话题。结束前护士应进行适当小结。并感谢患者的配合和支持，为下次沟通打下良好的基础。

2. 为下次沟通准备　沟通结束时护士对此次沟通进行小结、评价沟通效果后，如需以后继续沟通，要约定下次沟通的时间、内容、地点等。

以上是正式治疗性沟通过程的四个时期。实际上在临床工作中，沟通过程比较简单，分期并不明确，治疗护理过程中随时沟通即可，有时几句话就能解决问题，沟通内容也很简单。因此，护士在沟通时要灵活多变，不要太死板，紧扣以上四期，往往会影响沟通效果。

长期以来，人们认为一个好的护士应多为病人做些具体的、被病人或同行们意识到或看得见的事。而密切和病人沟通则被看作是在浪费时间，冒犯病人或过多地介入病人的个人生活。然而，随着医学模式的转变，治疗性沟通运用于临床护理也成为现实，越来越多的人意识到沟通对病人的生活会产生广泛而深入的影响。这种沟通并不是随意的消遣行为，它是严肃的、正规的，需要有计划的实施。实施治疗性沟通，要求护理人员应具备相关的疾病护理知识、沟通技巧以及一些人文社会科学知识等。目前许多护理人员已经意识到了治疗性沟通交流的重要性，但对于大多数医院来说，护理人员有限，人均工作量大，导致沟通交流存在很大的障碍。繁重的工作使得护理人员与病人的沟通交流大大减少，另外，许多护理人员不习惯对病人解释各项治疗方案，也不善于运用语言和非语言进行沟通，在与患者沟通中出现了层层障碍。可见，提高护理人员的专业素质和沟通技巧对于进行有效的治疗性沟通是至关重要的。

【思考与实践】

一、课后思考

1. 如何在护理工作中更好地运用语言沟通原则？

2. 作为一名当代护士，应具备哪些语言沟通技巧？

3. 治疗性沟通与一般性沟通的区别？

4. 影响治疗性沟通的因素是什么？

二、案例思考

案例1 在季节性疾病高峰期，小儿输液人数较多，护理人员相对较少，工作繁忙，患儿等待时间长，护士不能及时与患儿家长沟通。此时如果护士的协调能力欠缺，容易发生护患冲突，试问护士该如何与患儿家长进行沟通？

案例2 刘女士，45岁，糖尿病住院治疗。因在家习惯穿短裤和背心睡觉，住院后穿睡衣睡裤睡觉很不习惯，已经两天没睡好觉了。今天夜里刘女士把睡衣脱下睡着了。第二天晨间护理时，护士小马来扫床，一掀刘女士的盖被，便大声嚷嚷："哎呀！你怎么光着身子睡觉呀！"说完便开始为刘女士扫床，扫完床就走了。刘女士用被子盖着头一声不吭。直到吃早饭时，家人发现她不见了，到处寻找没找到。中午在急诊室找到了，正被急诊护士进行洗胃抢救。原来早上刘女士听到小马护士的那句话后，在众人面前，深感丢脸，没法再见人，一时想不开就喝了农药想自杀。

思考提示

1. 马护士的语言和行为不恰当在哪里？

2. 说出刘女士当时的心理感受和体验。

3. 你如何为刘女士进行治疗性沟通？

（容 莉 冯小梅）

非语言沟通

☞ [学习目标]

1. 掌握非语言沟通的概念、特点及其在护理工作中的作用。
2. 熟悉非语言沟通的形式。
3. 了解非语言沟通能力的培养。

第一节　非语言沟通的概念、特点和作用

一、非语言沟通的概念

非语言沟通是指在人际沟通过程中，不使用语言、文字，而是借助动作、手势、眼神、表情等来进行的人与人之间的信息交往。人们在日常交往中发现，有时非语言沟通可以起到语言文字所不能替代的作用。美国著名心理学家、传播学家艾伯特·梅拉比安博士总结过这样一个公式：交际双方的相互理解 = 语调（占38%）+ 表情（55%）+ 语言（7%），由此可见非言语沟通在人际沟通中的重要性。在临床上，护士可运用倾听、表情、眼神、仪表、姿势等非语言性沟通的技巧与病人进行有效地沟通，从而使护士能了解更多有关病人的健康状况、心理感受等方面的信息，以便更好地满足病人的需要，建立良好的护患关系。

二、非语言沟通的特点

（一）普遍性

每个人在成长过程中，都自觉或不自觉地学会了非语言沟通的能力。如婴儿在不会说话前，就可通过脸上的表情、肢体的活动来表达自己的情感和需要。非语言交际手段一部分是人类的本能，一部分是后天习得的。各国、各民族的语言有所不同，但非语言沟通却具有很强的共享性。美国心理学家爱斯曼做了一个实验，他在美国、巴西、智利、阿根廷、日本等5个国家选择被试者。他拿一些分别表现喜悦、厌恶、惊

异、悲惨、愤怒和惧怕等 6 种情绪的照片让这 5 国的被试者辨认。结果，绝大多数被试者"认同"趋于一致。实验证明，人的面部表情是内在的，有较一致的表达方式。因此，面部表情多被人们视为是一种"世界语"。在现代社会里，国际社会为了便于交流而广泛使用的一些约定俗成的非语言符号，这些都是具有普遍意义的交际手段。这些非语言符号所传递的信息为不同文化、不同民族的人们所理解，越来越多的符号已为国际所公认。比如，红灯表示"禁止通行"；红色的十字代表医疗卫生机构。

（二）民族性

非语言有着一定程度的共享性，同时它受文化环境的制约，又具有民族性。不同的民族有不同的文化和风俗习惯，这种不同的文化传统和风俗习惯决定了其特有的非语言沟通符号。例如，比较典型的人际沟通例子是人们会通过握手、拥抱和亲吻来表达自己对他人的欢迎和爱抚。在欧洲一些国家，亲吻、亲鼻是一种礼节，是一种友好热情的表示，尤其是对女性而言。但中国人往往不太习惯，而更习惯以握手的方式来表达同样的感情。美国人经常用拇指和食指做圆圈表示"OK"，而这在巴西、新加坡、俄罗斯和巴拉圭却是一种粗俗的举动。

（三）社会性

人与人之间的关系是一种社会关系。年龄、性别、文化程度、伦理道德、价值取向、生活环境、宗教信仰等社会因素都会对非语言沟通产生影响。社会中的不同职业角色，不同阶层都对非语言行为有着不同的规定性，如年轻人喜欢相互用手拍肩膀以示友好。然而，如果用同等方式去向年龄较大的长辈来表达友好就显得缺乏礼貌了。

（四）情境性

无论是语言交际还是非语言交际，都要在一定的场景中进行。非语言沟通一般不能够单独使用，不能脱离当时、当地的条件、环境背景、相应语言情境的配合。例如，在我们日常生活中送亲友或客人时挥挥手，这种手势多半是伴随着"再见"以及一种"祝福（如表达祝愿一路平安、万事如意等）"，也有时在回答对方时也只是摆摆手，这种手势显然是表达一种"否定"、"拒绝"等语义。

（五）真实性

一般认为，非语言行为比语言行为更真实。语言交际可以有意识控制和掩饰，而非语言行为往往是无意识的，是对外界刺激的直接反应。尤其是那些由生理本能所产生的反应。弗洛伊德说过："除非圣灵能够秘而不宣，常人的双唇即使缄默不语，他抖动的双手也在喋喋不休，他的每一个毛孔都在叙说着心中的秘密。"非语言行为除经过特殊训练的人以外，一般最不能有意识地控制，有时甚至完全处于无意识之中，如害羞时满脸通红，害怕时脸色苍白、手脚发抖等。所以非语言行为相对来说更真实，传递的信息也更可靠。在某种情况下，语言信息和非语言信息会传递不同的甚至矛盾的信息，例如到别人家做客吃饭，有时饭菜并不合口，却往往会说上一句"今天的菜做的真好",但紧皱的双眉,欲咽不下的表情,更能准确地反映出说话者的真实感受。

(六) 持续性

语言交际在讲话的时候进行,在停止讲话的时候中断,它是非连续性的,而非语言信息的传递却是连续不断的。例如,两个好朋友坐在一张长沙发上聊天,双方的距离、表情即是一种非语言符号,传递着一种"亲密"、"友好"的非语言信息,这种非语言信息一直伴随着他们的整个传播行为。双方谈话时,传递着语言信息,也传递着这种非语言信息,聊天间隔中不语时,仍在传递着这种非语言信息。

三、非语言沟通的作用

长期以来,非语言符号可用来传递信息、沟通思想、交流感情,这些已被人们所熟悉。据估计,人的脸部能表现出约 25 万种不同的信息,教室内可以有 7000 多种课堂手势,这些非语言符号都有着丰富的含义。在特定的场合,非语言符号都可起到特有的作用,具体有以下几种。

1. **表情答意作用** 日常生活中人们进行交际的方式是多种多样的,通常人们谈到交际交流时,首先想到的是应用有声语言,但有声语言只是人们交际中的一个手段,除了语言这一重要工具,人们还使用其他手段表达自己的思想、感情、传递信息。例如,国家领导人通过与艾滋病患者握手这一方式,表达政府对艾滋病患者的关怀,消除人们对艾滋病患者的歧视,透过握手传递出来的信息,胜过了千言万语。在护理实践中,当病人痛苦时,轻轻拍拍他的肩给予安慰;产妇分娩时,按摩她的腹部,可减轻其疼痛,稳定情绪,帮助顺利分娩。

2. **补强功能** 在人际沟通中,人们之间的相互交往都是综合运用语言和非语言进行沟通的。不可能只有声音的传播,而无语气、表情的显露。只有融入非语言符号才能使人际沟通达到声情并茂,同时也可以用来填补、增加、充实语言符号在传递信息时的某些不足、损失和欠缺。如在给人指路时,我们为了让传递的信息更明确,就会自然地用手指着某一个方向,此时手指指的体态语就补充了言语的不足,并使言语交流更加直观立体。一个男人对他的未婚妻说"我爱你"时把右手放在左胸上并给她一个深深的吻,这一系列的肢体语言使"爱"的信息更加饱满。当老板问你工作做完了没,你回答完成的同时用手做一个"OK"的手势,这种补充的信息会使老板更加确信你完成了工作。当非言语信息和语言信息能互相补充完成的时候,信息的内容就得到了加强。

3. **替代作用** 替代作用是指以非语言符号的替代功能来完成信息的交流和传递。当某件事不便用语言表达,或特定环境阻碍了语言交流,这时便会用非语言符号替代。如教师课堂教学,学生有疑问或要回答问题时,只需举起右手,这样既不干扰教学,又能使教师明白学生的意图和所在的位置。临床上,气管切开病人由于不能开口说话,只能靠表情、姿势表达自己的感受,如渴——舔嘴唇、饿——半张嘴、小便——口唇微开成吹哨状、大便——口唇紧闭后似"嗯"的表情等。护士通过观察病人表情，结合生活规律，基本能准确了解病人的意图。

4. 调整作用 调整作用指非语言行为对语言行为有一个调控的作用。在临床诊疗过程中，只要医护人员开口和患者交谈，就会有意无意地伴随着非语言的沟通。例如护士在询问病人的病情时，往往微笑、点头，鼓励病人继续说下去。如果护士东张西望、频看手表，则说明护士对病人的说话不感兴趣，暗示护患间的交流该停止了。但后一种方法在临床应慎用，因为在和病人谈话时一副心不在焉的样子，是对别人不尊重的表现，还不如和颜悦色地告诉病人你有急事要办，约好改天再聊。把自己的想法坦诚地说出来，对方一般都会理解，比偷偷看手表的效果好得多。

5. 重复作用 非语言符号常常可以用来重复语言的表达。我们有时候用语言表达了某种含意，如果想第二次表达这种含义时，就往往不使用语言，而是借助于非语言把刚才的话重复一遍。例如护士告诉病人每天服用药物的次数，病人听不清楚或想确认而向你询问时，护士会伸出手指来表示。可见，辅以非语言符号使信息传递更加准确。

综上所述，某些状态下，非语言行为可更直观、形象地表达语言行为所表达的意思，比语言行为更接近事实，更能表达一个人的真实情感。由于非语言符号弥补了语言符号的不足，使它得到更广泛和更普遍的使用。交流双方恰到好处的应用非语言行为，能促进双方沟通，提高交流质量。

第二节 非语言沟通的形式及作用

一、面部表情

面部表情是指颈部以上包括眼、耳、鼻、下巴各部位情感体验的反应，是非语言沟通中最丰富的形式，其他的身体语言是无法与之相比的。在人际沟通中，来自面部表情常清楚地表达人的"喜、怒、哀、乐"，容易为人们所理解和察觉，是人们理解对方情绪状态最有效的一种途径。面部表情一般是随意的，但又受自我意识调节控制，所以，护士要善于识别与解读病人的面部表情，也要善于控制自己的面部表情。如护士面对患者时，必须控制有关惊慌、紧张、厌恶、害怕接触的表情，以避免患者误将这些表情与自己病情恶化情况相联系。同样，护士也应注意观察患者表情的变化，获得信息。在护患沟通中，常用面部表情有以下几种。

1. 微笑

（1）微笑的沟通作用 微笑是一种最常用、最容易被对方接受的面部表情，是人们内心世界的反应，是礼貌与关怀的象征。所以，微笑是人间最美好的语言，护士自然而真诚的微笑具有多方面的魅力，能使患者消除陌生感，增加其对护士的信任感、安全感。有人说：微笑如阳光，可以驱散阴云；如春风，可以驱散寒意。微笑虽无声，但它却可以表达出许多信息。医护人员的微笑，对患者的安抚胜过良药，可使患者增添战胜疾病的信心和勇气。因此，护士的微笑应发自内心，展现真诚，体现关爱。护士应以微笑面对人生，以微笑面对患者，在微笑中为患者创造出一种愉快、安全和可信赖的氛围。

（2）护患沟通中的微笑　在人际交往中，微笑是最有吸引力、最有价值的面部表情。发自内心的微笑应该具备以下几个特点。①真诚：微笑首先应该是内心情感的真实流露，真诚、温暖的微笑表达了对对方的接纳和友好，并能打动对方。②自然：发自内心的微笑应该是心情、语言、神情与笑容的和谐统一，"皮笑肉不笑"不仅不能带给对方感动，反而引起对方的厌烦，职业性的做作、刻板、僵硬的微笑同样不能深入人的内心，并温暖对方。③适度：微笑应该适度，并根据不同的交往情境、交往对象和交往目的而恰当使用。④适宜：尽管微笑是社交场合中最通用的交际工具，但是，这并不是说，任何时候、任何场合都可以以微笑应对。如在和患者的沟通交流中，如果患者正处于病痛发作期，承受极大的身心痛苦，护士就不适宜微笑；或者当护理操作出现差错时，护士更不能一笑了之。

2. 目光接触

（1）目光的沟通作用　目光是人际沟通中重要的沟通方式之一。目光接触是沟通心灵的桥梁，人们常说，眼睛是心灵的窗口。当双方眼睛相互注视时，通过不同的眼神、视线的方向以及注视时间的长短就可以识别出双方内心的信息。人们可以有意识地控制自己的语言，但往往很难控制自己的目光。因此，护士在交流过程中应该善用目光来维系与对方的情感交流。

在人际的交往中，不同的眼神可以起到不同的作用，如关爱的眼神可使人感到愉快，鼓励的眼神可使人感到振奋，责备、批评的眼神可使人产生内疚的感觉等。护士热情的目光，可消除病人紧张、焦虑、孤独感，镇静自若的眼神可使恐慌的患者有安全感，凝视的眼神可使患者感到时刻在受到关注，而安详的眼神则可使濒死患者放松对死亡的戒备。因此，护士要学会善于运用眼神，尤其是对一些失语的患者，从而达到有效交流的目的。

（2）护患沟通中的目光交流　护士在和患者进行沟通时，要学会使用目光表达不同的信息、情感和态度。护士在目光沟通时，要注意：①注视的角度，护士应该平视患者，以表达对患者的尊重和平等。②注视的时间，护士和患者在沟通时，注视患者的时间应不少于全部谈话时间的30%，但也不要超过全部谈话时间的60%。如果对方是异性，则每次目光对视的时间不要超过10秒。要注意，长时间目不转睛地盯着对方是一种不礼貌的表现。③注视部位，护士应该把目光停留在对方两眼到唇心一个倒三角形区域，这是人们在社交场合常用的凝视区域。

二、仪表与体态

(一) 仪表

仪表在人们的人际交往中，是一种无声的语言，它以一种直观而直接的方式最明显地传达出一个人内在文化素养和审美情趣，以及其身份、地位、经济实力等信息。两个人见面时，一个人的仪表往往首先被人们所关注。人们往往通过一个人的穿衣戴帽、装饰仪容来了解他人，表现自我。在护理工作中，护士得体的仪表服饰既能为患者带来视觉上的美感，也能为患者带来心理上的安全感，并体现护士对患者的尊重与重视。

1. 仪表的沟通作用

在人际沟通中，首先，仪表具有表达功能。人们选择什么样的穿着打扮，至少可以部分地透露其"非语言信息"，它其实在静态地描述一个人的社会地位、文化、个性、习惯、爱好乃至身心健康状况。其次，仪表具有角色区别功能。在医院里，我们只要通过彼此所穿的衣服，就能直观地辨识出哪个是医生，哪个是护士，哪个是患者。医生的白大衣、护士的护士服、患者的病号服，就是很好的例子。这些特殊的服饰表明了着装人的社会角色。再次，仪表具有印象形成功能。同样一个人，穿着打扮不同，给人留下的印象也完全不同，对交往对象产生的影响也不相同。第一印象的产生，百分之八十以上是基于对方的外表。可见，仪表对印象的形成具有重要的意义。最后，仪表还具有改变自我概念的功能。心理学的研究表明，如果一个人的仪表端庄，穿着讲究，优越于周围的人，则这个人的自尊会上升，更相信自己的能力；相反，如果一个人衣着寒酸，仪表邋遢，则自尊感会明显下降，对自己的认知和判断趋向消极。

2. 护患沟通中护士的仪表

在护患沟通中，护士的仪表应该和护士的专业角色相适应，符合护士的工作环境和工作性质，体现护士的精神面貌，使患者感到可信赖，并感受到亲切、关爱和热情。如护士帽、护士服的着装，护士鞋的选择，都要符合工作的要求和礼仪的规范。个人的发式、化妆、修饰既要体现护士职业美，同时又要符合礼仪要求和工作的特点，从而使仪表成为护士在交往与沟通中最美的语言和风景。

(二) 体态

体态主要是指人们在沟通过程中，坐、站、走等的姿势动作。体态在人际沟通中被视为一种无声的语言，又称第二语言或副语言。体态语是个人内在品质和情感的真实流露。体态语包括身体的运动、姿势及手势。

1. 身体运动 身体运动是最易为人发现的一种体态语。在人际的交流与沟通中，被广泛运用。不同的身体运动在人际交流中表达不同的含义，有些是和情境相符合的，有些则是被普遍认可的。常见到的身体运动形式及其含义如，摆手表示制止或否定；双手外摊表示无可奈何；双臂外展表示阻挡；搔头或搔颈表示困惑；搓手表示紧张；拍头表示自责；耸肩表示不以为然或无可奈何等。

2. 身体姿势 身体姿势是个体运用身体或肢体的动作表达情感及态度的体态语言。

所谓"站有站相、坐有坐相",是对身体姿势的一般要求。在人际交往中,优雅的身体姿势是有教养、充满自信的体现。良好的身体姿势可以使人看起来富有气质,既可以反映自己的感觉,也可以影响他人对自己的印象的形成。

常见的身体姿势及其意义见图 10 - 1。

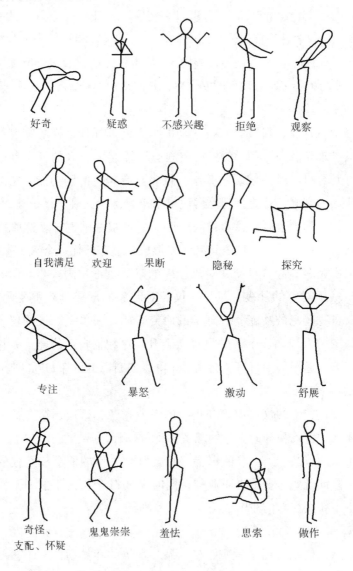

图 10 - 1　常见的身体姿势及意义

3. 手势　手势是会说话的工具,包括握手、招手、摇手和手指的动作等。手势在人际沟通中具有非常丰富的表现力和吸引力,能够很好地反映沟通者的思想、意图和情感。人们在讲话时,常以手势配合来表情达意。如高兴时,手舞足蹈;愤怒时,双拳紧握或砸桌、拍案等。在社会生活中,人们常常用一些约定俗成的手势来代替语言行为。如招手表示让对方过来;挥手表示再见或致意;鼓掌表示赞同或欢迎;竖起大拇指表示称赞;翘起小指表示鄙视或厌恶等。不同的人在人际交流中,有自己习惯的手势动作。手势不仅有个体的差异，而且由于社会文化、传统习俗的影响，又有民族的差异。同一种手势，在不同的民族和国家可以用来表达不同的意思。如同样是竖起大拇指，在有的国家是表示赞扬，而在有的民族则被视为猥亵。因此，在使用手势时，要注意到这些文化的差异，以免误会。

三、体触

体触是人体各部位之间或人与人之间通过接触抚摸的动作来表达情感和传递信息的一种行为语言。心理学研究表明，人在触摸和身体接触时情感体验最为深刻。因此，日常生活中，身体接触是表达某些强烈情感的方式。体触的常见形式包括抚摸、握手、偎依、搀扶、拥抱等。在人际沟通中，可以表达关心、体贴、理解、安慰和支持等。

在护理专业范围内，审慎地、有选择地使用体触的沟通方式对护患间的沟通交流有很大的促进作用。如当体察到患者有焦虑、恐惧时，护士可以紧紧地握住患者的手，此时的双手相触可以让患者感受到护士的关怀和鼓励；当家属痛失亲人时，可以轻轻拥抱，让其家属感到支持和安慰；当患者因为病痛而忍受痛苦时，可以把手轻轻放在其发热的前额，让患者感受到关心和呵护。但是，使用体触的沟通方式需要注意的是，体触受家庭、性别、年龄、文化等多方面因素的影响，不同的人对体触的理解、适应和运用是有差异的。因此，在人际交往中需审慎使用。

护士在护患沟通中，如使用体触的方式，需要注意的是，首先，应根据沟通的情境选择体触的方式。只有与具体的沟通场合相一致的体触才能有良好的沟通效果。其次，要根据沟通对象选择体触方式。在中国传统的文化习俗中，同性之间比较容易接受体触的方式，而异性之间，则要谨慎使用。对于护士，在工作中，对于儿童或老年患者，可通过体触的方式表达关注和照顾，而对于年轻的异性患者，则应保持谨慎的态度，以免引起不必要的误解。再次，要根据交往双方的文化背景选择体触方式。如在东南亚一带，不论大人或小孩，都不允许别人随便触摸自己的头部，因为他们认为这会给对方带来晦气；在西方，男女之间常用拥抱的方式表示友好，而在我国，异性之间主要通过握手的方式表示友好。

四、人际距离

人际距离是交往双方之间的距离。美国人类学家爱德华·霍尔博士划分了4种区域或距离。

1. 亲密距离　约0.5m以内，可感到对方的气味、呼吸，甚至体温，一般只有夫妻、伴侣或关系极亲密的双方才会允许彼此进入这个距离，护士给患者测量生命体征，进行皮肤护理等都采用这种距离，是职业需要。

2. 朋友距离　0.5～1.2m，以这种距离与人交往，既能体现友好而亲切的气氛，又能使人感到友好的分寸。适用于亲朋好友之间的交谈。护士与患者交谈，了解病情或向患者解释某项操作时，常采用这个距离以表示关爱，也便于患者听得更清楚。

3. 社交距离 1.2～3.5m，这是社交的正常距离，在这种距离内交往，表明双方的关系不是私人性的，而是一种公开性的。如小型会议、交接班、会诊等，多采用这种距离。

4. 公众距离 约3.5～7m，这种交往距离一般适于公众场合，一般用于健康教育、演讲、开大会等。这种距离讲话声音很高，非语言行为如姿态、手势等常比较夸张，一般情况下，公共距离不适合个人交谈。

在现实生活中，这些距离范围并不是固定的，尤其是个人距离，主要取决于双方文化背景、亲密及了解程度、社会地位及性别差异等，所以，护患会谈的距离应根据双方的关系和具体情况来掌握。根据不同情况选择不同空间距离，有着不同的效果。正常医患之间的会谈，双方要有适当的距离，一般以75cm为宜，以避免面对面的直视，这种位置使病人和医生的目光可以自由地接触和分离，而不致尴尬和有压迫感。医患关系如果发展到一定程度，进入心理交流的境界，也不妨并肩齐坐，或肩并肩的行走，这样交谈与劝导，双方都会感到亲密。

五、沉默

在沟通中，人们想到的往往是语言和身体姿势，它们使交流源源不断地进行，而把沉默认为是交流的中断，然而，交流中如果没有沉默，就不能调节说话和听讲的节奏，交流将无法进行。所以，恰当地使用沉默，可以让交流更理性、更深入，即所谓的此处无声胜有声，中国有句话叫：沉默是金。沉默可以传递着某种重要的信息，在不同场合沉默可能具有不同的含义，但是必须有效使用。否则，无论是在平时的日常生活还是护患沟通中，很容易使另外一个沟通者无法判定行为者的真实意图而产生惧怕心理，从而不能达到有效地沟通。适时、适当的沉默是一种重要的沟通技巧，以温和的态度表示沉默会给人十分舒适的感觉，它给人以思考、调整的机会，使病人感到你是真正用心在听他的讲述，也有助于病人宣泄自己的感情，特别是当病人因情绪受到打击而哭泣的时候，护士保持沉默是很重要的。如果护士过早地打断这种沉默的气氛，可能会影响病人内心强烈情绪的表达，使得他们可能把压抑的情感以不健康的方式将其宣泄出来。

六、辅助语言与类语言

辅助语言包括音质、音量、声调、语速、节奏等。类语言则是指那些虽然有声，但无固定意义的声音，如哭声、笑声、呻吟声、叹息声等。辅助语言和类语言在沟通过程中起着十分重要的作用，因为它们能强化信息的语意、分量，能表达一些言语本身所不能表达的含义和心理活动。而同样的语言信息，往往因为其语调、音高或语速的不同，使表达的意义和情感迥然不同。一句话的含义不仅取决于其字面意思，还取决于它的弦外之音。语音表达方式的变化，尤其是语调的变化，可以使字面相同的一句话具有完全不同的含义。一般病人焦虑或激动时，说话速度快、音调高，而抑郁的病人说话慢、音调低。医务人员要善于运用声音的效果加强自己所表述内容的意义和情感。如医生在问诊的时候，适当采用"嗯"、"哦"等声音，可以向患者表示自己在注意倾听对方的讲话。

第三节 护理实践中的非语言沟通

一、护士非语言沟通的基本沟通原则

在临床护理过程中，护士可通过非语言行为向患者表达同情和关怀，以树立护士良好的自我形象，建立良好的护患关系；护士也可通过观察患者的非语言行为来获得患者信息。非语言沟通能增强语言沟通的表现力、感染力和效果，有利于护士了解病人心理，以达到护患间的思想、感情、信息的传递和沟通。护患间要进行有效的沟通，应遵循以下基本沟通原则。

1. **尊重** 病人生病后，其心理与生理均发生变化，由于精神和肉体上的双重折磨，感情和意志都变得很脆弱，言行缺乏自制力，甚至会将疾苦造成的怨恨迁怒于医务人员，护理人员要知晓并尊重患者的权利，维护患者的人格尊严，同时还要理解、包容患者家属的心理、语言、个性、习惯等。只有将尊重患者的意识根深蒂固，才能在与患者及家属的交往中，将尊重意识外化为实际行动，使患者和家属真正感觉自己得到了理解，才能使他们在医院有一种自在、舒适的感觉，而不是充满陌生与恐惧。因此，医护人员要准确定位自身，调整自己心态，切忌以治病救人的"白衣天使"自居，对患者下达指令，或自以为是专家，强迫患者唯命是从。随着患者自我意识的增强，现代医患关系不再是一种家长式的护患关系，而是一种交换、合作的人际关系。医护人员，应该在尊重病人的基础上，秉持治病救人的宗旨，以道德良心为指引，以职业道德为准绳，竭尽所能挽救病人生命、减轻他们的痛苦，呵护患者身体和精神健康。

2. **真诚** 如果说尊重是医患建立沟通的基础，那么，真诚则是进行有效沟通的关键。即便有了尊重的态度，如果没有真诚去激活医护人员的心灵，那么他们的行动必定没有说服力，也必定不长远。态度是心灵的表白，有的医护人员服务态度不好，其实这正反映了他们内心诚心的缺乏，没有付出自己的真情或者是情感输出不够。"诚于中而形于外"，只有付出诚心，才会在行动中显现出平和与关切；也只有付出真情，才可以获得患者的信任与支持。当然，我们的目的并非讨好患者，而是要以真诚的态度得到患者的理解与配合，最终让诊疗效果最大化，从而促进患者的身心健康。

二、护士非语言能力的培养

病人初次入院，由于疾病的影响，对医院环境有种陌生感和恐惧感，会特别留心周围环境的信息及医护人员的非语言行为，他们还往往认为医护人员的非语言行为传递的信息较之语言行为要真实可靠，因此，重视护士非语言性行为的培养，适当的非语言沟通技巧以增加护患间沟通的有效性，提高护理质量。

1. 提高护理人员对非语言交往重要性的认识 聘请经验丰富的专家、教授讲述沟通技能培训的目的、意义，通过言传身教、举办讲座、情景会话等方式使护士能潜移默化地接受情感交流及心灵沟通技能的培养和锻炼，在这种现实的、具体的、相互的感受中学习和运用非语言沟通技术，促进沟通能力的提高。

2. 培养护理人员人文素质 学习沟通的道理和技巧固然重要，但是如果不具备基本的人文修养，没有高尚的情操，护患沟通教育往往就是空中楼阁，故培养人文素养是护患沟通教育的前提。要教会护理人员与患者沟通，最重要的是要教会他们如何尊重和关心他人，培养他们的爱心、责任心与诚信精神，增强他们自我完善、个性和谐发展的能力，从而促进和谐、互动式的新型护患关系的良性发展。

【思考与实践】

一、课后思考

1. 非语言沟通有哪些特点？

2. 作为一名当代护士应具备哪些语言沟通技巧？如何在护理实践中应用非语言技巧？

3. 如何在日常的生活和工作中培养自己的非语言沟通能力？

二、案例思考

案例1 病人张某，女，36岁，因慢性阑尾炎急性发作被亲属搀扶进病房，护士小李快步迎上，面带微笑，轻轻点了点头，说："您好，请跟我来，我带您到病室。"然后与病人家属共同搀扶病人到病室安排好床位，扶助病人躺在床上，又帮病人盖好被子，介绍了医院的一些基本情况后离开了病室。

思考提示

护士小李运用了哪些非语言沟通的形式来表示对病人的体贴、关心？

案例2 角色扮演

选择5~10位同学分成2个小组，一组扮演患者，一组扮演护士。要求扮演护士的同学给扮演患者的同学测量生命体征。其他未扮演的同学观察护士组的仪表、体态手势、表情等非语言的运用。道具由学生自己准备。

思考提示

1. 护士给患者测量生命体征时运用了哪些非语言形式？

2. 非语言在护理工作中的运用应注意什么？

（潘　毅）

第十一章

护患沟通

☞ [学习目标]

1. 掌握护患沟通的性质与特点。

2. 熟悉建立良好护患关系对护理人员的要求。

3. 了解护理工作中与特殊人群的沟通。

第一节 护患关系

护患关系是护理人员与患者为了治疗的共同目标建立起来的一种特殊的人际关系，是护理人员职业生活中最重要的人际关系。广义的护患关系是指护理人员与患者及其家属、陪人、监护人的关系。狭义的护患关系是指护士与患者之间的关系。和谐的护患关系是护理人员建立良好人际关系的核心，和谐的护患关系有利于护理工作的顺利进行和护理质量的提高。

一、护患关系的性质与特点

护患关系是以一定的目的为基础，在特定的背景下形成的，具有双向性。但是护患关系是在特定的护理与被护理活动中形成的专业性人际关系，因此，护患关系除了具有一般人际关系的特点外，还具有专业性人际关系的性质与特点。

（一）护患关系是帮助系统与被帮助系统的关系

护患之间通过提供帮助与寻求帮助形成人际关系。帮助系统包括医生、护士及其他医务人员，他们拥有技术并用所掌握的技术为病人服务，是提供帮助者；被帮助系统包括患者、患者家属及亲朋好友等，是需要得到医疗护理服务的人，是接受帮助者。在帮助与被帮助两个系统中，护士与患者的关系不仅仅代表单个护士与患者个人的关系，而是两个系统之间关系的体现。因此，良好的护患关系不仅要求护士与所负责的患者之间相互尊重、相互信任、建立良好的关系，而且要求护士对所有患者一视同仁，真诚帮助。

（二）护患关系是一种专业性的互动关系

护患关系不是护士与患者之间简单相遇的关系，而是护患之间相互影响、相互作用的专业性互动关系。由于护士与病人都有各自的个人背景，不同的阅历、情感经历、受教育程度、性格特点，对健康与疾病不同的看法，不可避免地会出现对事物的不同程度的认知差异，这就在一定程度上对护患之间的相互关系产生着直接的影响，从而影响彼此之间的沟通和护患关系的建立与发展。

（三）护患关系是一种治疗性的人际关系

治疗性的关系是护患关系职业行为的表现，是一种有目标、需要认真促成和谨慎执行的关系，是护士职业的要求，带有一定的强制性。护士作为一个专业的帮助者，有责任了解患者目前的健康状况，制定积极有效的护理计划和措施来满足患者的基本需要。良好的治疗性关系能有效地减轻或消除来自疾病、环境和诊疗过程中对患者形成的压力，有利于疾病的康复。

（四）护患关系是为满足患者的需要而建立

病人的需要和护士如何满足需要构成了护患关系的基础，离开了这一基础或这一基础已不存在，护患关系也就终结了。尽管有的病人治愈出院后，继续与护士保持来往，甚至是更密切的关系来往，但这不再是护患关系，而是另一种关系。目前发生的一些护患关系中的问题，或者是护士对病人的不满，或是病人对护士的意见，其中许多都与对这种关系的基础缺乏认识有关。

（五）护士是护患关系结果的主要承担者

在护患关系中，护士通过专业知识和技能为患者提供服务，处于护患关系的主导地位，其行为在很大程度上决定了护患关系的后果。结果有两种，一种是积极的，病人战胜疾病，逐渐康复；另一种是消极的，病人病情恶化，护患关系紧张。一般情况下，护士是护患关系的主动方面，也是护患关系发生错位的主要承担者，护士应对护患关系的建立与发展负主要责任。因此，护士要尽力争取积极健康的效果，避免出现消极的后果。

二、护患关系的模式

护患关系模式是医患关系在护患关系中的具体表现。根据 1976 年美国学者萨斯与荷伦德提出的观点，可将护患关系分为三种基本模式。

1. 主动–被动型模式

这是一种传统的护患关系模式，也称支配服从型模式。此模式受传统的生物医学模式的影响，把患者看作是一个简单生物有机体，忽略了人的心理、社会属性，认为疾病是单纯的由生物或物理因素引起的，把治疗疾病的重点放在药物治疗和手术治疗方面。这种关系的特点是"护士为病人做治疗"，模式关系的原型为母亲与婴儿的关系。由于护士在此模式中处于专业知识的优势地位和治疗护理的主动地位，因此，护士常以"保护者"形象出现在患者面前。所有针对患者的护理活动，只要护士认为有必要，无需征得患者的同意即可实施，患者对一切的处置和安排，没有任何主动权。

这种模式过分强调护士的权威性，忽略了患者的主动性，因而不能得到患者的主动配合，严重影响护理质量，甚至使许多可以避免的差错事故得不到及时地纠正与补救。这种模式主要适用于不能表达主观意愿，不能有效与护士交流者，如严重意识障碍的病人、婴儿、危重或休克病人及某些精神病患者。

2. 指导－合作型

这是近年来在护理实践中发展起来的一种护患关系。它把病人看成具有生物、心理、社会属性的有机整体，认为病人是有意识、有思想和有情感活动的人。此模式是目前临床护理工作中护患关系的主要模式。该模式的特点是"护士告诉患者应该做什么和怎么做"，模式关系的原型是"母亲－儿童"的关系。在护理活动中，护士常以"指导者"的形象出现在患者面前，护士决定护理方案和措施，指导患者掌握缓解症状、促进康复的方法。而病人则尊重护士的决定，并主动积极配合，还可以向护士提供有关自己疾病的信息，对护理方案提出建议与意见。在实际护理工作中，这种护患间的"合作"关系几乎存在于所有的护理措施中，如为患者注射、换药、测量血压等，都需要患者的"合作"，否则护理操作将无法实施。

这种模式比主动－被动型模式有进步，但护士的权威性仍然起决定作用，患者还是处于"满足护士需要"的被动、配合地位，护患关系仍然不平等。如果护士对这种合作过分强调，很容易忽视病人的意见。在临床护理过程中，这种模式主要适用于一般患者，尤其是急性患者和外科手术恢复期患者。

3. 共同参与型

这种模式比前两种模式又前进了一步。这是一种双向的、平等的、新型的护患关系模式。此模式以护患间平等合作为基础，护患双方同时具有平等权利，共同参与治疗护理过程和决策及实施过程。该模式的特点是"护士积极协助患者进行自我护理"，模式的原型是"成人－成人"的关系。护士常以"同盟者"的形象出现在患者面前，为患者提供合理的建议和方案，患者对自己的疾病过程有较强的参与意识。护患之间体现了平等合作、共担风险、共享护理成果的双向作用。在这种模式下，患者不仅与护士合作，还主动配合治疗、护理，积极参与护理活动，自愿向护士反映病情，与护士共同探讨疾病的护理措施和计划，在力所能及的范围内自己独立完成某些护理措施，如自己洗头、沐浴、更换衣服等。

这种模式与前两种模式有着本质的区别，是一种理想的护患关系模式，对于建立良好的护患关系，提高护理质量有着重要的作用。适用于有一定文化知识的慢性病患者。

在护理工作中要注意的是：共同参与型护患关系模式的目的是发挥患者的主观能动性，帮助患者树立战胜疾病的信心，掌握自我护理的能力，绝不是让患者或患者家属来替代护士的某些工作。不能把患者的参与理解为本来应该由护士完成的工作交给患者或患者家属完成，如让患者家属自己更换液体、自己打扫病房卫生、自己倒大小便、自己送标本等。

三种不同的护患关系模式在临床护理实践中不是固定不变的，可以根据患者的具体情况选择不同的护患关系模式。如抢救昏迷患者时，是不可能、也没有时间让患者参与意见或主动配合的，只能采取主动－被动型模式；而对有一定文化知识的慢性病患者可以选择共同参与型模式，充分发挥患者的主观能动性，提高患者自我护理的能力。总之，在临床护理工作中，护士应根据每个患者的不同情况，选择正确的护患关系模式。

三、护患关系的影响因素

在医疗护理活动中，护士与病人接触的机会最多，关系最密切。因此，护患之间也最容易发生冲突，从而影响护患关系的健康发展。影响护患关系的主要原因有以下5个方面。

1. 角色模糊

角色模糊是指个体（护士或病人）对于自己承担的角色行为标准认识不清或缺乏真正的理解时所出现的状态。每一个社会角色都具有特定的角色功能，都体现着一系列相关的行为期望与规范。只有角色群体中的每一个人都明确自己所承担的角色功能，并努力按照角色的功能特征去行动，才能使角色群体的行为与人们的期望相一致。如果双方对各自的角色理解不一致，就会因为对方的言行不能达到自己的期望值而出现关系紧张或沟通障碍。

随着护理学科的发展，医学模式的转变，护士角色的内涵和外延不断扩展，护士的专业知识水平不断提高，护理服务对象不断拓展，护士在护理实践中担负多种角色功能。如果护士仍然固守着传统的护理观，认为护士仍然是机械执行医嘱和简单地完成治疗护理工作，不主动了解病人的身心及社会需要，甚至对病人的合理要求视而不见，不积极、主动地为患者提供帮助，那么，护士的表现就不符合现代护士的角色特征，就是护士角色模糊的表现。

当人们患病后通常会发生行为模式的改变，如过分关注自己的健康状况，对医护人员或家人依赖性增强等。把自己当作一名被动的求助者，不能积极地参与医疗护理过程，该说的不敢说，该配合的又不积极配合，就会出现不服从护士的管理，向护士提出无理要求等情况，这就是病人行为表现与病人的角色特征不相符。最终导致护患之间发生矛盾冲突，从而影响护患关系沟通。

2. 责任不明

护患双方对于自己的角色功能认识不清，对自己应承担的责任和义务不了解而导致冲突。护患之间的责任冲突表现在两个方面：一是对病人的健康问题该由谁来承担责任；二是对于改变病人的健康状况该由谁负责，双方意见有分歧。这两个方面的问题都会对护患关系产生不良影响。

事实上，人们体质的下降和疾病的发生，都与不良的心理状态、生活习惯、社会因素等有直接的关系。但在许多情况下，病人并不知道自己该对自己的健康状况承担什么样的责任，而把疾病康复、健康问题和治疗护理的责任全部推给医生、护士，从而忽略了自己该承担的责任。而有的护士受传统的生物医学模式和功能制护理的影响，仍然单纯地认为医护人员不需要对患者心理和社会因素引起的健康问题负责任。新的医学模式认为，患者的不健康行为是可以通过医护人员的健康教育进行干预并得到纠正的，病人的许多心理问题，也是可以通过有效的护患沟通得以解决的。

3. 权益影响

每一个社会角色在社会活动中，都要承担相应的责任，尽一定的义务，同时也拥有其相应的权益。病人有权寻求医护人员的帮助，并且有权获得安全而优质的健康服务。但是，由于绝大多数病人不是医护人员，缺乏医学知识，加上疾病的因素导致全部或部分失去自我护理能力和控制能力，在多数情况下不具备维护自我权益的知识和能力，不得不依靠医护人员的帮助来维护自己的权益。这就使得病人在护患关系中处于被动的依赖地位，而护士则处于主动地位。这样的情况常常助长了护士的优越感和支配感，在处理护患双方的权益争议时，往往会自觉不自觉地倾向于医护人员和医院一方，而忽略病人的权益。由此可见，护士在工作中不仅应做好护理服务，还应以平等的态度去对待患者，在工作中时刻注意维护患者的合法权益，只有这样，才能真正成为患者权益的维护者和代言人，使护患关系保持良性发展。

4. 理解差异

由于护患双方的年龄、职业、生活环境、受教育程度及社会文化背景不同，对信息的理解往往存在差异，而且病人大多数不具备医学知识，对医学术语感觉陌生，在护患交谈过程中，常会出现护患双方对信息理解不一致的现象。尤其是有的护士习惯使用专业术语，或语言过于简单、表述不清，或使用方言土语等，更容易出现信息理解的偏差或误解。另外，部分患者对护士的职业缺乏理解，不能理解和体谅护士繁忙的工作性质。少数患者甚至对护士产生偏见，重医不重护，认为护士工作是低人一等的服务性工作。以上这些在护患之间出现的理解差异都会影响护患关系的正常发展。

5. 管理体制

受护理体制和护士素质的制约，目前我国的护理服务水平和服务质量还不能满足患者的需要。护士人数严重不足导致护理质量下降，护理工作只能以完成日常的治疗护理工作为主，无法满足对患者心理、社会等需求的护理。有调查显示：我国医院护士的工作量大，工作负荷重，易产生疲劳。护士用于非直接护理的时间较多，对患者提供直接服务的时间少，护士工作很难满足患者的合理需求，从而影响护患关系的健康发展。

6. 服务环境不佳

患者到医院看病不是仅吃药打针就能解决问题的，医院要从生物－心理－社会医学模式出发，创造一个有利于患者身心康复的舒适环境，才能提高服务水平和医疗质量。目前医院环境不佳主要表面在两方面：①软件方面，主要是医院秩序混乱、噪声太大，医护人员脸难看、话难听；没有就诊指南，患者找不到需要去的诊室，给患者带来许多困难。②硬件方面，主要是医疗设备和生活设施不能满足需要，或数量不够，或质量不好，病室不够卫生、饭菜不够可口等，由此引发护患矛盾。

四、建立良好的护患关系对于护士的要求

要使良好的护患关系得以建立和健康和谐发展，处于主导地位的护理人员起着很重要的作用。在建立良好护患关系时，护理人员应注意以下几点。

1. 保持健康的生活方式和良好的情绪

一名合格的护理人员应该拥有健康的生活方式，能够自觉调控自己的情绪，以一种良好的心理状态投身于工作，使患者体验到积极向上的心境，从而有利于患者疾病的康复。

2. 具有真诚的态度和适当的移情

移情是指人际交往中人们相互间情绪、情感的替代性体验。在与患者产生互动关系时，护理人员应以真诚的态度对待患者，了解患者的经历和感受，只有这样才能促进护患关系的良性发展。

3. 不断充实自己，提高护理水平

护理是一门综合了自然、社会及人文科学的应用学科，社会赋予护理人员多元化的角色。护理人员除了加强护理专业知识和技能的学习外，还要学习社会、人文科学知识，拓宽知识面，适应新形势下的护理模式。

4. 掌握与患者沟通的技巧

有效的沟通是护理工作顺利进行的基础，也是建立良好护患关系的前提。护理人员必须掌握一定的沟通技巧，主动的沟通态度，适宜的沟通时机，合适的空间距离，有效的沟通渠道，通俗的语言，及时的反馈，去除妨碍有效沟通的影响因素等，获取满意的护理效果。

5. 尊重患者权利，调动患者积极性

护理人员应尊重患者的权利，调动患者及其家属的积极性，使其参与到护理计划和护理措施中，只有这样才能提高患者对健康的认识，促使患者早日康复。

第二节　与特殊情绪状态下患者的沟通

一、与愤怒患者的沟通

护士有时会面对一些容易情绪激动的患者，有些患者稍有不满就会发脾气，会出现一些过激行为，如拒绝治疗、大声喊叫、拔掉输液管或破坏治疗护理仪器等，甚至愤怒地指责护理人员，或不断地让护士立刻为他提供各种检查及护理。面对这种患者，护士可能会失去耐心，尽量回避或者不理不睬。这种态度是不可取的。这种态度有时

会缓和患者的情绪，但有时也会激化患者的愤怒情绪。此时护士最主要的是自己要冷静，不能失去耐心，被患者的言辞或行为激怒，应积极地面对患者。

护士首先认真倾听患者的诉说，然后以语言或非语言行为如"我能理解您现在的心情"以表示对他的理解，了解分析患者愤怒的原因，之后安抚他们并尽量满足他们的要求。有的患者被诊断患了严重疾病之后一时难以接受，而以愤怒来发泄自己害怕、悲哀、焦虑的情绪。此时护士沟通的重点是对患者的愤怒、激动做出正面的反应，视患者的愤怒、生气为一种适应反应，尽量给患者提供适当的环境，理解、同情他们，让他们发泄心中的不快，并规劝他去做些其他的活动。对患者所遇到的困难及问题及时做出理解性的反应，有效地对待患者的意见、要求和重视他的需要，解决他需要解决的问题，使患者的身心尽快恢复平衡。

1. 化阻力为助力

当患者愤怒时，护理人员千万不能以愤怒回报，应先安抚患者，保持冷静："您先别生气，我相信会有很好的解决办法的"、"生气不利于您身体的康复……"，待患者心平气和后，再讨论问题所在，分析患者生气的原因，解释并消除误会，并采取有效措施，在不违反原则的前提下，尽量使患者满意；如果患者觉得自己也有不对的地方，则会表示不会介意此事。

2. 换位思考

护士站在病人的角度想问题，理解病人的需求与不满。例如："假如这个病人是我，或假如这个病人是我的家人。"若能换位思考，对病人反映的问题则会及时给予协调解决。如确实工作忙不能及时满足病人的要求，可以先做解释工作，请病人谅解，然后尽早给予协调解决，避免护患冲突发生。

3. 转移法

有些病人的不满情绪并非真的指向护士，而却把不满发泄于与之接触的护士，此时护士不要与病人直接对抗，可把病人的不满淡化、转移。

4. 协助法

当护患矛盾已经发生时，其他护理人员不应旁视，应立即上前妥善处理已经发生的矛盾。可先请当事护士暂时回避，减轻当事人与病人的正面冲突，然后代其道歉并耐心听病人把话说完，了解病人要求的合理性，协助解决病人的困难，帮助化解矛盾和误会。如纠纷呈上升趋势时，应及时请护士长或其他领导出面调节、解决。

二、与沮丧患者的沟通

沮丧患者主要是多种原因（如长期的疾病折磨，长期治疗而疗效不佳，病情加重，等）引起而情绪不稳定。沮丧的患者情绪低落，常表现为悲观、失望、冷漠、孤独，到处诉说痛苦，或为小事而伤心哭泣。

1. 耐心倾听，鼓励患者充分表达信息

倾听并不只是听对方的语言，更要通过其表情、动作等非语言行为，真正理解患者所表述的内容，体会患者的真实感受。

2. 疏导沟通

疏导式语言多用于患心理性疾病的患者。这类患者大多病史长、哀怨多，谈到伤心事往往会痛哭流涕。对这类沮丧患者，如当患者哭泣时，护士应允许他们用哭泣的方式将心中的哀怨发泄出来（哭泣有时也是一种有效的、利于健康的反应），而不要阻止他。此时，最好能与他在僻静的地方呆一会儿，护理人员应陪伴在患者身边，可以轻轻地安抚他，为其准备毛巾、开水等物，在哭泣停止后，应倾听并鼓励患者说出沮丧或流泪的原因。如果患者说他（她）想独自安静呆一会儿，应给他们提供适当的环境，还可应用鼓励、倾听、沉默等技巧表示对患者的理解、关心和支持，多陪伴患者，使其尽快度过沮丧期，恢复平静。

护理人员对他们应富于理解和同情，让其畅所欲言，一吐为快，然后再用疏导式语言使其慢慢平静下来。其实，这种谈话过程的本身就是一种心理治疗。患者可以通过交谈，解除心中的积怨，疏泄忧伤和苦闷，病情往往因此而有很大的改善。

3. 引导交谈

良好的开端是成功的一半，掌握交谈的技巧是打开话题的好办法。例如：王先生性格内向，寡言少语，不善与人交往，经常一个人闷着。针对这种情况，护士在给病人注射之后说："王先生，刚刚来看您的是您的儿子吧?""是的。"王先生简短的回答道，"您儿子特意来询问您的病情，真孝顺啊！而且非常有礼貌，您真有福气啊！""呵呵，我儿子……"，这样慢慢地把病人的话匣子打开了。

有悲伤情绪的患者，其言谈举止与正常人是不同的，因此对其不能像对待正常人那样去要求他们。应多做换位思考，想一想"如果我是他又会怎样?"对患者要多一些理解和同情。

三、与抑郁患者的沟通

抑郁是一种消极的情绪反应，常与病人的可能丧失和实际丧失有关联。抑郁的典型特征是情绪低落。和焦虑一样，它是一种极为复杂的情绪障碍，而且正常人也经常以温和方式体验到这种情绪状态。作为病理性情绪，抑郁指持续时间较长的、同时使心理功能下降或社会功能受损的消极情绪状态，抑郁患者由于反应迟钝，往往在说话、动作方面比较缓慢，同时注意力不集中。对抑郁患者，护士应以亲切而和蔼的态度提出一些简短的问题，并以实际行动让他感到被人关心照顾。

1. 重在关爱

与病人建立关系初期，护士可使用非语言沟通的方式，如身体要微微前倾、面带笑容、拍拍肩膀、偶尔触摸病人的手，当病人在说话时表示努力在倾听，注意不要催促病人回答，让病人有安全感。沟通时鼓励并协助病人谈论他的想法和感觉，使他感到被重视，提高自我价值感。护士以友善、真诚、了解的态度，但不要过分地同情，否则会更增加患者的抑郁情绪，只要表示接受的态度即可。

2. 语言明了

沟通时应语言简短、温柔，必要时多重复几次，同时对患者的反应及时给予回应。谈话中勿沉默太久，话勿太多、太快，勿太大声或太急，鼓励患者继续说下去。沟通时的问话避免只有回答"是"或"不是"等，可以改为积极、肯定的问法，如不要问"你要不要吃饭？"而改为"现在是吃饭的时间，你和病友们一起吃饭吧。"

3. 减轻压力

对抑郁状态的患者，当患者沉默不语、独居一处时，护士可默默地陪伴患者一段时间，然后轻声地告诉患者："我看到你一个人坐在这里很久了，好像心情很沉重的样子，你愿意告诉我你在想什么吗？"这样可引导鼓励患者说出自己的病情，或启发患者讲出内心的感受。但长时间的沉默会被患者理解成拒绝，令患者产生困惑而有距离感。抑郁症状严重时，应以支持、安慰为主，避免过多鼓励，尤其避免要求病人依靠自己的力量战胜疾病。

4. 启发鼓励

要很好地与抑郁患者沟通，必须尽量启发和鼓励患者讲话。启发和鼓励患者讲话包括直接的方法和间接的方法。所谓间接的方法就是借题发挥。不要直接问问题，可以先从日常生活或与大家无关的话题谈起。例如，在与患者一起看电视时，就可以和患者谈电视节目的内容，引导患者谈话，这是间接方法。所谓直接方法就是现在发生了什么事情，就借这个事情展开讨论，尽量让患者讲话，启发患者提高语言表达能力，帮助患者解决一些心理问题。

四、与亢奋患者的沟通

亢奋患者往往显得非常喜悦，情绪高涨，说话口若悬河，滔滔不绝，别人没有插话的余地。病人动作快速、敏捷，可以无休止地但是无次序地进行，特别是在人多的场合更是活跃，情绪兴奋、躁动不安，但病人的行为均无结果。

（1）在病人表现幽默、夸大的言谈时，护士最好以中立的态度应对，注意转移他的话题，若此时听他高谈阔论而跟着参与，则容易造成病人更加兴奋。病人有夸大妄想时，不应讥笑他或泼冷水，避免引起无意义的争论。

（2）很多亢奋病人本身可能也背负沉重心理包袱，因此护士要理解其心境，不要对其进行思想道德上的"诋毁"，要用温和、正面的语言进行沟通，而非谴责患者。

（3）寻找患者合适的音乐。护士除了了解和理解患者的心情外，也要了解如何利用音乐来进行护患沟通的方法。音乐是一种特殊的沟通语言，能使人的情绪产生变化，它可使消沉的情绪变为积极；相反，也可使高涨的情绪变为平稳、柔和。据试验，听一曲抒情、柔美的音乐后，血压可下降 $10 \sim 20 \text{mmHg}$。放一些患者喜爱的音乐，使患者找到知己的感觉，更有利于护患之间的交流和沟通。当患者亢奋时可选用乐曲《流水》、《汉宫秋月》等民族传统乐曲以及贝多芬的《月光奏鸣曲》、肖邦的《八小调协奏曲》、舒伯特的《第六交响曲》等。

五、与烦躁患者的沟通

烦躁患者具有内向性及不固定性，因注意力分散表现为小举动增多、东张西望、坐立不安，乃至搓手顿足，简单激惹，对外界缺乏乐趣。常伴有躯体不适感。病人根本的内心体验是害怕，如胆战心惊，七上八下，乃至极度慌张或感到可怕，可能会有一种死在眉睫或立刻就要虚脱、昏倒的感触。这种感情指向将来，意味着某种威胁或危机即将到来或立刻就要产生。

1. 首先要建立良好的护患关系

护士要考虑到病人仍是需要被尊重、被关心的群体。病人经常以要求的姿态提出需要或以讨价还价的方式出现，有时爱说些粗俗的、挑拨的言语，护士面对这样的病人，应以平静、温和、诚恳、稳重以及坚定的态度对待他，使病人慢慢降低焦虑，增加安全感。与病人的谈话，应注意到语气、语调，直接回答或讨论。冗长的说理，或大声命令的口吻，病人没有耐心听下去，反而觉得护理人员不友善，非但无法达到目的，反倒可能造成争辩或不安，以及攻击等行为。

2. 淡化病人过度不实的行为

病人由于情绪的干扰而引起一些越轨的行为，如大声命令或破坏性行为。护士需了解情况，尽量淡化，不要指责他。

3. 慎对病人的要求

（1）限制　病人过分且提出无理要求时，以诚恳的态度给予适当的限制或拒绝。

（2）拖延　对病人所提供的信息不确定或要求次数过多时，护理人员应保持中立，不立刻作答，由于病人持续度很低，常常过一段时间后便不坚持或忘记了。但拖延期间，仍应保持对病人的关怀与接受，不对其无理的部分提出批评，或可视其需要，在适当的范围内转向其他方面，使其获得满足。

（3）给予满足或部分满足　病人的要求如合理，则应给予满足。但假如要求过度，双方共同协商，只给部分的满足。

第三节　特殊患者的治疗性沟通

在护理工作中，会碰到各种各样的患者，每个患者所患疾病不同，个人的经历、文化背景、宗教信仰等也有一定的差异，其表现也有千差万别。即使是患相同的疾病，不同的患者会有不同的表现方式。有些患者会出现一些特殊的反应，需要护士应用沟通的技巧，灵活地与患者沟通。临床上常见的特殊患者指手术患者、传染病患者、危重病患者、精神病患者、急诊患者等。这些患者生理、心理问题多，病情较复杂，护理范围广、难度大。需要有较全面的沟通知识和技巧，才能达到预期的沟通效果。

一、手术患者的治疗性沟通

手术是一种创伤性治疗，会给患者带来福音，也会带来躯体上的损伤，特别是心理上的创伤。初次手术者更是会紧张、恐惧、焦虑、失眠等。因此，术前做好心理沟通性治疗，可减轻因手术刺激带来的生理反应和心理反应。

（一）手术前患者的治疗性沟通

1. 手术前患者的心理变化

（1）焦虑、紧张、恐惧　手术患者的共同心理特征是焦虑、恐惧、紧张、不安，他们担心手术不成功，危及生命和健康，于是吃不下、睡不着、心神不定、焦躁不安。术前的这种恐惧心理如果得不到缓解，将会影响术中的配合和术后的效果，甚至可引起并发症。为此护士要针对患者术前的心理特点做详细的疏导工作。这项工作要做得有礼有节，科学可靠，措辞准确，富有教育、开导作用。

（2）反应程度　不同患者心理反应程度不一样，儿童害怕手术引起疼痛；青壮年害怕手术缺乏安全性，怀疑手术技术水平及疗效，害怕出现并发症、术后康复不良、影响生理功能等；老年人害怕手术风险及意外。有的患者甚至出现紧张性休克，有些患者进手术室前紧张过度而发生室上性心动过速，而不得不改期手术。

（3）危害　手术前的这些心理变化均会导致不良后果。过于焦虑、恐惧直接影响手术效果，如手术中出血量增加、术后伤口愈合慢等。心理压力过重、严重恶劣的情绪变化容易引起并发症。因此，手术前进行合理的心理沟通治疗，减轻患者心理压力，有利于保证手术的安全性，增强手术效果。

2. 手术前患者的治疗性沟通技巧

（1）评估心理需要　对拟手术患者，护士应事先进行心理评估，耐心听取患者及家属的倾诉与要求，详细了解患者的情况，如一般身体情况，疾病的诊断、治疗，手术部位、麻醉方式、患者心理状态，对手术及疼痛的认识程度，对手术成功与预后担心程度等，尤其是患者及家属接受手术的态度、顾虑、要求等。了解患者的真正需要，给予适当的解释和指导，消除顾虑，减轻压力，勇敢面对手术。

（2）满足患者心理需要　①及时向患者介绍病情，阐明手术的必要性和重要性，解释手术的安全性和疗效。复杂、疑难、危险的大手术，要慎重讨论，反复研究，选最佳方案，让患者与家属放心。②提供医院手术前准备工作与手术后生活护理信息，解除患者的疑惑和焦虑。随时观察患者家属对信息的理解能力和对手术的决定能力，焦虑的程度，及时进行信息沟通，纠正误解和疑虑，及时、全面、正确地理解术前各种信息。③现身说法，让已经接受手术、获得成功治疗的患者或同室病友介绍情况，安慰家属、探视者、患者，消除或减轻术前焦虑、恐惧心理，树立战胜疾病的信心。④安慰鼓励，护送患者进入手术室的过程中，注意使用肢体语言，根据患者情况，向患者介绍手术间的布局、设备，以打消患者对手术室的恐惧感及神秘感。进入手术间后，将患者扶到手术床上，轻柔地带有保护式地帮助患者摆麻醉体位，同时向患者介绍正确体位对手术、麻醉及术后并发症产生的重要性，像亲人一样爱护、安抚患者，尽力满足患者的要求。常以亲切、鼓励的话语安慰患者，如"请放心，我在这儿"等。避免使用容易引起刺激的词语，如手术失败、大出血、休克、危险、死亡等。以免给患者带来不安和心理压力，影响手术。

（二）手术中沟通的注意事项

手术给患者带来的心理压力是巨大的，医护人员的态度对患者心理的影响又是微妙的，礼貌地对待患者是医护人员工作的重要内容。手术过程中，医护人员除认真仔细地开展手术外，应尽量避免一些无关的言谈，由于麻醉方式不同，患者的心理反应也不同，在非全身麻醉的手术中，因患者意识清楚，对医护人员的一举一动、一言一行都能体会到，对器械的撞击声非常敏感。所以参加手术的人员，要尽量做到举止沉稳，不要讲容易引起患者误会的话，如"糟了"、"完了"、"错了"等或露出惊讶、可惜、无可奈何的语句，以免患者受到不良的暗示，造成心理负担。如果术后有一些不良情况，患者常会把手术中听到的只言片语及当时的情景联系起来，误认为是手术产生问题的原因。如一位患乳腺癌的患者，术中听到医师讲"取不完了"，就怀疑是自己的肿瘤"取不完了"，术后就找医师问："肿瘤有取不完的吗?"医师顺口说："有"，患者听后即闷闷不乐。以后上级医师查房，患者又问同样的问题，经追问，患者说出术中听到的话，经过解释，患者才放心了。

（三）手术后患者的治疗性沟通

手术完毕，并不是治疗的终结，许多病情的变化都发生在术后，关心、重视术后患者的病情，及时发现问题，对保证患者的生命安全是十分重要的。

1. 手术后患者的心理变化

（1）焦虑烦躁　手术后伤口疼痛、身体虚弱，不敢咳嗽或深呼吸，有些患者身体带有引流管使活动受限等。这些可使患者烦躁不安，焦虑失眠。

（2）患者角色行为强化　因手术后疼痛原因，心理依赖性增强，不愿自理，事事希望别人的帮助，不愿意下床活动，疼痛时间延长，对刺激耐受性降低。总认为自己是患者，过分依赖别人的照顾，主观上不努力，造成患者角色行为强化。

（3）担忧抑郁　担忧手术不成功，总觉得手术后有不适感，误认为手术失败，产生沮丧心理，怨恨手术医师，甚至导致心理异常、抑郁。

（4）心理缺失　某些手术会造成患者躯体或形象的改变，导致手术后心理问题增多。如截肢会导致患者肢体功能的障碍。女性乳房切除、男性前列腺手术等，均会导致不同程度的功能障碍或不同程度的心理障碍。

2. 手术后患者的治疗性沟通技巧

（1）信息反馈及时　及早向患者反馈手术后信息，如手术大体经过、病灶切除情况、效果等。护士以和蔼可亲的态度表扬患者战胜恐惧、配合手术，使手术圆满成功。鼓励患者继续发扬这种精神，配合病房护士做好战胜术后痛苦的护理工作等。这样亲切、礼貌的态度对刚刚手术的患者是极大的安慰和鼓励。

（2）帮助解除伤痛　由于手术部位、大小、方法不同，个体差异，疼痛阈值大小、既往经验、主观感觉、对疼痛的耐受性表现程度不一。有些患者对疼痛比较敏感，表现为难以忍受，痛苦不堪，情绪失控，焦躁，甚至用头撞墙。护理这种剧烈疼痛的患者首先要想办法镇痛，可根据医嘱给予镇痛药，鼓励患者坚强。可指导患者用自我暗示疗法，让患者认识到手术后疼痛是正常现象，每个手术者都会有，疼痛只是暂时的。如果起来活动或咳嗽时应协助患者按压手术部位，以减轻疼痛，减少患者担心伤口撕裂的顾虑。根据患者的爱好可采用播放音乐、讲幽默笑话、看电视等方法转移注意力，以消除或减轻患者的疼痛。

（3）加强手术后指导　术后患者适当活动对病情恢复是很重要的，护士应正确地指导手术后患者的活动，如鼓励肺部手术后的患者多咳嗽、咳痰，保持呼吸道通畅；腹部手术后的患者要适当活动，预防肠粘连，促进康复；骨科手术后的患者要保持功能位，加强功能锻炼；颈部术后患者要防止大出血、影响呼吸等。这些工作不仅需要护理人员的口头嘱咐，还需要他们在具体操作上给予患者示范指导，协助患者活动，不仅把礼仪关爱之情溢于言表，还应付诸行动，使患得到切实的礼貌服务。

二、传染病患者的治疗性沟通

传染病患者可通过呼吸道或伤口的分泌物、消化道的排泄物、污染的食物及水源等直接或间接地传给他人，影响他人的健康。一旦患者被确定为传染病，不但要饱尝疾病的痛苦折磨，还要与外界进行隔离，谢绝探视，与家人和朋友难以见面。孤独感和自卑感特别强，出现复杂的心理反应。

（一）传染病患者的心理需要

1. 孤独自卑

一旦传染病患者被确诊，尤其是被隔离后，限制了与外界的接触，自卑、恐惧、孤独心理特别强，自我价值感突然降低，认为自己特别让人烦、令人讨厌，是让人们望而却步的人，连亲戚、好朋友都故意疏远。尤其是烈性传染病被单独隔离后更是恐惧，认为自己是个瘟神，人人见了都害怕，生命也不会长久等。恐惧、孤独、自卑心理融为一体，如"SARS"患者。

2. 隐瞒病情

害怕别人知道自己患了传染病而讨厌、歧视自己，想方设法故意隐瞒实际疾病与病情，将重病说成轻病，将传染性轻的疾病说成一般常见病。如将病毒性肝炎说成是胆囊炎，将肺结核说成是气管炎等。

3. 埋怨自责

患病后产生愤懑情绪，总是自责平时不注意、不好意思拒绝已患传染病的亲朋好友，怨恨自己虚荣心太强，好面子，埋怨别人将疾病传给自己。整天怨天尤人，自认倒霉，情绪失控，迁怒他人，无缘无故发脾气。

（二）与传染病患者的治疗性沟通技巧

1. 提高认识

帮助患者提高对传染病的科学认识，告诉患者传染病在传染期是有传染性的，必须隔离治疗。目的是防止传播和流行。隔离期间患者深感孤独、自卑，护士要及时进行宣传教育，告诉隔离的目的及意义，近期治疗效果。指导隔离期间的生活和治疗，多沟通、多关心患者，消除其孤独、自卑心理。鼓励患者积极配合治疗，及早解除隔离，恢复正常的生活。

2. 树立战胜疾病的信心

长期慢性传染病患者，病程长、治愈困难，容易遗留后遗症。患者非常关注自己的预后，容易悲观、失望、敏感、多疑、猜测等。他们四处搜集疾病信息，到处打听治疗方法。护士应针对患者这种心理状态，及时提供患者的病情信息、治疗方案及治疗效果，消除患者的不安心理。

3. 消除心理创伤

对隐瞒患病实情者要及时给予心理指导，告诉患者无需隐瞒疾病情况，患病是实情、不随人所愿，只是暂时而已，应面对现实，待疾病康复，解除隔离，没有传染性时，跟正常人一样上班、生活，众人也不会躲避。对埋怨、自责的患者，要及时进行教育，告诉患者患病是多种原因造成的，并非某人、某事引起。多数是自身抵抗力下降、免疫力低下，环境有传染源，或通过一些途径传播的。一旦患上也不能认为自己倒霉，只要明确诊断，就现在的医疗技术而言，多数传染病是能攻克的，只要配合治疗和护理，很快会康复的。

三、危重病患者的治疗性沟通

危重病患者由于其疾病的病理生理改变复杂，其心理变化是非常复杂的。有的悲观、有的期盼、有的幻想、有的观望等。他们共有的心理是期望病魔能消除，身体恢复健康或延长生命。他们复杂的心理需要护士首先掌握，然后根据不同的心理需求，进行有针对性的心理护理才能奏效。

（一）危重病患者的心理需求

病人因病情重需要特殊的监护和护理，身边是各种监护及治疗设备，医护人员为抢救病人不停地忙碌着，采用连续性的各种监护手段、各项检查及治疗措施。这种紧张氛围，无形之中给患者造成不同程度的精神压力，特别是急性心肌梗死、频发心绞痛、严重心律失常、重症肝炎、脑卒中，以及腹部、心脏、脑部手术的病人，在规定的治疗期间内需要绝对卧床，安静休息。病人因被迫卧床，吃喝拉撒均在病床上，有的需插导尿管留置导尿，加上持续或间断的疼痛刺激，对自身病情的恐惧，似阴霾笼罩在心头，会使病人产生程度不同的心理障碍，极易引起不同的精神症状。需要护士应用沟通技巧，灵活地与此类病人沟通。

（二）危重病患者的治疗性沟通技巧

1. 设身处地地为病人着想，理解病人的感受、体谅病人

病情重的病人在心理上也承受着巨大的压力。医护人员应以高度的责任感和同情心，并以敏锐的观察力，从病人的言谈举止及情绪的微小变化中去发现他们内心的活动；例如：患者麻醉清醒，自主呼吸逐渐恢复，由于气管插管、机械通气及环境陌生等导致患者不适或有不安全感，患者表现为紧张、焦虑、烦躁不安。此时护士要满足患者心理安全的需要。首先向患者告知手术已结束，现在在 ICU 监护，家人都在监护室外面等着他，为了让他在手术后得到专业医护人员的照护，全面地进行监护、好好休息，监护室不允许家属陪伴。每天有定时的探视时间。医护人员会定时向家属介绍病情，护理人员也会及时满足患者的需要。在进行各项治疗护理操作（如吸痰、气管内滴药、停用呼吸机等）前向患者解释并告知可能造成的不适，以取得患者的理解和配合，也密切了护患关系。

2. 尊重病人的人格，维护病人的权利

尊重患者是护患交流的前提，要达到患者满意，必须重视患者的感受。尽可能减少病人裸露的次数和时间，给病人换药、更衣、导尿、灌肠、协助排便时要注意遮挡，对病人提出的要求要合理解释。切忌只注意监护仪器而忽视病人的体验。

3. 对病人的需要及时作出反应

护士在做好各项监测工作的同时，也要密切观察患者的面部表情、身体姿势、眼神等，体察和揣摸患者的需要，先解决患者迫切所需，如及时吸痰、翻身、清醒后解除约束、定时湿润口唇等，使患者感觉舒适。这种预见性可减少护理并发症，使患者处于最佳舒适状态。

4. 封闭式提问

封闭式提问是将病人的应答限制在特定范围内的一种提问，病人回答问题时，选择范围很小，有时只要求回答"是"或"不是"。如"您今天还头痛吗？""您的腹部是哪里痛？"回答为"某某部位"，或用手指指向该部位。病人能坦率地做出回答，效率较高，护士能迅速获得所需要的信息，节省时间。

四、精神病患者的治疗性沟通

一般来说，精神障碍患者呈现较多的人际关系冲突及心理问题，如对家人和同事的不满、怨恨，以及较负向的自我概念等。此外，精神症状的干扰，如抑郁患者的沉默被动，躁狂患者的多语躁动，妄想患者的猜疑不安等，更需要护理人员具备娴熟的沟通技巧。只有通过护患双方有效的沟通，才能达到让患者表达想法和需要的目的。良好的护患沟通可以有效地加强护患的相互理解，减少误会和失望，提高患者治疗的依从性、减少医疗纠纷。同时，沟通过程对于精神疾病患者来说也是一种心理的治疗过程。

（一）精神病患者的特点

1. 不愿住院接受治疗 由于对自身疾病无认识，不愿住院接受治疗，或受幻觉、妄想支配，不能适应住院环境，担心服药后影响身体健康，不能忍受药物的副作用，表现为对治疗极度不合作，甚至因思念亲人及家庭等出现出走的念头。

2. 易发生意外 由于受幻觉、妄想的支配，以及精神运动性兴奋，或精神药物的副反应，病人表现出易冲动、伤人、毁物、自伤、自杀等意外事件。病人由于受精神症状的影响，往往有睡眠障碍、饮食障碍，生活自理能力下降。

3. 恢复期心理负担重 恢复期精神病患者的心理变化和心理负担是多样的，这与病人的知识水平、年龄、性别、职业、社会地位、经济状况、治疗程度等密切相关。当处于恢复期时，面临的人际问题从四面而来，使病人感到疾病对生活的威胁。病人往往怕社会对自己的歧视而难以见人，怕家人会嫌弃自己，担心能否恢复原来的学习和生活。

（二）沟通途径和技巧

与精神障碍患者沟通，要善于运用沟通的方法和技巧，接纳和确认患者的感受，耐心、充分地倾听，适时给予患者希望和鼓励，以增加他们的信心。

（1）与患者交谈时，要注意选择彼此都感兴趣的话题，特别是引导那些缄默不语的患者说话时，一方面要注意发现患者感兴趣的事情，另一方面在谈话开始时应表现出愿意与患者交谈，从而激发患者说话。遇到患者沉默不语，可通过启发、诱导等方式，解除患者的顾虑，如对患者说"不妨说说看"、"最近，你感到最难解决的问题是什么"等。在引导有自杀观念的患者说出他的想法时可问："你曾经想过要伤害自己吗？我知道你这样做也是非常痛苦的，我能理解你的心情，我怎样才能帮助你？"

（2）在与患者交谈时，特别是与护理不合作、难接触或被动接触较差的患者交谈时，应以观察和开放式沟通技巧为主，避免使用简单的是非问题或选择题等封闭式谈话，提出问题的面要宽，回答问题要留有余地，要给患者诉说病情和心情的机会，如"关于这件事你能告诉我更多一些吗？"、"你感觉怎么样？"、"你能不能比较详细地谈谈你的病情？"

（3）由于精神病患者思维活动异常，谈话时经常偏离主题，或因思维迟缓而交流速度慢，护士可能会因此感到不耐烦，缺乏与患者继续交流的信心。例如，躁狂兴奋状态或极度焦虑的患者，情绪反应较强烈，说话喋喋不休。此时，护士首先应做一个安静、耐心的倾听者，然后给予适当的劝慰，使患者感受到护士的关爱。思维缓慢的患者不能及时回答护士所提出的问题时，护士不可催促患者或索性代替患者回答，这样会将患者的思路打乱，使沟通半途而废。

（4）有幻觉、妄想症状的患者，交谈内容多较荒谬离奇，护士不能评价患者所谈内容是"错误的"、"不存在的"。因为，此时既不能说服患者，使之相信幻觉、妄想是不存在的，也不能改变患者的想法，相反还会使患者认为护士不理解他，不尊重他，甚至产生怀疑和敌意。患者因此会沉默下来，不再继续谈论幻觉、妄想内容和体验，使交流失败。对有幻听的患者，他总是能听到很多人在说他的坏话，作为护士我们不能去否定他。护士可在耐心听完患者叙述后对其说："我知道你能听见声音，但我却什么也没听到。当你听到这些声音时有什么感觉？"这样使患者能感受到护士对他的尊重，患者会考虑那种声音或许真的不存在。

（5）在沟通过程中，护士与患者意见不同时，不要与之争论，或者企图纠正他们，或者勉强他们接受其他的想法，这样会使患者情绪波动，失去对护士的信任。例如：当患者嚷着要去探望他早已过世的母亲时，护士不要否定他的愿望，或勉强他接受母亲已经去世的事实，而理解他想念母亲的心情，并表示接受他的情绪感受，给予关怀和支持，以安抚患者的情绪。当患者的情绪得到确认，他便安静下来，并且感受到护士的关怀。这时护士可借提问或建议进行其他的活动来分散患者的注意力，使他安心。如果患者的言语或行为被怀疑、拒绝和否定时，便会感到压力、焦虑和不安。

（6）尊重患者的人格 患者与护理人员之间应该是平等的关系，他们的人格、尊严、权利和隐私等均应得到尊重。护士的仪表、表情、姿势、举止动作、语气、提问方式和内容等，都应尽可能传达出对患者的尊重。还要充分尊重患者的知情权和隐私权。无论是对烦恼、发愁、喋喋不休的抑郁症患者，或是无病呻吟、杞人忧天的焦虑症患者，还是狂躁、夸大、兴奋甚至有攻击行为的精神病患者，都要平等对待。

（7）肯定与信任 不论患者有什么感受，只要这种感受对患者而言是真实的，我们就必须加以肯定。比方说，一个患者说他总是能听到邻居说他的坏话，或者说对面的邻居在偷看他。家属在与精神病患者接触中最容易犯的错误就是认为患者是"胡说八道"、"哪有的事"等等。这样就妨碍了患者与家属的进一步沟通。护士对这种情况不能同样对待。无论患者说的是否合理或正确，首先要做的是先表示认同患者的观点，这样患者才有可能和你继续交流下去，才能进行以后的沟通。再比如，精神病患者害怕有人要抓他，首先我们要肯定他这种感受，用理解和体贴的态度对他讲："你害怕有人要抓你，这种感受是完全可以理解的。"假如患者得到了我们的肯定，愿意进一步谈下去，我们就可以和患者共同商讨如何理解和处理这种现象，而不要开始就否认患者，说："你这就是妄想，就是精神病症状。"

五、急诊患者的治疗性沟通

急诊患者主要是起病急、病情重、急需抢救处理，多数人因痛苦万分缺乏沟通的能力，家属心急如焚，使急诊护患沟通突显出不同于其他学科的沟通特点。

（一）急诊患者沟通特点

急诊患者心理大多处在高度应激状态，这是在其求生本能的影响下，心理产生的紧迫感和危机感所致。他们渴望得到医护人员的关爱和对病情的决定性治疗、护理，表现出强烈的求生欲望，是就诊中最弱势的群体。

1. **焦虑和恐惧** 恐慌不安、焦虑等是急诊病人常见的心理状态，如冠心病患者、高热病人、休克病人常出现这种情况。由于起病突然（如各种外伤、大出血、剧烈疼痛等），病人往往缺乏心理准备，对突如其来的病情感到非常恐惧，惧怕死亡，惧怕由于疾病而失去原有的正常生活，害怕诊断不准确而被贻误等等。

2. 紧张和渴求　因为起病急或慢性病急性发作，他们对疾病症状反应非常敏感，内心很紧张，有的痛苦呻吟，有的辗转不安，有的患者病情不十分严重也哭叫连天，其目的是想引起医护人员的重视，以求得到最好的治疗护理。

3. 急躁和冲动　急诊患者情绪多不稳定，主要表现为急躁，他们希望自己的病情在经过短暂治疗后能即刻好转，对疾病的转机过程总觉得太慢，稍不顺心就大吵大闹。如急性腹痛患者在未明确诊断前不能随便使用止痛药，这类患者情绪就变得急躁，遇事易激动。

4. 悲观和拒医　某些慢性病患者及晚期癌症患者，当疾病恶化濒临死亡，身心忍受着痛苦的折磨，导致他们绝望、拒绝治疗，对抢救不配合，甚至还迁怒于医护人员。

面对病人的各种心理状态，护士应有针对性地采取措施，适时、恰当地给予安慰和治疗。

（二）急诊患者沟通途径和技巧

护士要有坚强的意志，沉稳的情绪，稳定患者及家属情绪，以增加患者及家属的信任感。需要有敏锐的观察能力，观察患者的状态，满足家属的需求；要有良好的性格，富有亲和力；护理操作沟通注意要简短、利落、严谨，既给予他们勇气，同时还要让患者家属对客观事实能认可。急诊护士在语言使用上尽可能使用保护性的、安慰性的、认真的语言，语言中应透出对患者的关爱和对家属及时送医院的认同和理解。把握重点环节、掌握沟通技巧是提高护理质量的重要内容。总的说来，与急诊患者的沟通技巧必须突出在：

1. "快"——由急诊患者的时间性决定的

急诊患者来院时间短，病情危重，护士必须始终保持在应急状态，随时要投入急诊救治工作，在医学处置上要重视观察病情，争分夺秒。

（1）态度积极主动　急诊护士必须克服"时间紧迫，沟不沟通无关紧要"的错误思想，建立主动沟通的意识。当听到救护车声响或急诊患者送入抢救室时，就要立即振作精神，主动迎上去，立即建立沟通，表现出对患者的重视，使患者感到自己处于被人尊重和重视的地位，从中获得安全感。在沟通的同时要解决好患者不适的原因：体位、保暖、疼痛、保护隐私等，使患者在比较轻松的情况下开始交流。

（2）方法简便、实用　急诊患者需要紧急救治，时间宝贵。因此，留给护理人员的时间特别是沟通时间十分有限，应以尽量少的时间来了解患者目前存在的问题，尽量运用简便、实用的方式来达到沟通目的。专心听取患者主诉，不要任意打断，以免漏掉有价值的客观资料。注意语言简洁、实用，用词妥帖准确，切忌拖沓、漫无边际。有效控制交流范围，不谈及与本次急救无关的细节问题。

（3）程序有条不紊　积极有效的救治是急诊科良好沟通的基础。必须坚持"边操作边沟通，快操作快沟通"的原则，护理人员应表现得胸有成竹、配合默契、团结一致。不可无计划地反复触及患者。在抢救过程中不能无故摇头、皱眉、叹气等向患者传递消极信息。与患者谈论有关隐私时，要注意周围环境，表情应严肃，切忌慌张、高声呼唤。严禁谈笑或议论与抢救无关的事情。最好不要在患者面前详谈病情，以免进一步加剧患者的不安全感。劝家属及旁人不要围观，以免现场人多，影响抢救，又增加污染机会。

2. "爱"——由急诊患者的危重性决定的

由于急诊患者大多病情危重，患者及其家属对疾病的症状反映强烈，情绪不稳定，所以我们要有高度的责任心。以高度的同情心去理解患者，能将心比心地换位思考；以高度的耐心去接受患者及家属焦虑、惊慌、激动、易怒的询问、质疑或发泄，在护理操作中，应保持沉着冷静的精神状态，对急躁、易激动的患者或家属采取"冷处理"的方法；以高度的宽容心去接待每一位患者，即使是一些所谓的"异类"和"边缘"人群，如罪犯、同性恋、吸毒人员等，也要对他们一视同仁。

3. "变"——由急诊患者的复杂性决定的

急诊沟通时应该充分考虑到疾病差异、心理差异、文化差异等，在原则范围内灵活变通，尽量提供人性化沟通，因人沟通、因需沟通，如遇到酗酒后的患者情绪激动，有过激行为或与医护人员发生纠纷时，当事人应尽量回避，以免事态激化；如有伤害行为，应立即报告医院保卫科或求助"110"；对自杀患者应了解自杀原因，耐心开导。有些患者与家人或同事发生矛盾，在询问病史时不愿有陪伴在场，可劝其陪伴离开，有的放矢地进行抢救和护理操作。

4. "防"——由急诊患者的社会性决定的

据有关部门统计，在急诊环节发生的医疗纠纷，占医院医疗纠纷的40%以上。因此，在沟通中加强自我保护、增强防范意识。做到：①慎言，要充分认识到急诊沟通的"高风险性"，不断加强和训练适合急救的常用语和忌语，力争形成规范化、程序化的语言沟通系统。如遇电话求救但医院因特殊情况不能出诊或需延迟出诊时，要言语明确，切忌含糊。②慎行，要合理周全安排急救过称，从技术上做好保证，分清轻重缓急，如让患者做某项检查，要想到检查途中的安全与否。

第四节　跨文化背景下的护理人际沟通

一、相关概念

（一）文化与文化背景

（1）文化是指人类在社会实践过程中所创造的物质财富和精神财富的总和，是某一特殊群体所共有的信念和行为，它包括知识、信仰、艺术、伦理道德、价值观念、风俗习惯等方面，是社会中每个人所具有的。

文化是某一群体发展起来的，弥散于社会生活的每一个角落，并代代相传。文化是无形的，需要用意识来感知，是通过后天的学习教育一点点得到的。文化是可以互享的，文化环境不同的人们，都可以按特定的方式进行思维和行动。文化是某一群体核心价值观的体现，人们从小被灌输了自己民族的文化，在分享民族文化的同时，逐渐形成了相同的价值观，如中国人特别注重"家"的概念，重视乡土民情，因此，行为和思维也依照这个核心价值观，重视亲情、孩子教育、家庭团圆等。核心价值观很难改变，但文化作为人类生活中影响最为广泛、深刻的社会现象，是处在不断变化、发展中的。

（2）文化背景是一个人生活在其中的，由特定社会习俗、价值观念和信仰所组成的文化环境。俗话说："一方水土养一方人"，这句话就道出了文化背景的内涵所在。现实生活中由于人们的生长地域、成长环境、教育程度、家庭背景以及社会影响不同，人们的生活方式、风俗习惯、信仰与价值观也会大相径庭。如在服饰方面，中国人的旗袍、日本人的和服等。饮食习惯方面，如美国人喜吃牛肉，而在印度牛肉却是被禁止食用的。

文化背景是后天他人教会或自己学会的，人们一旦接受了这样的文化，就接受了这种群体的思维方式和核心价值体系。它影响着人的信仰、价值取向和行为表现及处理各种事物的态度，也影响个体健康与疾病的概念和求医的态度。如中国人信仰中医，用中药、针灸治疗疾病；日本人信奉中医阴阳五行学说，认为疾病由于冷、热、阴、阳失调而致，采取"祛邪固本"、"阴阳平衡"的原则治疗疾病；印第安人、吉普赛人则喜欢用他们自己部落的草药治疗疾病；而生长在美国阿巴拉契亚（Appalachian）地区的人以"宿命论"来对待健康问题，一般情况下生病是不去求医的。

在护理实践中，护士要善于和不同文化模式下的服务对象进行沟通，了解他们对健康的观念、求医方法、生活习惯及传统的治疗疾病的看法，发现护理服务的异同性，提供满意的护理服务。

（二）多元文化与多元文化护理

（1）多元文化是指经过多年逐渐形成的一种民族共有的信仰、情感、价值观和行为准则。由于各民族受地域、环境和规模等因素的制约，各个民族的文化均不相同，而且随着社会的进步和沟通交流的增多，各民族的不同文化存在于同一社会环境中。

（2）多元文化护理　多元文化渗透到护理专业之中，而导致了多元文化护理的产生。多元文化护理是护理人员按照不同民族的世界观、价值观，不同民族的宗教、信仰、生活习惯等采取不同的护理方式，以满足不同文化背景的人对健康需要的护理服务。多元文化护理也是社会进步和护理学科发展的重要标志。在多元文化背景下从事护理服务的护士，应尊重患者在风俗习惯和价值观念上的差异，理解不同文化背景患者的求医行为，以减少文化冲突与隔阂，共同建立适合其文化现象的护患关系，才能更好地为不同的病人实施有针对性的护理服务。

（三）文化休克与跨文化沟通

（1）文化休克是指生活在某一文化环境中的人初次进入到另一种文化环境所产生的思想混乱与心理上的精神紧张综合征。它表现为生物、心理、情绪3个方面的反应，通常表现为不适应、焦虑、恐惧、无助、茫然甚至绝望等，是人们从熟悉环境进入陌生的文化环境中产生的一系列精神紧张综合症。大量临床实践证明，病人住院会产生一系列不适应、不习惯，甚至会产生恐惧心理，表现出明显的文化休克现象。文化休克也是影响疾病治疗和护理的重要因素。

（2）跨文化沟通指拥有不同文化背景的人相互之间进行的信息交流。随着国际化的不断扩大，各国、各地区的交流日益加强，经济、文化往来愈加频繁，跨文化沟通已成为不同国家、不同地区、不同民族促进合作与发展的必备条件。

人们在跨文化沟通过程中容易出现文化休克的现象。如不同国家、地域的人们，由于文化背景、气候条件、宗教信仰、饮食习惯、语言沟通等都可能存在较大的差异，人们易产生紧张、焦虑和不安，对此产生的不适应称为文化休克。在护理实践中，护士要努力帮助病人减轻或消除文化休克，面对不同文化背景的病人，要了解并帮助他们满足需求，以免影响治疗和护理。

二、跨文化背景下的沟通策略

在护理活动过程中，护理人员要经常面对不同民族与国家、不同语言与风俗、不同宗教信仰等多元文化因素的病人，护士既要提供适合共性需要的护理服务，还应该根据患者的文化背景提供特殊性护理服务。为了适应、满足不同文化背景的护理需要，在进行护患沟通过程中，护士应了解、学习不同文化的民族行为方式，研究不同民族的传统习惯与照顾方式，以便更好地为不同国家、不同民族、不同地域的患者提供共性或个性的、提供优质和满意的护理服务。

1. 尊重不同的价值观和民族习俗

由于一个人的文化行为受其家庭文化的影响，东西方在价值观念上存在许多差异。如中国人生病后依赖心理较重，希望由护士或家属来照顾自己的生活，忽视自理能力的培养；而西方人在成长过程中很注重自理、自立能力的培养，希望患病期间自己能够照顾自己，出院后能够料理家事。在称呼方面，我国老年人喜欢在称呼前加"老"字，表示对他的尊重；而西方老年人则非常忌讳在称呼中有"老"字。所以，护士在护理病人时应评估病人在价值观上的不同，不要损害病人的自尊心。在多元文化护理中，尊重病人的习俗是最重要的。如日本人忌讳数字"四"，认为"四"是死的谐音，不吉利。在信仰基督教的欧美国家，"13"这个数字常常与耶稣殉难日联系在一起，禁忌"13"，乘飞机、乘船时不愿意选择"13"日，认为是不祥之兆。护士可以在说话和安排床位时尽量避开这些数字。

2. 安排适合的个人空间

由于各国、各民族都有自己不同的距离要求，人们对空间概念的理解不完全一致。

一般来说，东方人喜欢与人交流，喜欢群居，人际距离相对较近；而西方人，个人隐私感强，好独居，人际交往距离也相对较远。护士在护理不同民族的病人时，应考虑到个人空间问题，在交谈距离和病室安排上应有差别，如中国人住院可安排在大房间，便于病友交流；西方人住院宜安排比较宽敞的单人房间，应考虑疾病治疗的整体需要，否则可能会导致沟通失败。

3. 实施有针对性的护理

护士应根据患者的文化背景及风俗习惯采取相应的护理措施，改变沟通风格。为了使不同文化背景的患者尽快熟悉和适应我国的医院环境，护士应认真做好入院指导，以减轻患者的陌生感和孤独感。尽可能用同一种语言，给病人以适合其文化背景的称呼，用温暖的语言细致、周到地介绍自己，按他们的生活习惯，用他们能够接受的方式进行健康教育，注意倾听患者的诉说，及时了解他们的需要，使他们尽快适应新的环境。

4. 针对不同时间观念进行护理沟通

不同文化背景的人对时间的观念不同。有的人着眼现在，有的人着眼于未来，护士应根据不同民族的时间观念，合理安排生活起居与护理、治疗程序。欧洲人注重将来胜于现在，护士在护理时应注重整体效应，病人入院时，将各种安排事先编入日程，告知本人以取得合作。而一些国家的人认为目前胜于将来，他们认为时间是灵活的，可以调整的，一切事可等他们来了再开始。护士应看到他们观念上的差异产生的结果，不可以认为这种人懒惰而鄙视他们，需要在护理时耐心引导。护士在护理过程中，还要有强烈的、坚定的时间观念，守时是非常重要的，尤其是对强调时间观念的病人更是要多用心，否则会导致误解丛生。

【思考与实践】

一、课后思考

1. 在传染科病房见习，先观察护理人员如何与病人沟通，然后自己再询问2～3名病人，写出病人的心理特点，制定沟通要点。

2. 急诊患者的沟通途径和技巧。

3. 因文化背景对护理工作有影响，作为护士，你想从哪些方面减轻病人的文化休克？

4. 谈谈你对"入乡随俗"的理解。

二、案例思考

案例1 中午或晚上护士人员少，有危重病人入院，往往容易发生护患冲突，患者往往因不能及时得到治疗，而把怨气发泄到护士身上，护士该如何与患者（或家属）沟通？

案例2 丁先生，30岁，本科生，公司职员。由于输血感染艾滋病住院治疗，住院期间，总是不愿意与别人说话，情绪十分低落，目光中充满了忧郁和悲伤，心理压力特别大，有时流露出绝望情绪，喜欢独处。怕被别人歧视，不愿意与人接触，也不想见同事和朋友，担心传染给他们。

思考提示

1. 请分析丁先生的心理需要有哪些？

2. 你如何与丁先生进行治疗性沟通？

案例3 一位日本病人，由于抢救后匆忙住院，因没有注意安排病人住在42号病床，待病人清醒后，看到触目的数字，立刻怒气冲冲地来到护士办公室，对护士说："你们为什么给我安排在42号病床，你们这样的做法是极不尊重我们的习俗，是不负责任的表现"。护士镇静而真诚地对病人说："对不起，请息怒，我们不知贵国的信仰有这样的禁忌，安排床位时，没有考虑，您来到中国，中国有句俗语叫"入乡随俗"，4号这个数字在我们这里不是忌讳数字，有时还是幸运数字呢，你这样想就不会觉得和您的信仰有冲突了，您看您住的这个房间通风好，窗外的风景也美，很安静，您在这里可以舒适、安静地休息，不是很好吗？如果您确实坚持要更换房间，我们可以马上为您调换"。病人面带笑容说："你说得也是，这个房间空气确实不错，我就听你的'入乡随俗'一把吧"。说完就转身回病房了。

思考提示

1. 阅读本案例后，请谈谈有何感受？

2. 针对不同文化背景及不同国家有宗教信仰的病人，应如何安排并给予恰当的护理？

3. 在涉外护理工作中有可能会发生什么事情？对出现的尴尬与不协调应如何处理？

案例4 一位来自美国的女性病人，因急性阑尾炎手术、住院治疗，术后给予静脉输液抗炎治疗。在输液期间病人需要排尿，由于病人不习惯于床上排尿，在自行带着输液瓶入厕不方便的情况下，护士主动提出给予帮助，却几次都被谢绝了。

思考提示

1. 由于东西方价值观不同，美国患者表现出极强的独立愿望，不愿依赖他人，认为自己能行，不需要他人帮助。护士针对这种情况如何处理？

2. 按不同文化背景及风俗习惯，护士除应尊重病人风俗习惯外，还要注意哪些方面才能取得良好的护理效果？

（史清秀　冯小梅　雷容丹）

第十二章

护患冲突

☞ [学习目标]

1. 掌握护患冲突的原因和类型。
2. 熟悉护患冲突的处理办法。
3. 了解护患沟通应遵循的伦理原则。

第一节　护患冲突的原因和类型

护患冲突，是指在护患交往过程中，由于各种原因导致护患沟通发生障碍，使患者产生不满、抱怨等情绪，甚至表现出冲动或过激言行的现象。

一、护患冲突的原因

1. 期望与现实的冲突

患者对护士的职业素质有较高的期望值，并以此来衡量护士在工作中的职业行为，当护士的行为与患者的期望存在差距时，患者就会产生不满、抱怨等情绪，有的表现为冷漠，有的表现为不合作，有的表现为愤怒、激动等。

作为护士如不能了解患者的期望并给予正确的引导、解释，或者不从自身查找原因，甚至表现出一种完全对立的态度，认为是患者过于苛求或挑剔自己，则有可能导致更严重的护患冲突。

例如，一位发热患者到输液室输液，等了 20 分钟，仍未能输上液体，于是患者极为不满，认为护理人员工作效率低，不关心病人的痛苦，自己正在发烧，长时间的等候，加重了头晕、全身不适的症状，于是电话投诉到护理部。经了解，当时正值输液高峰时段，虽然所有的护理人员都在忙于工作，但由于输液病人太多，还是造成部分患者需等候的现象，与患者内心所期望的等候时间出现了偏差，而护理人员没有及时查觉到患者的焦躁心理，未能给予解释和安抚，导致了患者的不满。

2. 需求与满足的冲突

由于疾病往往会给患者造成心理上的不良情绪，因此患者极为渴望护理人员能给予帮助及心理安慰，当护士不能满足患者的需求时，易导致患者的不满。

例如：某患者颈部长了一个肿物，在做了活检手术、等待病理结果期间，由于担心肿物是恶性肿瘤，内心很焦躁，晚上常常失眠，夜班护士巡房时，发现病房灯还亮着，就随手在门外关了灯，该患者认为护士关灯前没能询问自己，不够关心病人，当即就指责护士态度不好，没有同情心。

3. 外行与内行的冲突

患者对所患疾病及相关的信息都会十分关注，强烈的康复愿望驱使他们对与疾病相关的治疗、护理方案都会反复详细地询问。由于护士是专业人员，而患者大多缺乏医学知识，所以存在知识结构差异，如护理人员不能设身处地体谅患者的迫切心情，对患者的反复提问缺乏耐心，表现为敷衍时，易引起护患关系紧张。

例如：一名大叶性肺炎的患儿，经住院治疗后，体温升高的现象仍反复出现，患儿的母亲非常着急，医务人员虽多次解释炎症的消退是需要一段时间的，护士会严密观察，必要时会使用降温措施。但患儿母亲还是每隔半小时就急切地问护士相同的问题，当班护士有些不耐烦地说："不是跟你说过许多遍了吗？怎么还问？你还让不让我做事情？"患儿的母亲听后，觉得护士缺乏同情心和耐心，服务态度不好，即在病房大吵大闹，并投诉到护理部。

4. 伤残与健康的冲突

部分患者因失去健康而产生的自卑、沮丧和对他人健康的羡慕、妒忌，引起内心的激烈冲突。特别是躯体严重伤残或毁容的患者，在他人面前易感到自惭形秽，有时个别患者甚至难以自控地把伤残的恼怒迁移到护理人员身上，甚至对护理人员的善意劝说、耐心解释产生逆反心理。若护理人员不能体谅患者则可能出现各持己见、互不相让的护患冲突。

例如：一名24岁的患者，因车祸致右小腿粉碎性骨折而行小腿截肢术，术后其女朋友离开了他，由于肢体的残缺及爱人的离去，让他内心充分了悲伤和愤慨，该患者拒绝接受治疗、拒绝进食，甚至在护士操作、护理时，责怪护士手法太重，经常发怒，恶语谩骂。面对患者的表现，护理人员并没有责怪他，而是从病人的角度去体谅患者内心的痛苦，除了尽力保持患者的舒适外，还对患者进行耐心的心理疏导，最终帮助患者正确地面对现实，积极地配合治疗，患者出院时，写了一封感谢信，对医务人员表达了深切的感激之情。

5. 质量与疗效的冲突

一般情况下，医疗护理质量好，实际疗效就好。但有时因客观条件的限制，如患者病情严重，医务人员的精心治疗和护理不一定带来理想的效果，因而产生了护理质量与实际疗效的矛盾，有些患者会错怪医务人员，医务人员感到委屈而发生护患冲突。此时，医护人员应理解、宽容患者，帮助患者分析疗效不理想的原因，以取得患者的理解例如：一名心肌梗死的患者，由于病情危重，虽经医务人员的全力抢救，仍于送至医院 2 小时后死亡，家属无法接受患者突然去世的现实，质疑医务人员的抢救技术及措施，当班医务人员诚恳地与家属交流，在表示理解、同情家属的同时，详细分析了患者的病情，解释治疗、护理方案，使家属在了解情况的基础上，能理解医务人员。

6. 依赖与独立的冲突

疾病恢复期常引起依赖性与独立性的冲突。一方面患者经过较长的病程，角色强化，在心理上对医护人员依赖性强，有的患者甚至出现了不愿回归社会角色的心理障碍。另一方面，护理人员在患者疾病恢复期，帮助患者重建自信、增强独立意识、提高社会适应性。如果护理人员不能就此与患者沟通，易引起患者误解，导致护患冲突。

例如：一名软组织挫伤的患者，住院治疗一段时间后，经复查，已有所好转，医生建议回家休养，但患者认为自己仍感到局部疼痛，还没有自理能力，如果没有护士的护理，自己将无法适应，医生叫自己出院是不负责的行为。针对患者的不理解，医生和护士进一步解释软组织挫伤会有一段时间的疼痛，但目前已进入了恢复期，经过一段时间休养就可以康复了，回家休养不会导致病情恶化，经解释后，患者理解了医务人员的用意，表示接受。

7. 偏见与价值的冲突

社会各层次的患者，对护理人员的职业价值看法不同。尽管从总体而言，护理职业的职能和地位已发生了深刻的变化，但传统习俗仍存在着一些对护理职业的偏见。有些患者把这些偏见带到护患交往中，如果护理人员不能正确处理和对待患者的偏见，则极易发生冲突。

例如：一名患者住院期间，经常擅自离院，影响了治疗和观察，护理人员多次与患者沟通，劝告其能遵守住院规则，安心住院养病，但该患者却说："你不过就是一个护士，管好打针、发药就行了，还管我去哪里？"面对患者的态度，护理人员并没有与病人发生争执，而是耐心向患者解释擅自外出影响治疗和观察的严重性，以及存在的安全隐患，使患者理解了护理人员的责任心和爱心，主动配合治疗。

二、护患冲突的类型

1. 责任性冲突

责任性冲突是指护理人员工作态度消极，责任心不强，或违反操作规程，出现护理差错、事故，给患者身心康复造成不良影响或造成人身损害，并对此承担主要责任的冲突。

例如：×护士，在接静脉输液的液体时，未执行"三查七对"制度，错将 10 床病人的液体（10% GS 250ml + 维生素 C 1g）接给 5 床患者，虽经临床观察未发现患者出现不良反应。但患者认为，当班护士责任心不强，导致患者没有安全感，对身心恢复造成影响，要求医院给予赔偿。

2. 技术性冲突

技术性冲突主要是指由于护理人员专业知识不扎实，操作技能不熟练，影响患者的治疗或造成护理差错、事故，给患者增加痛苦或给身心康复带来不良后果而引起的冲突。

例如：刘女士抱着儿子到护理部哭诉，其儿子在儿科住院，今天一早护士在进行静脉输液时，连续穿刺了3次都没有成功，病中的儿子大哭大闹，她又心痛，又着急，认为护士的技术不过关，不能胜任工作，要求处分该护士。

3. 道德性冲突

道德性冲突指由于护理人员未能严格遵守护理人员的职业道德，服务态度恶劣、语言生硬、缺乏同情心及耐心而引起冲突。

例如：患者韦女士，在治疗室接受治疗时，听到护士抱怨道："我这么忙，为什么还要叫我来做。"治疗结束后，护士重重地扔下治疗用物，并说："我那边还有事，你自己下来好了。"由于患者行动不便，半天才自己下了治疗床，患者对护士的态度极为不满意，当即就找到护士长，要求该护士对其赔礼道歉。

4. 经济性冲突

患者对医疗费用标准的不理解或一些医院收费行为的不规范，造成患者对医疗费用产生质疑，如不能进行有效的沟通、解释或妥善处理，常会发生冲突。

例如：由于收费员的失误，错将一名患者的"小换药"录入为"大换药"，虽说费用相差只有10元钱，但患者认为，此行为反映了收费员的不负责任，表示对所有的收费都持怀疑态度，并声称要到新闻媒体曝光医院的乱收费。

5. 认知性冲突

认知性冲突是指护患双方由于对护理专业知识了解程度不同，对疾病的治疗、护理过程出现的问题存在不同的认识，从而引发的冲突。

例如：一名股骨颈骨折的患者，由于变换体位会造成患肢的疼痛，因此，每次护理人员在帮助其翻身时，该患者都极不配合，并大骂护士没有同情心，不体谅病人的痛苦。面对患者的不理解，护士并没有责怪，而是一次次耐心解释："定期翻身是预防压疮等并发症的重要手段"。在表示理解患者的同时，给予鼓励，并尽量保持手法的轻柔，减轻患者的痛苦，经过一段时间的沟通，患者逐渐理解护士的好意，并表示配合和感谢。

第二节　护患冲突的协调与处理

一、一般护患冲突的处理

1. 首因效应

端庄的仪表、饱满的精神面貌、良好的行为举止、文明优雅的谈吐、熟练的操作技能给患者留下良好的第一印象，为取得患者的信任和建立良好的护患关系奠定基础。

2. 提高护理质量

改善护患关系的核心问题就是提高护理质量。患者就医最关心的就是自己的疾病能否治愈，所遇到的医生、护士是否有精湛的技术和丰富的知识，是否能得到精心的治疗和护理。因此，要取得患者的依赖和配合，护理人员必需加强学习，钻研业务，不断提高知识水平和操作技术，为患者提供及时、优质的护理服务。

3. 人文关怀

护理工作中，应以同理心对待患者，做到换位思考，友善的态度、温馨的笑脸、温和的举止、亲切的语言会调动患者积极乐观的情绪，减轻患者的心理负担，赢得患者的信任和尊敬。

4. 耐心倾听

倾听是与患者保持良好沟通的重要环节。对年老、年幼、危重、手术的患者来说倾听尤为重要。在交谈过程中，应全神贯注地倾听患者的心声，了解患者的真实想法，对患者不理解的地方予以耐心解释。

5. 沉着冷静

在护患之间意见出现分歧，或出现护患纠纷时，应保持冷静，切勿激动，避免出现伤害患者的语言而导致矛盾激化。

6. 机智友善

遇到患者诘问、责难时，护理人员要思维敏捷，机智应付，切不可以牙还牙的办法对待患者。可巧妙运用幽默的语言和通俗的生活用语，拉近双方的距离，化难为易。同时应该诚恳地接受患者的正确意见，改进工作，让患者满意。

7. 求同存异

护患双方因各自的观念不同，会产生不同的看法。对谈话内容有异议，观点不一致时，可采用求同存异的方法进行处理。只要不妨碍治疗、不违反规章制度，对不同的观点，可等患者冷静后再委婉地表达自己的意见。

8. 维护患者权力

护理人员应以认真和慎重的态度维护患者的"参与权"和"知情权"，使患者对于自己的治疗、护理方案和医疗费用心中有数。只有这样，医务人员才能在医患、护患权益差异的矛盾中发挥积极的主导作用。

二、特殊护患冲突的处理

1. 与愤怒患者的沟通

当患者发怒并指责护士时，护理人员首先要冷静，倾听患者的感受，从患者的角度理解其心情，然后安抚患者，帮助患者分析原因，认真对待患者的意见和要求，正确引导患者，解释并消除其中的误会，采取有效的措施，在不违反原则的前提下，尽力满足他们的需求。

2. 与抱怨患者的沟通

这类患者对别人要求高，对周围的一切都抱怨。一般来说，患者认为自己患病后，没有得到重视和同情，从而以苛求的方法来唤起别人的重视，特别是长期住院的患者。

护理人员应理解患者的行为，多与患者沟通，满足患者的合理要求。

3. 与悲哀患者的沟通

患者在悲哀时，应允许其充分表达自己的情感，尽力为患者创造安静的休养环境，让其尽情发泄内心的不畅。护理人员应用鼓励发泄、倾听、移情、沉默、触摸等技巧对患者表示理解、关心和支持，尽可能理解、帮助患者，使其恢复平静。

4. 与沮丧患者的沟通

当患者经历了长期的疾病折磨，多方求医而疗效不佳时，或者当患者丧失了工作能力，在经济、事业、生活等方面发生困难时，特别是得不到家庭、单位的支持时，都会出现沮丧的情绪反映，如悲观、失望、冷漠、孤独等，对于此类患者，护理人员应从患者的角度，换位思考，想一想"如果我是他又会怎么样？"应给患者更多的理解和同情，尽量避免冲突的发生。

5. 与病情危重患者的沟通

病情危重的患者，身体处于极度虚弱状态，应尽量减少交谈，交谈时，语言应精简，时间宜短，多用非语言行为传递信息。对意识障碍的患者，也应注意使用轻声细语或触摸的交流方式，以刺激唤醒或满足患者的交流需求。

6. 与感觉缺陷患者的沟通

患者感觉下降或丧失会给沟通带来影响，护理人员应学会与此类患者的沟通。如对听力障碍者，说话时应尽量让患者看到自己的脸和口，用手势、表情来提高沟通效果，或用书面语言、直观的视物（图、实物）等与患者沟通，交谈中可略提高声音。对视力不佳者，在走近或离开患者时，都要告诉患者，及时对患者所听到的声音做出解释。可用触摸的方式，让患者感到护士的关心。尽量避免或减少使用患者不能感知的非语言信息，对因看不见而遗漏的信息内容应尽量给予补充。对语言障碍者，因对方无法表达而尽量使用一些简短的句子，也可以用非语言来回答，给对方充分的时间，态度要缓和，不可过急，也可用文字交流。

7. 与不合作患者的沟通

此类患者表现为不遵守医院的住院规则，不愿意与医务人员配合，不服从治疗、护理等。由于患者不合作，护患间可能会产生矛盾，引发冲突。与不合格的患者沟通时，护士应主动与患者沟通，了解患者不合作的原因，并帮助患者寻求解决方法，使患者能正确地面对现实，积极地配合治疗和护理。

第三节　护患沟通中的伦理原则

1. 树立"以病人为中心"的思想

护患之间良好的沟通不仅需要有效的交流技巧、语言艺术、认知基础、心理共鸣，还需要高尚的道德修养，遵循一定的伦理原则。以人为本，发扬人道主义精神是伦理学的重要原则，也是护患沟通的思想基础。

医学之父希波克拉底有句名言"关心病人比关心疾病本身更重要"。护理学之母南丁格尔也说过："护士的工作对象不是冷冰的石块、木头和纸片，而是有热血的、生命的人类。"因此，在护理的每个环节都要树立"以病人为中心"的思想，在严密观察病情变化的同时，应关注患者的思想、情感动态，同情、关心、尊重患者，尽力满意患者的需求，唯有如此，护患之间才有沟通的基点和契合点。

2. 平等、真诚和尊重

护患相处，首先应讲究人格的平等，应尊重对方，对待患者一视同仁，以诚相待，不能因为患者民族、性别、职业、地位、财产状况、病情不同而态度不一；要尊重患者的合理要求，给患者应有的关心和照护，使患者感到舒适和安全，才能营造护患沟通的良好氛围。

我国有医务人员提出"医务人员既是患者的老师，又是患者的学生；既是患者的亲人，又是患者的知音。"其意是，老师者，在于指导患者与疾病作斗争；学生者，在于学习患者同疾病作斗争的意志，通过患者了解疾病的症状和治疗的反应；亲人者，在于体谅、同情患者的疾苦，给予患者温暖和慰藉；知音者，在于平等交流，达成共识，这种认识不失为护患沟通的经验之谈。

平等的伦理原则，还要求护患之间权利、义务的对等性、统一性和平衡性。护理人员应履行自己的职责，尽救死扶伤、防病治病、解除疼痛、助人健康之义务，同时保障病人的生命权、健康权、知情权等。患者也应尊重医学科学与医务人员，遵守就诊道德，配合医者治疗。护患之间保持平等，才能使双方心态平衡，关系协调，友好合作。

3. 关心与关注

关心与关注，是建立护患信任与沟通的前提，由于患者在患病时，极为关注自己的病情，加上住院期间生活环境、生活习惯与人际关系的改变，患者容易产生强烈的无助感，希望能得到家人、朋友、医护人员的关心、关爱、理解与支持，一声亲切的问候、一句关怀的话语、一个关注的目光，都可以使患者感到温馨、舒适和温暖。

4. 举止端庄、语言文明

举止端庄、语言文明既是一般人际交往应遵循的行为准则，也是医学职业道德的传统规范。医学之父希波克拉底说过："医生有两件东西可以治病，一是语言，二是药物。"新中国一代医圣张孝骞教授也曾强调："仪表端庄，和蔼可亲，主动周到，不仅是一般服务态度问题，而且是临床工作需要。"这些都是取信于患者，协调护患关系，沟通护患情感的基本条件和重要保障。

护患沟通是一门艺术，这种特殊的艺术魅力，往往是通过护理人员的角色形象表现出来的。因此护理人员应做到仪表整洁大方、行为得体、沉着镇定，使患者产生依赖感。语言是护患沟通的桥梁，是彼此交流思想情感的纽带。护理人员的语言，一是要讲求科学性，做到规范表达、通俗易懂、实事求是。二是要注意艺术性，多使用礼貌性、安慰性、鼓励性语言。三是要遵守保护性，保护患者的自尊、隐私和心理。不当的语言，轻者可使患者动气、紧张、郁闷、沮丧；重者则引发护患纠纷，甚至导致患者病情恶化。常言道："良言一句三冬暖，恶语伤人六月寒。"善于应用语言的艺术与技巧，才能使患者感受到护理人员的关心、关爱、尊重和爱护，为融洽护患关系奠定良好的基础。

5. 关爱他人、乐于助人

人们在设法建立或维护某种人际关系时，常会考虑到对自己是否有所帮助。因此，要建立良好的人际关系，帮助别人是十分重要的。对患者而言，由于身体、精神受疾病的折磨，自理能力下降，此时尤为渴望能得到医护人员的帮助，因此，护理人员，应树立"以病人为中心"的理念，一切以患者的需求为导向，充分尊重患者的人格和权利，及时执行各项护理措施，主动提供良好的基础护理和专科护理服务，帮助患者解除身心痛苦，满足患者的需求，从而建立起良好的护患关系。

6. 技术精湛、优质服务

技术精湛，是衡量医德水平的重要尺度，德术并举是合格医务人员的永恒标准。护患沟通只是一种手段，最终的目的是为了解除病痛，恢复健康，提高患者的生命质量和价值。熟练的技术、优质的服务、可靠的护理质量，既是护患沟通的条件，也是护理沟通的保障。临床上有许多重危患者由于对治疗缺乏信心，情绪低落，不思言语，难以沟通，正是由于医务人员的精心治疗、护理，为其解除了病痛，使他们重新树立信心，确立生活信念，恢复往日的笑颜，达成护患融洽沟通。

【思考与实践】

一、课后思考

1. 根据护患冲突的分类，谈谈如何避免护患冲突？

2. 作为一名护理人员，当遇到被患者愤怒指责的情况时，你会如何处理？

3. 当一名肿瘤患者向你抱怨治疗效果不佳，并拒绝治疗时，作为当班护士应该采取怎样的处理方法？

二、案例思考

案例1 赵先生，71岁，患高血压病15年，因头晕、头痛，血压升高而入院治疗，经降压治疗后，血压平稳，但头痛症状未见明显缓解。

一天早上，护士通知赵先生去做CT检查，他指着护士怒吼："你为什么不早点通知我？"护士不动声色，仍微笑着说："赵老，您今天怎么这么急呢？"他大声说："怎么不急，我当然急，别人的输液都已打上了，我的还没开始，现在又要去做CT。"原来，医生今天为赵先生调整了治疗方案，药物领取晚了一些，导致输液时间推迟，再加上近期他感到治疗效果不明显，脾气非常暴躁。于是，护士马上与CT室联系，给患者优先做CT检查，然后再回来输液，没有影响治疗，缓解了患者的不良情绪。

思考提示

1. 该患者此时的情绪处于怎样的状态？

2. 当班护士采取了哪种沟通技巧?

3. 如果当班护士表现出对赵先生的不满,会引起怎样的后果?

案例2 王女士,54 岁,因上呼吸道感染,到门诊输液室输液。

刘护士及时接待了王女士,并顺利完成了静脉穿刺,帮助其调好滴速后,刘护士告知王女士相关的注意事项,并说明了不要自行调整滴速。但当刘护士再次巡视时,发现患者擅自调快了滴速;于是立即进行了调整,并说道:"我刚才不是跟你说了吗,不要自己调滴速,太快的滴速会加重心脏的负担,对你不利的。"王女士说:"不会有什么事的,我以前输液都是滴这么快,我也没出过什么事,我还有事要办,我等不了那么久,不要调慢我的滴速。"刘护士一下急了:"你如果出什么事,我可不负责任。"王女士也一下提高了声音说:"你这护士怎么这样说话,我能有什么事,你这是在诅咒我,你这是什么态度,我要去投诉你!"就这样,王女士与刘护士争执了起来,直到护士长赶到,进行了沟通和协调,使刘护士意识到自己缺乏耐心,没有从患者的角度去分析和解释,令患者不理解,同时,王女士也认识到误解了护士的好意,自己语言太过激,双方都表示了歉意和理解。

思考提示

1. 以上发生的冲突,属于哪类冲突?

2. 如果你是当班护士,你会采取什么方式与患者沟通?

(杨 华)

第十三章

其他类型沟通

☞ [学习目标]

1. 掌握在护理工作中书面语言沟通的作用及原则。
2. 熟悉演讲稿的构思与设计方法及演讲的表达技巧。
3. 了解演讲的概念。

第一节 护理书面语言沟通

虽然现在是信息技术迅猛发展的时代，书面语言沟通以其特有的作用和优势在护理工作中被广泛使用。这里所说的护理书面语言，主要指在护理工作中常用的医疗护理文件，如体温单、医嘱单、护理观察记录单、病室报告、护理病历、护理论文等。

一、护理书面语言沟通的作用

1. 交流作用

这是书面语言最本质的主体作用。护理人员通过书写护理病历、护理记录等护理文书，为不同班次的护士及其他医务人员提供有关病人的基本资料，从而保持医疗护理工作的连续性和完整性。

2. 评价作用

各种护理文书及护理学术论文等书面资料，可以集中反映护士的专业能力和专业水平，是考核评价护理人员的基本依据，也是评价医院服务质量和管理水平的依据。

3. 教育作用

护理病历、护理记录等专业文书及学术论文等资料，对于护理专业的学生和年轻的护士来说，是最好、最生动的学习资料。护理教育，特别是护理临床专业课程，可以从护理病历、护理记录等护理文书和护理学术论文中获得生动、典型的教学实例，丰富教学内容。

4. 积累资料

护理病历、护理记录等护理文书为护理学术研究提供了原始资料、统计数据，是创新性护理研究的基础。

5. 司法作用

护理病历、护理记录等护理文书，可以作为司法的证明文件，特别是出现医疗事故和纠纷时，这些原始资料就是法庭认可的客观证据。

二、护理书面语言沟通的原则

1. 准确性

护理文书可以反映患者的病情发展和动态变化，同时也是医生观察诊疗效果、调整治疗方案的重要依据，因此，各类护理文书的书写、记录一定要做到真实可靠、准确无误，不要使用意思模棱两可的词语，不能包含任何个人的猜测和偏见，一定要实事求是。

2. 规范性

护理工作中的各种文书、表格的设置，大多都有通用、固定的格式，其项目和书写方式、医学术语和数据的运用、计算单位的书写等都有一定的规范，这是护理科学性的体现。

3. 清晰性

护理文书在护理工作中起着非常重要的作用，同时也具有重要的法律意义，因此，护理文书的书写一定要做到字迹清楚，字体端正，表格整洁，没有任何涂改。

4. 简洁性

护理文书的文字要精炼，尽量做到言简意赅，重点突出。例如，书写护理记录应尽量使用医学术语和公认的缩写，将琐碎的、没有实际意义的文字删减掉。

5. 伦理性

在写临床护理论文时，如果某些文字内容涉及到患者或其他相关人员的个人隐私，应在发表前征求患者或相关人员的同意，注意保护他们的合法权益，避免出现不必要的法律纠纷。

6. 实用性

护理书面语言沟通是以实用为目的的。如病室交班报告、护理病历、护理论文、护理管理用文等，都是为了解决预防、治疗疾病，护理病人和增进人类健康中的实际问题，这决定了各类护理文书的实用性。

第二节 演 讲

由于人类社会发展的需要而产生了语言；由于语言的发展和发音器官的进化，而使有声语言成为主要的表达方式；由于要更充分地表达思想感情，而把有声语言和体态语言有机地结合起来，因此就出现了作为一种语言表达方式的演讲。

一、什么是演讲

演讲又叫讲演或演说，是指在公众场所，以有声语言为主要手段，以体态语言为辅助手段，针对某个具体问题，鲜明、完整地发表自己的见解和主张，阐明事理或抒发情感，进行宣传鼓动的一种语言交际活动。它起着一种让人信服或明白的作用。

演讲属于一种精神实用艺术，侧重于宣传和鼓动。其选题有很强的现实性和时代性，内容则注重典型性、鲜明性。

二、演讲的目的与种类

（一）演讲的目的

演讲是一种复杂的社会实践，更是一种工具。没有目的的演讲是不存在的，所以，每位演讲者都要树立明确的演讲目的。而每个演讲者由于身份、地位、年龄、专长各不相同，因此演讲的目的也就不同。

1. 宏观目的

从总体上看，演讲的目的就是演讲者与听众取得共识，使听众改变态度，激起行动，推动人类社会向理想境界迈进。无论是宣传政治主张、观点，传播道德、伦理、情操，还是传授科学文化知识和技艺，都是为了让听众同意和接受演讲者的观点、主张，使演讲者和听众能达成共识，从而激发听众拿出实际行动。例如：杨振宁先生发表的学术演讲，目的就是为了宣传他的科学发现，让社会接受他的正确观点，从而推动科学文化和社会的进步。

2. 微观目的

每位演讲者都有自己的职业或专业，而并非专职演说家，因此每个人的演讲目的和内容都有所不同。因此，从微观上看，每位演讲者的每一次演讲都会有不同的具体目的。例如：闻一多先生的"最后一次演讲"，目的就是为了揭露、痛斥国民党反动派的罪恶和卑劣行径，赞颂烈士的牺牲精神，号召人民与敌人勇敢斗争到底。

（二）演讲的种类

根据演讲活动的性质和特点，可以把演讲从如下几个角度进行分类。

（1）从演讲内容上分　主要有政治演讲、生活演讲、法律演讲、学术演讲、教育演讲、军事演讲、生意演讲、公共关系演讲、宗教演讲和外交演讲等，这是对演讲最基本的分类。

（2）从演讲形式上分　有命题演讲、即兴演讲和论辩演讲等。

（3）从演讲目的上分　有说服性演讲、鼓动性演讲、传授性演讲、娱乐性演讲等。

（4）从演讲场合上分　有集合演讲、课堂演讲、法庭演讲、教堂演讲、战地演讲、广播演讲和电视演讲等。

（5）从演讲表达方式上分　有叙述式演讲、议论式演讲、说明式演讲、抒情式演讲等。

三、演讲稿的构思与设计

（一）审题立意

根据事先命定的主题、特定的演讲对象和确定的演讲目的，列出先要阐明的论点，做到立意深刻、观点独到、角度新颖，这是演讲的"核心"。

（二）提炼标题

演讲稿的标题要出口不凡、先声夺人，对听众有诱惑力，使人一听标题就想听演讲。标题的语言要简洁、凝练，朗朗上口。特别要注意的是，演讲的主题不等于标题，主题就像演讲的心脏，标题就像演讲的眼睛。

（三）选取、提炼素材

首先收集与论点有关的各种素材，包括演讲所需要的事实材料、论证材料、参考材料等。其次对素材进行取舍，筛选出切题的、典型的、引人关注的、鲜活的素材，舍弃陈旧的、无代表性的、多人多次使用过的素材。然后提炼素材，对素材进行精加工，一方面要核实素材的真实性、准确性；另一方面要挖掘素材的感人情节，如人物的语言、行动、内心活动等。

（四）编列提纲

对演讲的中心论点、各分论点以及筛选后的素材进行梳理，理清各个论点之间的逻辑联系，设计演讲的大小层次、先后顺序，然后编出概要提纲或详细提纲。

（五）提笔写稿

1. 开头

演讲稿的开头要做到引人入胜、不落俗套。常用的方式有：

（1）提问式　在演讲的开头提出一个或几个出乎意料的问题，能迅速引起听众的注意，唤起听众的兴趣，引发人们的深思，激发听众的参与意识，缩短演讲者与听众的距离。例如，一位选手在参加主题为"我要安全"的演讲比赛时，就用"你觉得自己很安全吗？"来作为开头语，一下就提起了听众的参与意识。

（2）寓言故事式　以一个与演讲主题有关的寓言、故事或事例作为演讲稿的开头，容易吸引听众的注意力，同时对语言技巧的要求较低，比较适合初学演讲者。例如，一位演讲者在题为《爱情与美》的演讲中这样开场："北京一家公司的团委书记再三邀请我去演讲，并掏出几张纸，上面列着公司所属工厂一批自杀者的名单，其中大多数是因恋爱问题处理不好而走上绝路的。所以，我觉得很有必要与大家谈谈爱情这方面的问题。"这个事例一下子把听众的注意力集中起来，使他们感到问题的严重性和紧迫性。

（3）悬念式　人都有好奇的天性，一旦有了疑虑，非得探明究竟不可。为了激发起听众的强烈兴趣，可以使用悬念手法。在开场白中制造悬念，往往会收到奇效。比如，有位教师举办讲座，这时会场秩序比较混乱，学生对讲座不感兴趣，老师转身在黑板上写了一首诗："月黑雁飞高，单于夜遁逃。欲将轻骑逐，大雪满弓刀。"写完后他说："这是一首有名的唐诗，广为流传，又选进了中学课本。大家都说写得好，我却认为它有点问题。问题在哪里呢？等会儿我们再谈。"这时全场鸦雀无声，学生的胃口被吊了起来。

（4）名言警句式 名言警句作为实践精华的浓缩和流行的语句，如同诗词，朗朗上口，简约而有力量，恰当运用它们，具有很好的调节气氛的作用，能激发听众的注意力，唤起听众的兴趣。例如，巴尔扎克说过："不幸，是天才的进升阶梯，信徒的洗礼之水，弱者的无底深渊"。人生要尽全力度过每一关，不管遇到什么困难，都不可轻言放弃。

（5）自嘲式 在开场白里用诙谐、自嘲的语言巧妙地自我介绍，这样会使听众倍感亲切，也能起到与听众缩短距离的作用。例如，胡适在一次演讲时这样开头："我今天不是来向诸君作报告的，我是来'胡说'的，因为我姓胡。"话音刚落，听众大笑。这个开场白既巧妙地介绍了自己，又体现了演讲者谦逊的修养，而且活跃了场上气氛，沟通了演讲者与听众的心理，一石三鸟，堪称一绝。

（6）抒情式 这种开头是为了渲染气氛，以情感人。例如：如果说友谊是一颗常青树，那么，浇灌它的必定是出自心田的清泉；如果说友谊是一朵开不败的鲜花，那么，照耀它的必定是从心中升起的太阳。

2. 主体

演讲稿的主体部分要做到扣人心弦，条理明晰。可以采用先总后分、纵向深入、横向（并列）铺陈、对比因果或迂回递进的方法。

3. 高潮

演讲稿的高潮部分要力求做到精心构筑，水到渠成。例如，突出中心论点、紧扣主题、升华标题，体现强烈的震撼力、感召力。一般来说，高潮多放在演讲的后半部，是"制高点"，由分论点和事例逐步烘托、渲染而出。

4. 结尾

演讲稿的结尾要努力做到发人深省，回味无穷。常见的类型和方法有：

（1）总结式 在演讲结束前简明扼要地总结演说的内容，能起到提醒和强调的作用，给听众留下完整的总体印象。

（2）号召式 这种结尾就是在最后向大家提出希望，或发出号召，起到激励听众的作用。

（3）抒情式 以优美的语言直抒胸臆，这种结尾意境深远，有着很强的感染力，是一种效果较好的结尾方式。但是要注意避免空话、套话，要做到内容与形式相统一，才能达到完美的演讲境界。

（4）祝愿式 用一些祝贺、赞颂的语言来渲染一种欢乐愉快、热情洋溢的气氛，让听众在轻松愉悦中回味演说的内容。

（5）警句式 在演讲的结尾引用一些与演讲内容相关的谚语、俗语、成语、格言、警句、诗词等，言简意赅，又具有哲理性和启发性，能给听众留下深刻印象。

（6）呼应式 结尾与开头相呼应，使整篇演讲稿首尾吻合，结构完整，增强了演讲的鼓动力。但是这种呼应不是对开头的简单重复，而应该升华主题。

四、演讲的表达技巧

（一）演示的技巧

1. 肢体语言

（1）手势 以自然为佳，最好就是日常的习惯性手势，在此基础上，可进行适当的修饰和设计，改掉一些不良的手势习惯。手势宁少不多，不要让人感到生硬。指向听众或自己时不要用手指，而要用手掌。

常用手势：双手或单手有力地指向对方或自己；用力握拳；曲起手指敲击桌面以加强语气；用力挥一下手；自然连续地转动手腕；双手平摊、耸肩；用手指表达数字；伸大拇指表示极度肯定和赞赏；摆"V"字造型表达胜利的信心或快乐；轻摆手指表示否定或轻蔑；用手指轻敲太阳穴表示思考等等。

（2）站姿 挺直、舒展、自然，不要左右摇摆。在向听众表达一种传递信息欲望时，应适度前倾；在表达一种神圣感或渲染某种深远的情绪，希望将听众共同带往一种情绪境地时，可采用微仰头、仰望苍穹等姿态。

（3）目光 目光要有力，凝视听众，但不可在一处停留过久，否则该处听众会不自在，也不可跳跃太频繁，一句话未说完时尽量不要转移目光，否则给人以游离、不自信的感觉。除非是表达悲痛的情绪，否则眼角不要向下垂。

（4）表情 首先是自信和从容，然后应有一些变化，能配合演讲的内容，善用眉头、眼角、嘴唇等易控制的部分，有效地传达自己的情绪。避免表情呆滞，或显得过于呆板，一般情况下面带微笑。

2. 语速适中，富于变化

太快让人听不清楚，对主要观点难以形成深刻印象，而急促的语速也给人以过于紧张、缺乏控制力的错觉。太慢显得拖沓，容易令人失去耐心，也给人以缺乏力度和激情、技巧不熟练、对演讲内容不熟悉等错觉。过于呆板的语速也容易使人陷入单调的境地，这时需要用一定的提速来突出激情部分，突出、加强自己想强调的部分。

3. 音量和语调适中，有起伏

音量应适应演讲的内容。呼吁、号召时自然加大音量，加重语气，如果一直用大音量或重语气则无法突出重点，反而给人以嘈杂、夸张的感觉。表达激动的情绪时自然用高亢的语调，如赞美、愤怒、质问等，但一直高亢而缺乏起伏易给人矫情作势的感觉。一般情况下以从容、有力作为主基调，适当加入高潮式的高音量和语调为佳。

4. 突出关键词

一个演讲或一段话中总会有一些关键词（或重点词），可在演讲前先梳理一下，演讲时用重音与轻音的变化突出这些词，讲到这些词时可适当放慢节奏，让听众听得更清楚，加深印象，同时可应用手势、停顿、反复等手法来强化效果。

5. 适当的停顿

考虑听众的接受度，要让听众有足够的时间消化你想传递的信息，同时给自己控制节奏、理清思路、观察反馈的时间。但停顿时间不宜过多、过长，以免形成拖沓的印象，要保持一定的语句连贯度。

6. 吐字有力、清晰

演讲的基本要求是要让别人听清楚自己所讲的内容，所以一定要避免和尚念经般含混不清。吐字含混也给人自信心不足的感觉。要善于用腹中的气，很清晰地将要讲的语句尽量送到远处，直达听众的心中，这样语言才显得有力度。

7. 设计开头和结尾

好的开头对于演讲非常重要。一个动作、一句有力的称谓、一个幽默的自嘲、一个引人入胜的故事、一个有趣的问题、一个设计好的悬念，好的开头可以马上将听众的注意力集中到你的演讲中来，激发出听的兴趣，或直接切换到你所希望的情绪中。

结尾同样如此，一般采用的是一个行动口号或呼吁、一个总结性的建议、一个有力的疑问、一个非常肯定性的判断句。避免虎头蛇尾，不了了之。

（二）语言技巧

1. 语言适度夸张　演讲不同于教学，演讲需要语言的适度夸张来强化自己的观点，使听众形成深刻的印象。

2. 采用各式问句　适度采用设问、反问、连续追问等手法，可直击听众心灵，达到激起兴趣、引发思考、引起共鸣的效果。

3. 设计悬念　在演讲的开头或过程中有意设计一些悬念，可激发听众的好奇心，引导听众耐心听下去。

4. 采用适当的连续排比　排比句是非常煽情的，在演讲的高潮部分适度加入排比，能起到锦上添花的效果。

5. 运用情景描述、比喻、类比等手法　用自己描述性的语言将听众带入一种场景，使大家在一个共同的场景和氛围中感受演讲内容，而比喻、类比能将复杂的观点简单化、形象化，帮助听众更直观地理解演讲内容，使听众更容易引起共鸣。

6. 注重语言的渲染力　演讲是要达到煽情的效果。语言的渲染力主要靠日常良好的语言习惯，但也可以进行设计。同样的语意，可以用不同的语句表达，设计时是可以选择的。

【思考与实践】

一、课后思考

1. 口头语言与书面语言分别有哪些优缺点？

2. 如何在护理工作中运用好演讲这一口头表达方式？

二、案例思考

以"勤恳敬业，让青春更辉煌"为主题，结合自己所读的专业准备一份演讲稿。

（容　莉）

参 考 文 献

［1］高燕．护理礼仪与人际沟通．第2版．北京：高等教育出版社，2008.

［2］高燕．护理礼仪与人际沟通．第1版．北京：高等教育出版社，2003.

［3］刘桂英，梁毅．医护礼仪．广西：广西科学技术出版社出版，2000.

［4］刘桂英．护理礼仪．北京：人民卫生出版社出版，2004.

［5］史瑞芬．护士人文修养．北京：高等教育出版社，2008.

［6］史瑞芬．护理人际学．第3版．北京：人民军医出版社，2009.

［7］史瑞芬．医疗沟通技能．北京：人民军医出版社，2007.

［8］张莉．护理人员形象重塑．西安：第四军医大学出版社，2006.

［9］王建荣，王社芬．护理规范用语与实践．北京：人民军医出版社，2008.

［10］徐海燕，杨英．护士礼仪手册．北京：中国中医药出版社，2010.

［11］李旭．现代护士使用礼仪与护患沟通技巧．北京：中国中医药出版社，2007.

［12］尹梅．医学沟通学．北京：人民卫生出版社，2011.

［13］车明．礼仪服务在护患沟通中的重要性．天津：现代医药卫生，2007.

［14］耿洁．护理礼仪．北京：人民卫生出版社，2010.

［15］韩富军．现代礼仪．沈阳：东北大学出版社出版，2005.

［16］朱婉儿．医患沟通基础．杭州：浙江大学出版社，2009.

［17］王燕．护理礼仪与人际沟通．北京：人民军医出版社，2010.

［18］张书全．人际沟通．第2版．北京：人民卫生出版社，2010.

［19］王锦帆．医患沟通学．北京：人民卫生出版社，2011.

［20］李小寒．护理中的人际沟通．北京：高等教育出版社，2006.

［21］冷晓红．人际沟通．北京：人民卫生出版社，2006.

［22］黄建萍．临床护理礼仪．北京：人民军医出版社，2007.

［23］徐淑秀．护士礼仪与交际．北京：人民军医出版社，2007.

［24］谌永毅．护患沟通技巧．长沙：湖南科学技术出版社，2004.

［25］赵慎珠．医务礼仪．北京：人民军医出版社，2006.